LICHT AUF PRANAYAMA

B. K. S. IYENGAR

LICHT AUF PRANAYAMA

(Prāṇāyāma Dīpikā)

DAS GRUNDLEGENDE LEHRBUCH DER
ATEMSCHULE DES YOGA

Mit einem Vorwort von
Yehudi Menuhin

O. W. BARTH

Die Originalausgabe erschien 1981 unter dem Titel
«Light on Prānāyāma»
bei Allen & Unwin Ltd. London
HarperCollins Publishers Ltd. London

www.fischerverlage.de

Erschienen bei O. W. Barth, ein Verlag der
S. Fischer Verlag GmbH, Frankfurt am Main
Aus dem Englischen übersetzt von Hans Ullrich Möhring
Titel der Originalausgabe: «Light on Prānāyāma».

Gesamtherstellung: CPI – Ebner & Spiegel, Ulm
Printed in Germany

ISBN 978-3-502-61207-0

Inhaltsverzeichnis

DRITTER TEIL: DIE TECHNIKEN DES PRĀNĀYĀMA

VIERTER TEIL: FREIHEIT UND GLÜCKSELIGKEIT

ANHANG

Anrufung

Verehrung Hanumān dem Erhabenen, dem Herrn des Atems,
dem Sohn des Windgottes –
Der fünf Gesichter hat und in uns wohnt
In Form der fünf Winde oder Energien,
Die unsern Körper, unsern Geist und unsere Seele durchdringen.
Er, der Prakriti (Sītā) wieder mit dem Purusha (Rāma) vereinigte –
Er möge dem Übenden Segen spenden,
Indem er dessen Lebenskraft, Prāna,
Mit dem göttlichen Geist im Innern vereint.

* * *

Ich verneige mich vor dem Edelsten der Weisen, Patañjali –
Der durch sein Werk über den Yoga den Weg wies zum
Stillewerden des Geistes,
Zur Klarheit der Rede durch sein Werk über die Grammatik
Und zur Reinheit des Leibes durch sein Werk über die Heilkunst.

* * *

Gedeihen, Erfolg, Freiheit und Freude sind dort zu finden,
Wo Yoga ist.

Zur Aussprache der Sanskrit-Wörter

Im laufenden Text der deutschen Ausgabe wurde eine in der populären Yoga-Literatur übliche vereinfachte Umschrift der Sanskrit-Termini gewählt, die es auch dem indologisch nicht vorgebildeten Leser erlaubt, die Wörter annähernd richtig auszusprechen. Hierbei gelten folgende Regeln:

Die Vokale »a«, »i« und »u« (ohne Längungsstrich) werden kurz gesprochen wie in »Anfang«, »Kind«, »unten«.
Die Vokale »e« und »o« werden eher lang gesprochen wie in »ewig«, »oben«.
Die Vokale »ā«, »ī« und »ū« (mit Längungsstrich) werden betont und lang gesprochen wie in »Ahne«, »Ihnen«, »Kuh«.
»Ch« wird wie »tsch« gesprochen.
»Sh« wird wie »sch« gesprochen.
»J« wird wie »dsch« in »Dschungel« gesprochen.
»Y« wie im englischen »yes«.

Für das Fachpublikum wurde im Glossar die vom Autor benutzte Umschrift mit diakritischen Zeichen beibehalten, aus der die Schreibung nach dem Sanskrit-Alphabet ersichtlich ist.

Geleitwort meines Gurujī

1. *Licht auf Prānāyāma* von B. K. Sundara Raja Iyengar ist eine neue, für die heutige Zeit aufbereitete Darstellung der alten Yoga-Lehre.
2. Es behandelt die Feinheiten der Atmung, verschiedene Techniken zum Einatmen, Luftanhalten und Ausatmen sowie das Filtern und freie Fließen des glutroten Stroms – der Lebenskraft – durch das Netzwerk der Kanäle *(nādīs)* und der feinstofflichen Zentren *(chakras)*.
3. Es erläutert die Aktivierung der kosmischen Energie in ihren fünf Erscheinungsformen und betont nachdrücklich die entsprechenden Gebote und Verbote. Das Werk ist von großem Wert für alle, die sich mit Eifer dem Üben von Prānāyāma widmen.
4. Gewiß wird diese Schrift bei Lehrenden und Lernenden Interesse finden und Denkanstöße geben, denn sie ist ein kostbares Juwel am Firmament des Yoga.

T. Krishnamāchārya

VORWORT

B. K. S. Iyengar hat nun auf dem Gebiet des schwerer faßbaren Prānāyāma – jener Luftbewegung, von der es heißt, sie bestimme das Leben auf der Erde – eine ebenso wertvolle Arbeit vorgelegt, wie er sie mit *Licht auf Yoga* bereits für den mehr körperbetonten Hatha Yoga geschrieben hat. Er ist damit in mehr ätherische, in subtilere Bereiche unseres Daseins vorgedrungen. Er hat ein Buch in die Hände des Laien gelegt, das in gewisser Hinsicht mehr Kenntnisse, mehr Wissen und mehr Weisheit in einer einheitlicheren Form vermittelt, als den hervorragendsten Köpfen unserer westlichen Schulmedizin zur Verfügung steht, denn es enthält eine Medizin der Gesundheit und nicht der Krankheit und zeigt ein Verständnis für Geist, Körper und Seele, welches ebenso heilend wie stärkend ist. Es ist nicht nur die Ganzheit des einzelnen, zu der ein jeder hier gewiesen wird, sondern der ganze Lebensgang des Menschen wird in einer gewaltigen Perspektive gesehen. In Übereinstimmung mit der alten indischen Philosophie belehrt er uns, daß Leben nicht nur »Staub zu Staub«, sondern vielmehr »Hauch zu Hauch« ist, daß die Materie, wie im Prozeß der Verbrennung, in Wärme, Licht und Strahlung verwandelt werden kann, woraus wir Kraft gewinnen können. Kraft aber ist mehr als die bloße Umwandlung von einem Stoff in einen andern, sie ist die Umwandlung des ganzen Kreislaufs von Luft und Licht in Stoff und wieder zurück. In der Tat wird dadurch Einsteins Gleichung von Masse und Energie vervollständigt und in lebendige menschliche Fleischwerdung übersetzt. Es läuft nicht länger auf eine Atombombe hinaus, auf die Zertrümmerung des Atoms und die Ausbeutung der Materie, sondern auf das Durchstrahlen des Menschen mit Licht und Kraft, den wahren Quellen der Energie.

Ich glaube, daß diese Schrift, gespeist aus klassischen indischen Texten, klärende Richtlinien für eine Aussöhnung der unterschiedlichen medizinischen Heilverfahren aufzeigt – von der Akupunktur bis zu den neuen Therapien durch Berührung und Klang – und daß alle

Seiten bereichert daraus hervorgehen werden. Sie lehrt uns auch die Achtung vor jenen Elementen, die wir mit solcher Verachtung behandelt haben – Luft, Wasser und Licht –, ohne die es kein Leben geben kann. Mit diesem Buch hat B. K. S. Iyengar, mein Guru in der Praxis des Yoga, dem Leben der Menschen im Westen eine neue und weitere Dimension aufgetan; es ist ein Werk, in dem wir dazu angehalten werden, uns mit unsern Brüdern aller Hautfarben und Glaubensbekenntnisse mit der nötigen Ehrfurcht und Entschlossenheit zum Fest des Lebens zusammenzufinden.

YEHUDI MENUHIN

ZUR EINFÜHRUNG

> »Yoga ist nichts anderes als die volle Erfahrung des menschlichen Lebens; er ist eine Wissenschaft vom innerlich geeinten Menschen!«
>
> JACQUES S. MASUI

Yogāchārya Shrī B. K. S. Iyengar, der Autor von *Licht auf Yoga*, braucht denen, die *Licht auf Prāṇāyāma* zur Hand nehmen, wohl kaum vorgestellt zu werden. Lehre und Kunst des Yoga, wie sie von Patañjali Jahrhunderte vor Christus dargestellt wurden, beginnen mit sittlichen und anderen Regeln, die der körperlichen wie geistigen Gesundheit, Stärkung und Reinigung dienen. Darauf folgen die verschiedenen Stellungen *(āsanas)*, die sich fördernd auf den Übenden, auf sein Nervensystem und die endokrinen Drüsen auswirken. Shrī Iyengar hat sich in seinem Buch *Licht auf Yoga* mit Hilfe von etwa sechshundert Fotografien derart gründlich und eingehend damit befaßt, daß es zu diesem Thema kaum ein anderes Werk gibt, das so enzyklopädisch, so klar und so deutlich wäre. Das Buch enthält die vollständige Theorie des Yoga und behandelt das Thema der Āsanas erschöpfend, wobei es einen kurzen Seitenblick auf Prāṇāyāma wirft. Von Menschen in der ganzen Welt wird es als eine Anleitung zum Üben benutzt.

Aus innerem Drang heraus wie auch von den Umständen dazu getrieben, erlernte Shrī Iyengar Yoga auf dem harten Weg zu Füßen seines Guru Shrī Krishnamāchārya. Shrī Iyengar ist selbst als Yoga-Lehrer tätig gewesen und verstand es als solcher immer, die rechte Anleitung zu geben. Was er über Yoga sagt und schreibt, das schöpft er aus dem Übermaß seines reichen persönlichen Erfahrungsschatzes.

So ist es nur logisch, wenn man von Shrī Iyengar ein gleichermaßen erschöpfendes und belehrendes Buch über Prāṇāyāma erwartet, denn Lehre und Kunst von der Kontrolle des Atems gelten als der nächste Schritt im Yoga. Obwohl es etliche Arten von Yoga gibt, wie zum Beispiel Hatha Yoga, Rāja Yoga, Jñāna Yoga, Kundalinī-Yoga, Mantra Yoga, Laya Yoga und so weiter, so ist Yoga doch im Grunde eine wissenschaftliche und systematische Disziplin, die sich in der Vervollkommnung aller Energien und Fähigkeiten des innerlich geeinten Menschen erfüllt und die dabei die höchste ekstatische Einswerdung mit der kosmischen Wirklichkeit – oder mit Gott – anstrebt.

Bei jedem der oben erwähnten Yogas ist die Kontrolle des Atems von Nutzen. Alle Texte über Yoga als auch die Erfahrung vieler Generationen legen davon Zeugnis ab, daß die Kontrolle des Atems auch bei der Kontrolle des Denkens eine entscheidende Rolle spielt. Atemkontrolle jedoch, also Prāṇāyāma, heißt mehr als tief durchatmen und besteht nicht nur aus Atemübungen, die üblicherweise zur Leibeserziehung zählen. Sie geht sehr viel weiter und schließt auch Übungen ein, die nicht nur zur Steigerung der Körper- und Nervenkraft dienen, sondern auch im Sinne eines Gedächtnis- und Kreativitätstrainings auf psychische Vorgänge und auf die Gehirntätigkeit Einfluß nehmen. Shrī Aurobindo, der Weise und Seher von Pondicherry, hat berichtet, daß er nach dem Üben von Prāṇāyāma etwa zweihundert Verse dichten und auswendig behalten konnte, während er zuvor sogar von einem Dutzend überfordert gewesen war.

In den letzten Jahrzehnten ist die westliche Medizin nach entsprechenden Experimenten dahin gelangt, die gesundheitsfördernden und belebenden Auswirkungen der bewußten Atmung anzuerkennen und damit zu arbeiten. Yoga lehrt und übt Prāṇāyāma und spricht ihm einen unbezweifelbaren erzieherischen, regulierenden und spirituellen Wert zu. In seinem Buch *The Forms and Techniques of Altruistic and Spiritual Growth* sagt Wladimir Bischler, die medizinische Wissenschaft habe sich nunmehr mit einigen der aus dem Osten übernommenen Methoden ausgesöhnt und habe die vielfältigen Auswirkungen einer korrekt durchgeführten bewußten Atmung untersucht. Diese vielfältigen Auswirkungen hat er im einzelnen nicht nur an den Lungen, sondern am ganzen Stoffwechsel des menschlichen Körpers nachgewiesen. Er erklärt, daß diese Spirotherapie – wie er seine Methode nennt – sowohl der Medizin als auch der Hygiene und der Therapeutik neue und weitere Horizonte eröffnet. Er kommt zu dem Schluß, daß die Forschungen der modernen Wissenschaft die auf empirischem Weg gewonnenen Einsichten der östlichen Weisen und Philosophen nur bestätigt haben.

Prāṇāyāma als ein wesentlicher Bestandteil der Yoga-Lehre mag außerhalb des geistigen und seelischen Bereichs durchaus von Nutzen sein, jedoch das Hauptanliegen des Yoga ist die Selbstverwirklichung, die Einswerdung des Ich mit dem Selbst. Prānāyāma beinhaltet also Kontrolle des Denkens und des ganzen menschlichen Bewußtseins, das allen Wahrnehmungen und Kenntnissen zugrunde liegt. Der Mensch besteht aus seinem Körper, seinem Leben einschließlich aller biologischen Abläufe und seinen Geisteskräften, in denen die Ich-Vorstellung gründet, das sogenannte Ego, sowie die gesamte Gehirntätigkeit, die sich um das Ich herum entfaltet. Es ist das Ziel des Yoga, das ganze menschliche Bewußtsein von allen Erinnerungen, Vorstellungsbildern und allen sinnlichen Trieben zu entleeren und des reinen Bewußtseins inne zu werden, des eigentlichen Funkens kosmischer Energie, der dem selbstbewußten Prinzip der höchsten Intelligenz entstammt. Will ein Mensch den Pfad des Yoga beschreiten, so wird er sich zunächst darum bemühen müssen, alle Identifikationen mit dem Komplex Körper-Leben-Geisteskräfte vollständig aufzugeben und jene drei Elemente als Mittel zur Überwindung des Ego zu betrachten, damit er im Innersten mit der reinen, unvermischten Kraft des Bewußtseins eins werden kann, das im Grunde nichts als vollkommener Friede, Harmonie und schöpferische Freude ist.

Daher kommt Prānāyāma im Yoga eine besondere Bedeutung zu. Prāna heißt Atem, die Luft und das Leben selbst. Aber im Yoga ist Prāna, der im Menschen fünffach als Prāna, Apāna, Vyāna, Udāna und Samāna erscheint, das Wesen aller Energieprozesse im Bereich des Lebendigen wie auch des Leblosen. Er durchdringt das ganze Universum. Und Prānāyāma bedeutet die vollkommene Kontrolle dieses energetischen Prinzips in einem selbst mit Hilfe einer gewissen Disziplin. Diese Disziplin zielt nicht nur auf eine gute Gesundheit ab, auf ein Gleichgewicht der physischen und der vitalen Energien, sondern auch auf die Reinigung des gesamten Nervensystems, das damit zusehends dem Willen des Yogi unterworfen wird, so daß er seine sinnlichen Triebe in der Hand hat und seine geistigen Kräfte feiner und aufnahmefähiger für den Ruf der Evolution werden, für die Ausbildung der höheren göttlichen Natur im Menschen.

Nicht oft wird Prānāyāma als gesondertes Thema abgehandelt. Die meisten alten Texte über Yoga angefangen mit Patañjali behandeln es als einen wesentlichen Bestandteil der Yoga-Lehre. Seit kurzem jedoch erscheinen Einzelveröffentlichungen zu diesem Thema, wenn es auch nur wenige sind verglichen mit der Bücherschwemme über Āsanas. Auf eine vollständige wissenschaftliche Behandlung jedoch, die eine lebenslange Lehrerfahrung in bezug auf alle Aspekte des Yoga zur Grundlage hat, warten wir schon seit langem. Jeder Freund des Yoga wird daher Shrī Iyengars Buch freudig begrüßen.

Als ich Shrī Iyengars Manuskript in die Hand nahm, um dies Vorwort zu schreiben, konnte ich sehen, was für eine schwierige und herausfordernde Aufgabe es für ihn gewesen sein muß, für ein westliches Publikum über dieses Thema in Englisch zu schreiben. Im Gegensatz zu vielen anderen Autoren auf diesem Gebiet ist er Familienvater und ist der Tradition gefolgt, seinen Ishta Devatā (die erwählte Schutzgottheit) anzurufen wie auch die *Gītā* und andere wichtige Texte zu zitieren. Ich möchte an dieser Stelle jedoch darauf hinweisen, daß Yoga zu keiner Religion mit einer Theologie und rituellen Vorschriften gehört. Yoga kennt keine Hierarchie. Er ist eine kulturelle und spirituelle Disziplin, die allen Menschen ohne Unterschied der Kaste, des Glaubens, der Hautfarbe, der Rasse, des Geschlechts oder des Alters offensteht. Die einzige notwendige Vorbedingung ist wohl der Glaube an die Möglichkeiten des eigenen Bewußtseins und das Bestreben, durch das Befolgen der Gesetze des Bewußtseins selbst sein höchstes Potential zu verwirklichen. Daß Shrī Iyengar eine Familie nicht als eine Last ansieht und eine Frau nicht als ein Hindernis für ein Leben im Geist des Yoga, ist eine weitere seiner sehr unorthodoxen und bezeichnenden Eigenarten; er hat sein Yoga-Institut in Pune sogar nach seiner verstorbenen Lebensgefährtin Shrimati Ramāmani benannt und ihr dieses Buch gewidmet. Durch diese Gesten beweist Shrī Iyengar, daß Yoga zum Leben *hin* führt und nicht davon *fort*, wie Shrī Aurobindo so oft betonte.

Eine weitere Schwierigkeit betrifft die Terminologie und die Verwendung von Begriffen, die ursprünglich alle aus dem Sanskrit stammen. Shrī Iyengar hat sein Bestes gegeben, um in seiner Wahl der entsprechenden englischen Begriffe so genau wie möglich zu sein, und hat sich darum bemüht, die ursprüngliche Bedeutung zu übermitteln. Er ist ein Meister des Details und nie zufrieden, bevor er nicht das Gefühl hat, daß der Leser versteht, was er ihm sagen möchte. Man nehme zum Beispiel das Wort Prānāyāma selbst: Es ist so vielseitig ausdeutbar, daß Übersetzungen wie »Atemkontrolle«, »bewußte Atmung« oder »Lehre vom Atem« ihm in keiner Weise Genüge tun würden. So kann keiner dieser Ausdrücke den Gedanken des Kumbhaka erfassen und auch nicht den, in wechselndem Takt mal durch das eine, mal durch das andere Nasenloch zu atmen. Noch viel weniger können sie die verschiedenen Atemweisen wie Ujjāyī, Shītalī und so weiter bezeichnen oder diese, wie sie im Verein mit Mudrās und Bandhas auftreten. Shrī Iyengar hat besondere Sorgfalt darauf verwandt, sogar den Gebrauch des Daumens und der Finger beim Abdrücken der Nasenöffnungen genau und angemessen zu beschreiben. Diese Sorgfalt im Gebrauch der Wörter, verbunden mit den nötigen Vorsichtsmaßregeln und den Abbildungen, soll dem Zweck dienen, den Übenden so weit in die Kunst des Prānāyāma einzuführen, wie es das geschriebene Wort vermag.

Shrī Iyengar weiß sehr wohl, daß Lehre und Kunst des Yoga nicht vollständig wären ohne Dhāranā, Dhyāna und Samādhi. Diese drei bilden die Krone des Yoga und werden zusammen Samyama genannt. Sie führen den Yogi Schritt für Schritt zur Überwindung der Sinne und der Herrschaft des Ich, so daß er eine allmähliche Umwandlung seines ganzen Wesens und ein neues Leben der Vereinigung mit dem höchsten Geist in ungetrübter Freude und Harmonie erfährt. Er hat daher in diesem Buch einen kurzen Hinweis auf das gegeben, was man Meditation oder Dhyāna nennt. Zum Schluß macht er auch noch einige Ausführungen über Shavāsana, die Stellung, die zu vollkommener Entspannung bei nur schwachem Bewußtsein führt. So rundet er diesen großen Versuch eines Werkes über Prānāyāma damit ab, daß er dem Leser das Geheimnis der wirklichen Entspannung offenbart, so daß er für den nächsten und endgültigen Aufstieg zum Gipfel des meditativen Samādhi gerüstet sein möge. *Licht auf Yoga, Licht auf Prānāyāma* und *Licht auf Dhyāna* – dies ist das Dreigespann, dessen künftiger Vollendung wir voll Erwartung entgegensehen dürfen. Wie Shrī Iyengars Leben darin seine Erfüllung finden würde, so würde das Leben anderer Menschen dadurch eine dreifache Unterweisung auf ihrem Weg zum Mount Everest der Spiritualität erfahren.

R. R. DIWAKAR

EINLEITUNG UND DANKSAGUNG

Mein erstes Buch, *Licht auf Yoga*, gewann sich Herz und Hirn vieler Schüler und veränderte das Leben von vielen, die dieser edlen Kunst, Wissenschaft und Philosophie zunächst nur mit Neugier begegneten. Ich hoffe, daß auch *Licht auf Prānāyāma* ihr Wissen erweitern wird.

Mit Achtung und Ehrerbietung gegenüber Patañjali und den Yogis des alten Indien, die Prānāyāma entdeckten, labe ich mich gleich allen mir darin verbundenen Männern und Frauen am Nektar seiner Schlichtheit, Klarheit, Zartheit, Feinheit und Vollkommenheit. In der jüngsten Vergangenheit dämmerte mir während meiner Übungen ein neues Licht inneren Erwachens, das ich zu jener Zeit, als ich *Licht auf Yoga* schrieb, noch nicht erfahren hatte. Freunde und Schüler drängten mich, meine Erfahrungen wie auch meine mündlichen Unterweisungen zu Papier zu bringen, und so entstand dieser Versuch, die feinen Beobachtungen und die Gedanken zu erläutern, die ich angestellt habe, um Lernenden in ihrem Streben nach Vervollkommnung und Genauigkeit zu helfen.

Viele westliche Wissenschaftler haben die überlieferte Lehre angenommen, nach der der Mensch eine Dreiheit von Körper, Seele und Geist ist. Verschiedene Techniken für Leibesübungen, Athletik und Sport wurden entwickelt, um Männer und Frauen gesund zu erhalten. Sie waren dazu gedacht, den Bedürfnissen des Körpers *(annamaya kosha)* mit seinen Knochen, Gelenken, Muskeln, Geweben, Zellen und Organen gerecht zu werden. Indische Gelehrte nennen diese Disziplin das »Bezwingen der Materie«. Dies habe ich in meinem Buch *Licht auf Yoga* vollständig ausgeführt. Seit kurzem sind westliche Denker auf die Techniken aufmerksam geworden, die im alten Indien zur Untersuchung der Systeme des Atems, des Blutkreislaufs, der Verdauung, der Assimilation, der Ernährung, der endokrinen Drüsen und der Nerven entwickelt wurden und deren feinstoffliche Formen unter dem Namen »Bezwingung der Lebenskraft« *(prānamaya kosha)* zusammengefaßt werden.

Yoga Vidyā ist ein festes System, in dem es acht Stufen zur Selbstverwirklichung gibt. Sie heißen: Yama, Niyama, Āsana, Prānāyāma, Pratyāhāra, Dhāranā, Dhyāna und Samādhi. In diesem Buch liegt das Schwergewicht auf Prānāyāma, womit die vom Willen unabhängigen Kontrollsysteme des menschlichen Körpers in einem ausgewogenen Zustand von Gesundheit und Reibungslosigkeit erhalten werden sollen.

In meiner Familie gab es keine Gelehrten, Heiligen oder Yogis, die mich zur Beschäftigung mit Yoga hätten anregen können. Als Kind wurde ich von vielen Krankheiten heimgesucht, und das Schicksal wollte es, daß ich mich im Jahre 1934 dem Yoga zuwandte, in der Hoffnung, dadurch wieder gesund zu werden. Von da an wurde er mir zum Lebensweg. Er hat mich gelehrt, allen Schwierigkeiten zum Trotz, die gelegentlich mein tägliches Üben, Lernen und Erfahren unterbrachen, pünktlich und diszipliniert zu sein.

Am Anfang war Prānāyāma ein Kampf. Oftmals wurde mein Körper durch übertriebenes tägliches Üben der Āsanas innerhalb von Minuten innerlich erschüttert, wenn ich mit Prānāyāma anfing. Jeden Morgen stand ich auf, um zu üben, und es war eine Strapaze, den Atem anzuhalten und den Rhythmus zu wahren. Ich kämpfte dagegen an, aber nachdem ich drei- oder viermal ein- und ausgeatmet hatte, schnappte ich schon nach Luft. Dann hielt ich einige Minuten inne und versuchte es abermals, bis ich nicht mehr weiter konnte. Warum? – fragte ich mich. Ich fand keine Antwort. Niemand war da, mich anzuleiten. Fehler und Irrtümer machten mich mir selbst einige Jahre lang körperlich und seelisch zum Gespött, aber ich fuhr hartnäckig fort, meine Leistungen zu verbessern. Noch heute widme ich Prānāyāma täglich eine Stunde am Stück, und selbst das finde ich noch zu wenig.

Worte können einen Leser hypnotisieren und ihm eine religiöse Übung *(sādhana)* anziehend erscheinen lassen, so daß er meint, er habe eine spirituelle Erfahrung verstanden. Jedoch das Lesen macht ihn nur belesener, während ihn das Üben *(sādhana)* dessen, worüber er gelesen hat, der Wahrheit und Klarheit näherbringt. Wahr ist das Tatsächliche und klar die Reinheit. Die heutige Zeit ergeht sich in wissenschaftlichen Neuerungen, und neue Wortschöpfungen überfluten die Wörterbücher. Da ich ein reiner Sādhaka und kein Mann der Worte bin, fällt es mir schwer, die richtigen technischen Bezeichnungen zu finden, um all das auszudrücken, was ich schreiben möchte. Ich kann nur mein Bestes tun, wie unzulänglich es immer sein mag, um meinen Lesern all das vor Augen zu führen, was ich bei der Ausübung dieser feinsten aller Künste erfahren habe.

Prāṇāyāma ist ein ungeheuer weites Gebiet mit unbegrenzten Möglichkeiten. Es ist psychosomatisch, denn es erforscht die innige Verbindung zwischen Körper und Seele. Es mag zunächst ganz leicht und einfach aussehen, aber sobald man sich hinsetzt, um zu üben, erkennt man schnell, daß es eine schwierige Kunst ist. Ihre Feinheiten sind wenig bekannt, und sehr vieles ist noch zu erforschen. In der Vergangenheit behandelten die indischen Verfasser von Yoga-Texten mehr die Folgen von Prāṇāyāma als seine praktische Anwendung. Dies kam wohl daher, daß Prāṇāyāma in ihrer Heimat weit verbreitet und die Mehrheit damit vertraut war. Was sie über die Folgen zu sagen haben, vermittelt eine Vorstellung von ihren Erfahrungen, und diese übersteigen ihre Worte.

Viele Bewegungen in Prāṇāyāma sind unendlich subtil. So scheint beispielsweise die bewußte Bewegung der Haut in entgegengesetzte Richtungen objektiv unmöglich, aber sie ist ein Verfahren, das im Yoga entwickelt wird. Mit Training kann man die Haut dergestalt bewegen, und dies spielt bei den Prāṇāyāma-Übungen eine entscheidende Rolle. Daher ist Prāṇāyāma in vieler Hinsicht eine subjektive Kunst. Wird diese Fähigkeit zu höchster Wirksamkeit gebracht, wobei die Hautbewegungen auf das Ein- und Ausatmen und das Luftanhalten abgestimmt werden, so fließt die Energie *(prāṇa)* harmonisch.

Moderne Wissenschaftler haben die Wirksamkeit des intuitiven Wissens der Yogis mit Hilfe elektronischer Instrumente bestätigt. Die Auswirkungen von Prāṇāyāma sind eindeutig und keineswegs illusorisch. Ich bin zuversichtlich, daß in nicht zu ferner Zukunft die Pole der objektiven Erkenntnis (Wissenschaft oder Experiment) und der subjektiven Erkenntnis (Kunst oder Teilhabe) ihren Teil dazu beitragen werden, die Beschäftigung mit Prāṇāyāma und seinen Nutzanwendungen zu vereinheitlichen.

Im Zuge der technologischen Entwicklung ist das moderne Leben zu einem endlosen Konkurrenzkampf geworden, der eine wachsende Überanspannung von Männern und Frauen mit sich bringt. Es ist schwer, ein Leben in Gleichgewicht zu führen. Angst und Krankheit greifen mehr und mehr um sich und schädigen Nerven und Kreislauf. In ihrer Verzweiflung werden die Menschen süchtig nach psychedelischen Drogen, Rauchen und Trinken oder zügellosem Sex, um sich Erleichterung zu verschaffen. Durch solches Treiben kann man sich selbst eine Zeitlang vergessen, aber die Gründe der Verzweiflung bleiben ungelöst, und die Leiden kehren wieder.

Prānāyāma schafft angesichts dieser Probleme wirkliche Abhilfe. Es kann nicht durch Argumentieren und Diskutieren erlernt werden, sondern will in geduldigem und behutsamem Bemühen gemeistert sein. Zu Anfang verschafft es Erleichterung bei gewöhnlichen Unpäßlichkeiten wie Schnupfen, Kopfschmerzen und Zerstreutheit. Aus seinen Tiefen jedoch entspringt das Elixier des Lebens.

Dies Buch hat vier Teile; die ersten drei befassen sich mit der Theorie, der Kunst und den Techniken des Prānāyāma. Der vierte Teil trägt die Überschrift »Freiheit und Glückseligkeit« und handelt von der Bezwingung der Seele *(ātmā jaya)*. Er setzt sich mit der Meditation *(dhyāna)* und der Entspannung *(shavāsana)* auseinander. In den ersten drei Teilen habe ich mich bemüht, Prānāyāma im Zusammenhang mit den verschiedenen Gliedern des Yoga darzustellen. Prānāyāma ist das Verbindungsglied zwischen Körper und Seele des Menschen und die Nabe im Rad des Yoga.

Ich habe mich darum bemüht, verborgene Techniken ans Licht zu bringen, so daß der Leser einen größtmöglichen Nutzen daraus ziehen kann, ohne von Zweifel oder Verwirrung befallen zu werden. Ich habe Tabellen beigegeben, in denen wichtige Prānāyāma-Formen in verschiedenen Stufen analysiert werden. Die Tabellen geben detailliert Auskunft über die Vorgehensweise und ermöglichen ein schnelles Nachschlagen. Zudem vermitteln sie dem Leser eine Vorstellung von der unendlichen Zahl der Vertauschungen und Kombinationen, die in dieser edlen Kunst und Lehre möglich sind. Selbst der nicht eingeweihte Sādhaka kann ohne Furcht vor schädlichen Folgen unabhängig üben. Die Angaben in den Tabellen werden den Sādhaka achtsam und mutig machen.

Im Anhang stelle ich fünf Kurse vor, die stufenweise aufgebaut sind, so daß der Übende ihnen ganz nach seinen Fähigkeiten folgen kann. Jeder Kurs läßt sich wochenweise verlängern, wenn die gegebenen Anforderungen in der festgesetzten Zeit nicht erfüllt werden können. Obwohl Prānāyāma eigentlich zu Füßen eines Guru, eines Meisters, erlernt werden soll, habe ich es mit aller Bescheidenheit unternommen, dem Leser – sei er Lehrer oder Schüler – eine sichere Methode zu unterbreiten, sich in dieser Kunst zu vervollkommnen.

Ich wäre glücklich, wenn mein Werk dazu beiträgt, daß Menschen zu leiblichem Frieden, seelischem Gleichgewicht und Ruhe in sich selbst gelangen. Prānāyāma ist ein ungeheuer weites Gebiet. Da mein Wissen in diesem Bereich seine Grenzen hat, würde ich Verbesserungsvorschläge für künftige Auflagen begrüßen.

In der *Yogachūdāmani Upanishad* heißt es, Prānāyāma sei erhabenes Wissen *(mahā vidyā)*. Es ist ein Königsweg zu Wohlergehen, Freiheit und Glück.

Bevor Sie mit den Übungen anfangen, sollten Sie die ersten drei Teile dieses Buches lesen, abermals lesen und in sich aufnehmen.

Zu Dank verpflichtet bin ich meinem Gurujī Shrī T. Krishnamāchārya für sein Geleitwort zu diesem Buch. Ich bin Yehudi Menuhin für sein Vorwort und R. R. Diwakar für seine Einführung und seine Unterstützung zutiefst dankbar. Dank schulde ich auch meinen Kindern Gītā und Prashānta und meinen Schülern B. I. Taraporevala, M. T. Tijorivala, S. N. Motivala und Dr. B. Carruthers, die ihre wertvolle Zeit für die Vorbereitung dieser Arbeit zur Verfügung stellten. Ihre Geduld beim mehrmaligen Überarbeiten dieses Buches verlieh ihm seine endgültige Gestalt. Ich danke Kumari Shrimati Rao, die das Manuskript unzählige Male abtippte, wie auch P. R. Shinde, der zahllose Fotos für dieses Buch machte, und Miss Robijn Ong, die die anatomischen Zeichnungen erstellte.

Meine tiefe Dankbarkeit möchte ich Gerald Yorke für seine konstruktiven Vorschläge und seine Ermutigung aussprechen. Ohne seine beharrliche Anleitung wäre dieses Buch nie zustande gekommen. Für die Sorgfalt, mit der er das fertige Manuskript redigierte, bin ich ihm zu stetem Dank verpflichtet.

B.K.S. IYENGAR

Erster Teil:

DIE THEORIE DES PRĀNĀYĀMA

I. WAS IST YOGA?

1. Niemand kennt das zeitlose, absolute Ureine, niemand kennt den Ursprung der Welt. Gott und Natur waren da, bevor der Mensch erschien, aber im Zuge seiner Entwicklung formte und bildete sich der Mensch und begann, seine eigenen Fähigkeiten zu erkennen. So kam es zur Zivilisation. Worte schälten sich heraus, Vorstellungen von Gott *(purusha)* und Natur *(prakriti)*, Religion *(dharma)* und Yoga entwikkelten sich.

2. Da es so schwierig ist, diese Vorstellungen zu definieren, muß ein jeder sie sich selbst nach seinem Verständnis deuten. Als sich der Mensch im Netz der weltlichen Genüsse verfing, sah er sich von Gott und Natur getrennt. Er fiel dem Spiel der Gegensätze von Lust und Leid, Gut und Böse, Liebe und Haß, Dauer und Wandel zum Opfer.

3. Verstrickt in diese Widersprüche spürte der Mensch das Verlangen nach einem persönlichen Gott *(purusha)*, der über alles erhaben, frei von jeglicher Anfechtung, unberührt von allem Für und Wider und jenseits der Erfahrung von Freude und Leid ist.

4. So begab sich der Mensch auf die Suche nach dem höchsten Ideal, das er im vollkommenen Purusha oder Gott verkörpert sah. Der Ewige, den er Īshvara nannte, den Herrn, den Guru aller Gurus, wurde zum Brennpunkt seiner Andacht, seiner Konzentration und Meditation. Getrieben von dem Verlangen, Ihn zu erreichen, ersann sich der Mensch eine Lebensordnung, die es ihm ermöglichte, in Frieden und Harmonie mit der Natur, den übrigen Geschöpfen und mit sich selbst sein Dasein zu fristen.

5. Er lernte zwischen Gut und Böse, Tugend und Laster, Sitte und Unsitte unterscheiden. Daraus erwuchs ihm ein umfassender Begriff vom rechten Handeln *(dharma)* oder die Lehre von der Pflicht. Dr. S. Radhakrishnan schreibt: »Dharma stützt, stärkt und trägt.« Es leitet die Menschen dazu an, ein höheres Leben unabhängig von Rasse, Kaste, Klasse oder Glauben zu führen.

6. Der Mensch erkannte, daß er seinen Körper gesund, stark und rein

erhalten mußte, wenn er dem Dharma folgen und die Gottheit in sich selbst erfahren wollte. Auf ihrer Suche nach dem Licht faßten die indischen Seher den Kern des Veda in den Upanishaden und Darshanas (den Spiegeln der spirituellen Erkenntnis) zusammen. Die Darshanas oder Schulen heißen: Sāmkhya, Yoga, Nyāya, Vaisheshika, Pūrva Mīmāmsā und Uttara Mīmāmsā.

7. Im Sāmkhya heißt es, die ganze Schöpfung gehe aus der Entfaltung der fünfundzwanzig Urelemente *(tattvas)* hervor, aber der Schöpfer *(īshvara)* wird nicht anerkannt. Yoga erkennt den Schöpfer an. Nyāya betont die Logik und beschäftigt sich vor allem mit den Denkgesetzen, wobei er sich auf Vernunftschluß und Analogie stützt. Er folgert die Existenz Gottes. Vaisheshika legt Gewicht auf Begriffe wie Raum, Zeit, Ursache und Materie und ist dem Nyānya zugeordnet. Er teilt auch die Ansicht des Nyānya in bezug auf Gott. Mīmāmsā bezieht sich auf den Veda und hat zwei Schulen: Pūrva Mīmāmsā, der sich allgemein mit dem Göttlichen befaßt, aber die Bedeutung des Handelns *(karma)* und des Rituals betont, sowie Uttara Mīmāmsā, der Gott auf der Grundlage des Veda anerkennt, aber besonderen Wert auf spirituelles Wissen *(jñāna)* legt.

8. Yoga ist die Vereinigung des einzelnen Ich *(jīvātmā)* mit dem Allselbst *(paramātmā)*. Die Sāmkhya-Philosophie ist theoretisch, während der Yoga praktisch ist. Sāmkhya und Yoga zusammen stellen eine dynamische Auslegung der Gesamtheit von Denken und Leben dar. Wissen ohne Handeln und Handeln ohne Wissen helfen dem Menschen nicht. Sie müssen ineinander übergehen. Sāmkhya und Yoga gehören daher zusammen.

9. Dem *Yājñavalkya Smriti* nach war es der Schöpfer *(Brahmā)* in der Gestalt des Goldenen Fötus *(hiranyagarbha)*, der das Yoga-System für die Gesundheit des Leibes, die Kontrolle der Geisteskräfte und die Erlangung von innerem Frieden ursprünglich entwarf. Erstmals zusammengetragen und niedergeschrieben wurde das System von Patañjali in seinem *Yoga Sūtra*. Diese Aphorismen wollen nicht überzeugen, sondern belehren, sie geben Ziel und Mittel an. Werden alle acht Glieder des Yoga verbunden und angewandt, so gelangt der Yogi zur Erfahrung der Einheit mit dem Schöpfer und verliert seine körperliche, seelische und geistige Identität. Dies ist der Yoga der Einswerdung *(samyama)*.

10. Das *Yoga Sūtra* besteht aus 195 Aphorismen in vier Kapiteln. Das erste behandelt die Theorie des Yoga. Es richtet sich an diejenigen,

die bereits über geistige Ausgeglichenheit verfügen, und gibt an, was zu tun sei, damit diese Ausgeglichenheit bewahrt werde. Das zweite Kapitel über die Kunst des Yoga führt den Anfänger in die Übungen ein. Das dritte beschäftigt sich mit der inneren Disziplin und den Kräften *(siddhis)*, die der Übende erwirbt. Das vierte und letzte Kapitel handelt von der Freiheit oder der Lösung aus den Banden dieser Welt.

11. Das Wort »Yoga« ist abgeleitet von der Sanskritwurzel *yuj*, was »verbinden, vereinigen, befestigen, anjochen« bedeutet, also die Aufmerksamkeit sammeln und richten, um sie für die Meditation nutzbar zu machen. Yoga ist demnach die Kunst, einen fahrigen und zerstreuten Geist zur Sammlung und Einkehr zu bringen. Er ist die Verbindung der Menschenseele mit der Gottheit.

12. Zur Erbschaft der Natur an den Menschen gehören auch die drei Eigenschaften oder Qualitäten *(gunas)*, nämlich lichte Klarheit *(sattva)*, Bewegung *(rajas)* und Trägheit *(tamas)*. Auf dem Rad der Zeit (*kālachakra*, aus: *kāla,* Zeit, und *chakra,* Rad), auf dem der Mensch sich dreht wie auf einer Töpferscheibe *(kulālachakra)*, wird er wieder und wieder geknetet und geformt, je nach dem Verhältnis, in dem sich diese drei Grundeigenschaften in ihm mischen.

13. Der Mensch ist mit Geisteskräften (*manas,* »Denken«*), einem höheren Erkenntnisvermögen (*buddhi*, Intellekt) und dem Ich *(ahamkāra)* ausgestattet, die auch unter dem Namen Bewußtsein *(chitta)* zusammengefaßt werden, welches die Quelle des Denkens, Urteilens und Handelns ist. Indem sich das Rad des Lebens dreht, macht das Bewußtsein die fünf Leidenszustände des Nichtwissens *(avidyā)*, der Selbstsucht *(asmitā)*, der Begierde *(rāga)*, der Abneigung *(dvesha)* und der Lebenslust *(abhinivesha)* durch. Diese wiederum bringen das Chitta in fünferlei Zustände, machen es entweder dumpf *(mūdha)*, flatterhaft *(kshipta)*, teilweise gefestigt *(vikshipta)*, gesammelt *(ekāgra)* oder beherrscht *(niruddha)*. Chitta ist wie ein Feuer, entfacht von den Begierden *(vāsanās)*, ohne die das Feuer erlischt. In diesem reinen Zustand wird Chitta eine Quelle der Erleuchtung.

14. Patañjali gab acht Stufen auf dem Pfad der Selbstverwirklichung

* *Manas,* das »Denken«, bezeichnet nicht nur die Fähigkeit des begrifflichen Denkens, sondern die Gesamtheit der Geisteskräfte (den individuellen Geist) eines Menschen, wie Verstand, Wahrnehmung, Empfindung und so weiter. (Anm. d. Übers.)

an, die im nächsten Kapitel behandelt werden. Befindet sich das Chitta in einem Zustand der Dumpfheit, so wird es durch Yama, Niyama und Āsana gereinigt, so daß die Geisteskräfte angespornt werden. Āsana und Prāṇāyāma verleihen dem unsteten Geist eine gewisse Festigkeit. Durch Prānāyāma und Pratyāhāra wird das Chitta aufmerksam und lernt, seine Energie zu konzentrieren. Darauf wird es von Dhyāna und Samādhi gezügelt. Bei seinem Fortgang gewinnen die höheren Stufen des Yoga wachsende Bedeutung, aber die voraufgehenden Stufen sollten weder mißachtet noch vernachlässigt werden, denn in ihnen werden die Fundamente gelegt.

15. Bevor der Sādhaka den unbekannten »Ātmā« erforscht, muß er sich mit dem Bekannten, mit Körper, »Denken«, Intellekt und Ich auseinandersetzen und darüber lernen. Wenn er das »Bekannte« in seiner Gesamtheit kennt, so mündet dieses in das Unbekannte ein, so wie die Flüsse ins Meer einmünden. In diesem Augenblick erfährt er den Gipfelpunkt der Freude *(ānanda)*.

16. Zuerst behandelt Yoga Gesundheit, Stärke und Bezwingen des Leibes. Als nächstes wird der Schleier der Unterscheidung von Körper und Geist gelüftet. Zuletzt führt er den Sādhaka zu Frieden und ungetrübter Reinheit.

17. Yoga lehrt den Menschen systematisch, mit Ausdauer und Fleiß die Gottheit in sich selbst zu suchen. Er befreit ihn aus den Verstrikkungen des äußeren Körpers und legt das innere Selbst frei. Er schreitet vom Körper zu den Nerven vor und von den Nerven zu den Sinnen. Von den Sinnen aus geht er zum Gemüt über, das die Gefühle kontrolliert. Vom Gemüt aus dringt er zum Intellekt vor, der das Denken lenkt. Von dort führt der Pfad zum Willen und darauf zum Bewußtsein *(chitta)*. Der letzte Schritt ist der vom Bewußtsein zum Selbst, einem wahren Wesen *(ātmā)*.

18. So führt Yoga den Sādhaka vom Nichtwissen zur Erkenntnis, vom Dunkel zum Licht und vom Tod zur Unsterblichkeit.

II. STUFEN DES YOGA

1. Acht Stufen umfaßt der Yoga: Yama, Niyama, Āsana, Prānāyāma, Pratyāhāra, Dhāranā, Dhyāna und Samādhi. Sie sind alle ineinander verwoben, aber der Einfachheit halber werden sie behandelt, als ob sie voneinander unabhängig wären.

2. Ein Baum besteht aus Wurzeln, Stamm, Ästen, Blättern, Rinde, Saft, Blüten und Früchten. Jeder dieser Bestandteile hat seine besondere Eigenheit, aber keiner kann aus sich allein heraus ein Baum werden. So steht es auch mit Yoga. Wie sich die einzelnen Teile zum Baum zusammenfügen, so bilden die acht Stufen in ihrer Gesamtheit den Yoga. Die allgemeingültigen Prinzipien von Yama sind die Wurzeln, und die auf den einzelnen zugeschnittenen Vorschriften von Niyama bilden den Stamm. Āsanas sind wie Äste, die in verschiedene Richtungen wachsen. Prānāyāma beatmet den Körper und versorgt ihn mit Energie und ist darin den Blättern vergleichbar, die den gesamten Baum beatmen. Pratyāhāra verhindert, daß sich die Energie der Sinne nach außen verströmt, so wie die Rinde einen Baum vor der Fäulnis schützt. Dhāranā ist der Saft des Baumes, der dem Körper und dem Verstand innere Festigkeit verleiht. Dhyāna ist die Blüte, aus der die Frucht des Samādhi reift. Wie die Frucht die höchste Entwicklungsstufe des Baumes ist, so ist die wahre Selbsterkenntnis *(ātmā-darshana)* der Höhepunkt der Yoga-Praxis.

3. Durch die acht Stufen des Yoga lernt der Sādhaka sich selbst verstehen. Schritt für Schritt stößt er vom Bekannten – seinem Körper – zum Unbekannten vor. Von der äußeren Hülle des Körpers – der Haut – schreitet er vor zum »Denken«. Vom »Denken« *(manas)* geht es weiter zum Intellekt *(buddhi)*, zum Willen *(samkalpa)*, zum unterscheidenden Bewußtsein *(viveka-khyāti* oder *prajñā)*, zum Gewissen *(sad-asad-viveka)* und schließlich zum Selbst *(ātmā)*.

Yama

4. Yama ist ein Sammelname für allgemeingültige Moralgebote. Diese Gebote gelten ewig und unabhängig von Klasse, Zeit und Ort. Diese großen Gelübde *(mahāvratas)* sind Gewaltlosigkeit *(ahimsā)*, Wahrhaftigkeit *(satya)*, Nicht-Stehlen *(asteya)*, rechtes Maß *(brahmacharya)* und Begierdelosigkeit *(aparigraha)*. Gewaltlosigkeit bedeutet den Verzicht darauf, in irgendeiner Form verletzend zu wirken, sei es leiblich oder seelisch, in Gedanken oder Tat. Wenn Haß und Feindseligkeit aufgegeben werden, so bleibt eine allumfangende Liebe zurück. Der Yogi ist sich selbst gegenüber rücksichtslos offen und ehrlich, und was er denkt oder ausspricht, das erweist sich als wahr. Er beherrscht seine Triebe und reduziert seine Bedürfnisse, so daß er reicher wird, ohne zu stehlen, und ihm die Dinge zufallen, ohne daß er darum bitten müßte. Rechtes Maß *(brahmacharya)* ist in allem geboten, was mit Sexualität zu tun hat, sei es nun in der Vorstellung oder in Wirklichkeit. Diese Selbstdisziplin hat Manneskraft zur Folge sowie die Fähigkeit, in allen Formen das Göttliche zu sehen, ohne sexuell von ihnen erregt zu werden. Man sollte nicht nach Dingen begehren, die zum Lebensunterhalt nicht notwendig sind, denn dem Begehren folgt die Habgier, und diese wiederum bereitet einem Sorgen, wenn man nicht bekommt, was man sich wünscht. Nimmt das Begehren überhand, so ist die rechte Haltung dahin.

Niyama

5. Niyamas sind die Regeln zur Selbstreinigung, nämlich Reinheit *(shaucha)*, Zufriedenheit *(santosha)*, Enthaltsamkeit *(tapas)*, Studium der heiligen Schriften *(svādhyāya)* sowie Hingabe an den Herrn und Ablassen von allem eigenmächtigen Handeln *(īshvara pranidhāna)*. Der Yogi weiß, daß sein Körper und seine Sinne empfänglich für Begierden sind, die den Geist mit Voreingenommenheiten belasten, und so befolgt er diese Vorschriften. Die Reinheit ist zwiefach, innerlich und äußerlich, und beide Seiten müssen gepflegt werden. Die letztere bedeutet Reinheit des Verhaltens und der Gewohnheiten, Sauberkeit in der eigenen Erscheinung und in der Umgebung. Die erstere dient der Ausrottung von sechs Übeln, nämlich Leidenschaft *(kāma)*, Ärger *(krodha)*, Gier *(lobha)*, Verblendung *(moha)*, Stolz *(mada)*, Bosheit und Neid *(mātsarya)*. Diese Entwurzelung erfolgt durch die Beschäftigung mit guten, konstruktiven Gedanken, die zur

Gottheit hinführen. Zufriedenheit mäßigt die Begierde, stimmt freudig und verleiht inneres Gleichgewicht. Enthaltsamkeit macht es einem möglich, den Körper zu disziplinieren und Widrigkeiten und Anfechtungen zu ertragen, wodurch alles Trachten auf das innere Selbst gerichtet wird. Studium meint hier Selbsterziehung durch Wahrheitssuche und Selbsterkenntnis. Schließlich ist da noch die Hingabe an den Herrn und das Ablassen von allem eigenmächtigen Handeln, indem man sich gänzlich Seinem Willen unterwirft. Die Niyamas sind also die Tugenden, die den aufgewühlten Geist zur Ruhe bringen und zum Frieden im Sādhaka und um ihn herum führen.

Āsanas

6. Vor der Behandlung der Āsanas müssen wir auf Purusha und Prakriti zu sprechen kommen. Purusha (eigentlich »Mensch«) ist das universale psychische Prinzip, das zwar von sich aus zu keiner Handlung fähig ist, aber doch die Natur *(prakriti)*, das universale physische Prinzip, anregt und belebt, und diese bringt durch ihre drei Qualitäten und Entwicklungskräfte *(gunas)* Intellekt *(buddhi)* und »Denken« *(manas)* aus sich hervor.

In vereintem Wirken setzen Purusha und Prakriti das Treiben der stofflichen Welt in Gang. Beide sind grenzenlos, ohne Anfang oder Ende. Prakriti besteht aus fünf grobstofflichen Elementen *(pañcha mahābhūtas)*, nämlich aus Erde *(prithivī)*, Wasser *(ap)*, Feuer *(tejas)*, Luft *(vāyu)* und Äther *(ākāsha)*. Ihre fünf feinstofflichen Entsprechungen *(tanmātras)* sind Geruch *(gandha)*, Geschmack *(rasa)*, Gestalt *(rūpa)*, Tastgefühl *(sparsha)* und Klang *(shabda)*. Die grobstofflichen Elemente und ihre Entsprechungen verschmelzen mit den drei Qualitäten und Entwicklungskräften *(gunas)* der Prakriti, nämlich der lichten Klarheit *(sattva)*, der Bewegung *(rajas)* und der Trägheit *(tamas)*, und bilden so den kosmischen Intellekt *(mahat)*. Ich *(ahamkāra)*, Intellekt *(buddhi)* und »Denken« *(manas)* bilden das Bewußtsein *(chitta)*, das im Individuum das Gegenstück zu Mahat darstellt. Mahat ist der unentwickelte Urkeim der Natur und das schöpferische Prinzip, von dem alle Erscheinungen der stofflichen Welt ausgehen. Es gibt fünf Wahrnehmungsorgane *(jñānendriyas)* – Ohren, Nase, Zunge, Augen und Haut – und fünf Tatorgane *(karmendriyas)* – Beine, Arme, Sprechvermögen, Ausscheidungs- und Fortpflanzungsorgane. Prakriti, die fünf grobstofflichen Elemente, ihre fünf feinstofflichen Entsprechungen, das Ich, Intellekt und »Denken«, die fünf Wahrnehmungsorgane, die fünf Handlungsorgane und Purusha bilden zusammen die fünfundzwanzig Grundelemente *(tattvas)* der Sāmkhya-Philosophie. Kein Krug ohne einen Töpfer, kein Haus ohne Maurer. Es kann keine Schöpfung stattfinden, wenn der Purusha, die Urkraft, nicht mit dem Tattvas in Berührung kommt. Das ganze Dasein dreht sich um Purusha und Prakriti.

7. Das Leben entsteht aus der Verbindung von Körper, Wahrnehmungs- und Handlungsorganen, »Denken«, Intellekt, Ich und Seele. Das »Denken« dient als Brücke zwischen Körper und Seele. Es ist nicht wahrnehmbar und unberührbar. Durch die Spiegelfunktion des »Denkens« und durch den Körper als Instrument des Genießens und Aneignens erfüllt das Selbst sein Streben und findet sein Vergnügen.

8. Der indischen Medizin *(Āyurveda)* nach baut sich der Körper aus sieben Elementen *(dhātus)* und drei Temperamenten *(doshas)* auf. Die sieben Elemente heißen so, weil sie den Körper unterhalten. Es sind Chylus *(rasa)*, Blut *(rakta)*, Fleisch *(māmsa)*, Fett *(medas)*, Knochen *(asthi)*, Mark *(majjā)* und Samen *(shukra)*. Sie machen den Körper widerstandsfähig gegen Ansteckung und Krankheit.

9. Chylus bildet sich durch die Einwirkung der Magensäfte auf die Nahrung. Blut erzeugt Fleisch und belebt den ganzen Körper. Fleisch schützt die Knochen und erzeugt Fett. Fett verleiht dem Körper Straffheit. Knochen halten den Körper aufrecht und erzeugen Mark. Mark gibt Kraft und erzeugt Samen. Samen dient nicht nur zur Fortpflanzung, sondern fließt auch, alten Texten nach, in seiner feinstofflichen Form als Lebensenergie durch den ganzen feinstofflichen Körper.

10. Sind die drei Temperamente *(doshas)* Wind *(vāta)*, Galle *(pitta)* und Schleim *(shleshma)* wohlausgewogen, so sorgen sie für vollkommene Gesundheit. Unausgewogenheit unter ihnen führt zu Erkrankungen. Die Lebensenergie Wind ist zuständig für Atem, Bewegung, Handeln, Ausscheiden und Fortpflanzen. Sie koordiniert die Funktionen verschiedener Körperteile und menschlicher Fähigkeiten. Galle erzeugt Hunger und Durst. Sie verdaut die Nahrung und verwandelt sie in Blut, wodurch sie die Körpertemperatur konstant hält. Schleim schmiert die Gelenke und Muskeln und hilft bei der Wundheilung. Mala ist alles Ausgeschiedene, sei es fest, flüssig oder gasförmig. Kommt es nicht zur Ausscheidung, so tritt Krankheit ein, die das Gleichgewicht zwischen den drei Temperamenten stört.

Die Koshas

11. Nach der Vedānta-Philosophie gibt es drei Leiber *(sharīras)*, die die Seele umkleiden. Sie bestehen aus fünf einander durchdringenden und voneinander abhängigen Hüllen *(koshas)*.

Diese drei Sharīras heißen: a) Sthūla, der grobstoffliche Leib oder die anatomische Hülle, b) Sūkshma, der feinstoffliche Leib, der sich aus der physiologischen, der psychischen und der intellektuellen Hülle zusammensetzt, und c) Kārana, der sogenannte Ursachenleib.

Der Sthūla Sharīra ist die Hülle aus Nahrung *(annamaya kosha)*.

Die physiologische *(prānamaya)*, die psychische *(manomaya)* und die intellektuelle *(vijñānamaya)* Hülle bilden zusammen den feinstofflichen Leib *(sūkshma sharīra)*.

Prānamaya Kosha umfaßt die Systeme der Atmung, des Kreislaufs, der Verdauung, der Nerven, der endokrinen Drüsen, der Ausscheidung und der Fortpflanzung. Manomaya Kosha beeinflußt die Funktionen des Bewußtseins, des Empfindens und der Motivation, soweit sie nicht durch subjektive Erfahrung ausgelöst sind. Vijñānamaya Kosha wirkt auf Denken und Urteilen, soweit sie auf subjektiver Erfahrung fußen.

Der Kārana Sharīra ist die Hülle der Seligkeit *(ānandamaya kosha)*. Sie wird vom Sādhaka bewußt erfahren, wenn er nach einem tiefen, erfrischenden Schlaf erwacht und wenn er vom Gegenstand seiner Meditation ganz und gar aufgesogen wird.

Die Haut umschließt alle Hüllen und Körper. Sie sollte straff sein und auf die leiseste Bewegung ansprechen. Alle Hüllen und ihre verschiedenen Ebenen, von der Haut bis zum Selbst, gehen ineinander über.

Lebensziele (purushārthas)

12. Der Mensch verfolgt in seinem Leben vier Ziele: Dharma, Artha, Kāma und Moksha. Dharma ist Pflicht. Ohne Pflicht und ethische Disziplin gibt es keine spirituelle Erfüllung.

Artha ist die Erlangung von Wohlstand, um unabhängig zu sein und nach Höherem im Leben streben zu können. Dauerhaftes Glück wird dadurch nicht gewonnen, ein unterernährter Körper jedoch ist ein Nährboden für Sorgen und Leiden.

Kāma bezeichnet die Freuden des Lebens, die zum Großteil von einem gesunden Körper abhängen. In der *Kāthaka Upanishad* heißt es, das Selbst werde nicht von einem Schwächling erfahren.

Moksha ist Befreiung. Der Erleuchtete erkennt, daß Macht, Lust, Wohlstand und Wissen vergänglich sind und nicht zur Freiheit führen. Er versucht, sich über seine Bestimmtheit durch Sattva, Rajas und Tamas zu erheben und so dem Klammergriff der Gunas zu entkommen.

13. Der Leib ist die Wohnstatt des Brahman. Er spielt bei der Erlangung der viererlei Lebensziele eine ausschlaggebende Rolle. Die Weisen wußten, daß der Körper allen Abnutzungserscheinungen zum Trotz als Mittel der Selbstverwirklichung dient und als solches in gutem Zustand gehalten werden will.

14. Āsanas reinigen Körper und Seele und haben eine vorbeugende wie eine heilende Wirkung. Es gibt unzählig viele, die auf die mannigfaltigen Bedürfnisse aller Körpersysteme wie die der Muskeln, der Verdauung, des Kreislaufs, der Drüsen, der Nerven und anderer abgestimmt sind.

Auf jeder Ebene, von der leiblichen bis zur geistigen, führen sie Veränderungen herbei. Gesundheit ist das empfindliche Gleichgewicht von Körper, Seele und Geist. Durch das Üben der Āsanas verschwinden die körperlichen Mängel des Sādhaka wie auch seine innere Zerstreutheit, und die Pforten des Geistes öffnen sich.

Āsanas bringen Gesundheit, Schönheit, Stärke, Festigkeit, Leichtigkeit, Klarheit der Rede und des Ausdrucks, ruhige Nerven und frohen Mut. Ihr Üben kann mit dem Wachstum eines Mangobaums verglichen werden. Ist der Baum stark und gerade gewachsen, so wird dies in der Frucht zum Vorschein kommen. In gleicher Weise wird auch das Ergebnis der Āsana-Übungen im geistigen Erwachen des Sādhaka zum Vorschein kommen. Er ist frei von allem Zwiespalt.

15. Es ist ein verbreitetes Mißverständnis, daß Āsanas und Prānāyāma von dem Zeitpunkt an zusammen geübt werden sollten, an dem das Yoga-Sādhana beginnt. Der Autor hat aber die Erfahrung gemacht, daß ein Anfänger, der auf makellose Haltung achtet, sich nicht auf seinen Atem konzentrieren kann. Er verliert das Gleichgewicht und erlebt die Āsanas nicht in ihrer Tiefe. Sie sollten zu Sicherheit *(sthiratā)* und Stille *(achalatā)* in den Āsanas gelangen, bevor Sie mit rhythmischen Atemtechniken beginnen. Die Skala der Körperbewegungen wechselt von Stellung zu Stellung. Je kleiner die Bewegungsskala, desto weniger werden die Lungen ausgelastet und desto kürzer werden die Atemzüge. Je größer die Skala der Körperbewegung bei den

Āsanas, desto größer wird auch die Lungenkapazität sein und desto tiefer werden die Atemzüge. Werden Prānāyāma und Āsanas zusammen ausgeführt, so achten Sie darauf, daß die Makellosigkeit der Haltung nicht beeinträchtigt wird. Solange die Stellungen nicht vollkommen beherrscht werden, sollten Sie sich nicht an Prānāyāma versuchen. Wie man bald erkennt, setzt die dem Prānāyāma gemäße Atmung automatisch ein, sobald die Āsanas richtig ausgeführt werden.

Prānāyāma

16. Prānāyāma ist ein bewußtes Verlängern von Einatmung, Luftanhalten und Ausatmung. Beim Einatmen wird die Urenergie in der Form des Atems empfangen, und beim Luftanhalten geht es darum, diese Energie auszukosten. Beim Ausatmen entleert man sich mit dem Atem aller Gedanken und Gefühle. Während dann die Lungen leer sind, geht die individuelle Energie, das Ich, in der Urenergie, dem Ātmā, auf.

Durch das Üben von Prānāyāma werden zielstrebiges Denken, starke Willenskraft und gesundes Urteil entwickelt.

Pratyāhāra

17. Dies ist eine Disziplin, um das »Denken« und die Sinne unter Kontrolle zu bringen. Das »Denken« spielt eine doppelte Rolle. Auf der einen Seite versucht es, sich den Sinnen anzupassen, und auf der anderen Seite, sich mit dem Selbst zu vereinen. Pratyāhāra beruhigt die Sinne und zieht sie nach innen, so daß der Strebende der Gottheit zugeführt wird.

Dhāranā, Dhyāna und Samādhi

18. Dhāranā ist Konzentration auf einen Punkt oder völlige Aufmerksamkeit auf das jeweilige Tun, wobei das »Denken« unbewegt und unerschüttert bleibt. Es regt die innere Bewußtheit dazu an, das ständig dahinfließende Erkennen in sich einzuholen, und es löst alle Verspanntheit. Wird es über lange Zeit fortgesetzt betrieben, so wird es zur Meditation *(dhyāna)*, einem unbeschreiblichen Zustand, den nur der versteht, der ihn erlebt.
19. Wird der Zustand des Dhyāna lange ohne Unterbrechung beibe-

halten, so geht er in Samādhi über, und der Sādhaka verliert seine individuelle Identität in den Gegenstand der Meditation.

20. In Samādhi verliert der Sādhaka das Bewußtsein von seinem Körper, Atem, »Denken«, Intellekt und Ich. Er lebt in unendlichem Frieden. In diesem Zustand strahlen seine Weisheit und Reinheit verbunden mit Schlichtheit und Bescheidenheit hervor. Nicht nur ist er erleuchtet, sondern er erleuchtet auch alle, die auf der Suche nach Wahrheit zu ihm kommen.

21. Yama, Niyama, Āsana und Prānāyāma sind wesentliche Bestandteile des Yoga der Tat *(karma)*. Sie halten Körper und Seele bei Gesundheit und ermöglichen alle Handlungen, die gottgefällig sind. Prānāyāma, Pratyāhāra und Dhāranā gehören zum Yoga des Wissens *(jñāna)*. Dhyāna und Samādhi verhelfen dem Sādhaka dazu, Körper, Seele und Geist in das Meer des Selbst zu versenken. Dies ist der Yoga der Hingabe und der Liebe *(bhakti)*.

22. Die drei Quellflüsse Jñāna, Karma und Bhakti münden in den Strom des Yoga und verlieren ihre Identität. Allein der Pfad des Yoga führt jede Art von Sādhaka, vom Trägen *(mūdha)* bis zu dem, der sich bezähmen muß *(niruddha)*, zu Freiheit und Glückseligkeit.

III. PRĀNA UND PRĀNĀYĀMA

1. So schwer es ist, von Gott zu sprechen, so schwer läßt sich auch Prāna erklären. Prāna ist die Energie, die das Universum auf allen Ebenen durchdringt. Diese Energie ist physikalischer, seelischer, geistiger, sexueller, spiritueller und kosmischer Art. Alle Schwingungsenergien sind Prāna. Alle physikalischen Energien wie Wärme, Licht, Schwerkraft, Magnetismus und Elektrizität sind ebenfalls Prāna. Er ist die verborgene potentielle Energie in allen Wesen, die im Augenblick der Gefahr im vollsten Ausmaß freigesetzt wird. Er ist die Urtriebkraft allen Handelns, die Energie, die schöpft, bewahrt und zerstört. Spannkraft, Macht, Elan, Leben und Geist sind Formen von Prāna.
2. Nach den Upanishaden ist Prāna das Prinzip von Leben und Bewußtsein. Er wird dem wahren Selbst *(ātmā)* gleichgesetzt. Prāna ist der Lebenshauch aller Wesen im Universum. Durch ihn werden sie geboren und leben von ihm, und wenn sie sterben, so löst sich der Hauch jedes einzelnen in den kosmischen Hauch auf. Prāna ist die Nabe im Rad des Lebens. In ihm hat alles seinen Grund. Er durchdringt die lebenspendende Sonne, die Wolken, die Winde *(vāyus)*, die Erde *(prithivī)* und alle Formen der Materie. Er ist Sein *(sat)* und Nichtsein *(asat)*. Er ist die Quelle aller Erkenntnis. Er ist der Kosmische Mensch *(purusha)* der Sāmkhya-Philosophie. Daher sucht der Yogi sein Heil in Prāna.
3. Prāna wird gewöhnlich mit Atem übersetzt, aber dieser ist nur eine seiner vielen Erscheinungsformen im menschlichen Körper. Steht der Atem still, so auch das Leben. Die alten indischen Weisen wußten, daß alle Leibesfunktionen auf fünf Arten von Lebensenergie *(prāna vāyus)* zurückgehen. Sie heißen: Prāna (hier steht der Gattungsname auch für den Einzelfall), Apāna, Samāna, Udāna und Vyāna. Sie sind besondere Aspekte einer einzigen kosmischen Lebenskraft (eines Lebenswindes), die den Ursprung für das Dasein aller Wesen bildet. Gott ist Einer, aber die Weisen rufen ihn unter vielen Namen an, und so steht es auch mit Prāna.

4. Prāna bewegt sich im Brustbereich und regelt die Atmung. Er saugt atmosphärische Lebensenergie ein. Apāna bewegt sich im Unterleib und regelt die Abgabe von Urin, Samen und Kot. Samāna schürt die Magenfeuer, trägt zur Verdauung bei und sorgt für ein harmonisches Funktionieren der unteren Organe. Er schließt den grobstofflichen Körper zu einem Ganzen zusammen. Udāna wirkt durch die Kehle (Kehlkopf und Rachen) und ist für die Stimmbänder und die Luft- und Nahrungsaufnahme zuständig. Vyāna durchzieht den ganzen Körper und verteilt die der Nahrung und dem Atem entzogene Energie auf die Arterien, Venen und Nerven.

5. Im Prānāyāma wird der Prāna Vāyu durch das Einziehen des Atems angeregt und der Apāna Vāyu durch das Ausstoßen. Udāna führt die Energie von der unteren Wirbelsäule zum Gehirn empor. Vyāna ist wesentlich für die Tätigkeit von Prāna und Apāna, denn er besorgt den Energieaustausch zwischen den beiden.

6. Es gibt zudem noch fünf Unterarten, die Upaprānas oder Upavāyus heißen, nämlich Nāga, Kūrma, Krikara, Devadatta und Dhanamjaya. Nāga lindert Magendrücken durch Aufstoßen. Kūrma regelt die Bewegung der Augenlider und hält Fremdkörper vom Auge fern; er überwacht auch die Größe der Iris und dadurch den zum Sehen erforderlichen Lichteinfall. Krikara verhindert, daß Fremdstoffe durch die Atemwege und die Kehle nach innen gelangen, indem er den Nies- oder Hustreiz auslöst. Devadatta bewirkt das Gähnen und das Einschlafen. Dhanamjaya erzeugt Schleim, erhält den Körper und bleibt selbst nach dem Tode darinnen, ja manchmal bläht er sogar einen Leichnam auf.

7. Nach dem Āyurveda ist Vāta, eines der drei Temperamente *(doshas)*, ein anderer Name für Prāna. Die *Charaka Samhitā* erläutert die Aufgaben von Vāta in der gleichen Weise wie die Yoga-Texte die von Prāna. Das einzige wahrnehmbare Anzeichen für die Tätigkeit von Prāna ist das Empfinden der Lungenbewegung, die von der inneren Energie angeregt wird und die Atmung auslöst.

Chitta und Prāna

8. Chitta und Prāna stehen in fortwährender Verbindung. Wo Chitta ist, konzentriert sich Prāna, und wo Prāna ist, konzentriert sich Chitta. Chitta ist wie ein Fahrzeug, das von zwei mächtigen Kräften angetrieben wird – Prāna und Vāsanā (Begierde). Es bewegt sich in die Rich-

tung, in die es von der mächtigeren Kraft getrieben wird. Wie ein Ball zurückspringt, wenn er auf den Boden geworfen wird, so wird der Sādhaka im Hin und Her von Prāna und Vāsanā herumgeschleudert. Ist der Atem *(prāna)* stärker, so bleiben die Begierden unter Kontrolle, die Sinnestätigkeit wird zurückgehalten, und das »Denken« ist still. Ist die Kraft der Begierde stärker, so wird die Atmung ungleichmäßig, und das »Denken« gerät in Aufruhr.

9. Im dritten Kapitel des *Hatha Yoga Pradīpikā* führt Svātmārāma aus, daß Chitta befestigt bleibt und es nicht zum Ausstoß von Samen *(shukra)* kommen kann, solange der Atem und Prāna still sind. Nach einer gewissen Zeit wird die gewachsene Spannkraft des Sādhaka für höhere und edlere Bestrebungen sublimiert. Er wird dann zu einem Ūrdhva-Retas (*ūrdhva* = aufwärts, *retas* = Samen), einem Mann, der seine sexuelle Energie und sein Chitta geläutert hat, so daß sie sich in reines Bewußtsein auflösen.

Prānāyāma

10. »Prāna« heißt »Hauch, Atem, Leben, Elan, Energie oder Stärke«. Im Plural bezeichnet er gewisse Lebenshauche oder Energieströme *(prāna vāyus)*. »Āyama« heißt »Streckung, Dehnung, Ausweitung, Länge, Breite, Regulierung, Verlängerung, Zähmung oder Kontrolle«. »Prānāyāma« heißt also »Verlängerung und Zähmung des Atems«. Die *Shiva Samhitā* nennt es Vāyu Sādhana (*vāyu* = Hauch, *sādhana* = Übung, Streben). Patañjali beschreibt Prānāyāma in seinem *Yoga Sūtra* (II, 49–51) als kontrolliertes Ein- und Ausatmen in einer gefestigten Haltung.

11. Prānāyāma ist eine Kunst und verfügt über Techniken, um die Atemorgane willentlich, rhythmisch und intensiv zu bewegen und auszuweiten. Es besteht aus dem langanhaltenden feinen Fließen des Einatems *(pūraka)*, des Ausatems *(rechaka)* und aus dem Anhalten des Atems *(kumbhaka)*. Pūraka bringt den Organismus in Gang, Rechaka führt verbrauchte Luft und Giftstoffe ab, Kumbhaka verteilt die Energie im ganzen Körper. Die Bewegungen umfassen die waagerechte Ausdehnung *(dairghya)*, das senkrechte Hochziehen *(āroha)* und die Umfangserweiterung *(vishālatā)* der Lungen und des Brustkorbs. Abläufe und Techniken von Prānāyāma werden in späteren Kapiteln behandelt.

Dieses disziplinierte Atmen verhilft zur inneren Sammlung und verleiht dem Sādhaka eine zähe Gesundheit und langes Leben.

12. Prānāyāma ist nicht bloß ein automatischer Gewohnheitsatem, um Leib und Seele zusammenzuhalten. Durch die reichliche Aufnahme von Sauerstoff bei disziplinierter Anwendung der Techniken finden subtile chemische Veränderungen im Körper des Sādhaka statt. Das Üben der Āsanas beseitigt die Hindernisse, die den Fluß des Prāna beeinträchtigen, und das Üben von Prānāyāma reguliert den Fluß des Prāna im ganzen Körper. Es reguliert außerdem alle Gedanken des Sādhaka, seine Begierden und Handlungen, verschafft Ausgeglichenheit und jene ungeheure Willenskraft, die jeder braucht, der sein eigner Meister werden will.

IV. PRĀNĀYĀMA UND DAS ATMUNGSSYSTEM

»Solange der Atem im Leibe wohnt, ist Leben da.
Schwindet der Atem, so schwindet das Leben.
Daher lenke deinen Atem.«

HATHA YOGA PRADĪPIKĀ, II, 3

1. Normalerweise atmet der Mensch im Durchschnitt etwa fünfhundert Kubikzentimeter Luft ein. Bei tiefer Einatmung kann sich das Luftvolumen um etwa das Sechsfache steigern, so daß es dann nahezu dreitausend Kubikzentimeter beträgt. Das Fassungsvermögen des einzelnen hängt von seiner Konstitution ab. Prānāyāma steigert die Lungenkapazität des Sādhaka, so daß die Lungen ein Höchstmaß an Luft aufnehmen können.
2. Das zweite Kapitel des *Hatha Yoga Pradīpikā* befaßt sich mit Prānāyāma. In den ersten drei Strophen heißt es: »Ist der Yogi in der Ausübung der Āsanas sicher und gefestigt und beherrscht er seine Sinne, so sollte er nach den Anweisungen seines Guru mit Prānāyāma beginnen und darauf achten, einfache und nahrhafte Kost zu sich zu nehmen. Ist der Atem ungleichmäßig, so schweift das »Denken« ab; ist der Atem stetig, so auch das »Denken«. Um Stetigkeit zu erlangen, muß der Yogi seinen Atem bezähmen. Solange der Atem im Leibe wohnt, ist Leben da. Schwindet der Atem, so schwindet das Leben. Daher lenke deinen Atem.«
3. Das Üben von Prānāyāma trägt zur Reinigung der Nādīs bei, röhrenförmigen Organen des feinstofflichen Körpers, durch die Energie fließt. Es gibt mehrere tausend Nādīs im Körper, und die meisten gehen von der Herz- oder der Nabelgegend aus. Prānāyāma hält die Nādīs in gutem Zustand und verhindert ihren Verfall. Dies wiederum zieht Veränderungen in der inneren Einstellung des Sādhaka nach sich. Der Grund dafür liegt darin, daß die Prānāyāma-Atmung am unteren Zwerchfell zu beiden Seiten des Körpers in der Nähe des Beckengürtels ansetzt. Dadurch werden das obere Zwerchfell und die Atemhilfsmuskeln im Nacken entspannt. Dies wiederum trägt zur

Entspannung der Gesichtsmuskulatur bei. Werden die Gesichtsmuskeln entspannt, so lösen sie ihre Umklammerung der Sinnesorgane, nämlich der Augen, der Ohren, der Nase, der Zunge und der Haut, und verringern dadurch die Anspannung im Gehirn. Wenn dort die Anspannung nachläßt, so gelangt der Sādhaka zu Konzentration, Gleichmut und Gelassenheit.

Warum so viele Prānāyāmas?

4. Zahlreiche Āsanas sind für verschiedene anatomische Teile – für Muskeln, Nerven, Organe und Drüsen – entwickelt worden, damit der gesamte Organismus in einer gesunden und harmonischen Weise zusammenarbeitet. Umgebung, Körperbau, Temperament, Gesundheits- und Geisteszustand des Menschen sind überall anders, und verschiedene Āsanas helfen in verschiedenen Situationen, die menschlichen Leiden zu lindern und Harmonie zu stiften. Viele Arten von Prānāyāma sind ersonnen und entwickelt worden, um den körperlichen, seelischen und geistigen Anforderungen der Sādhakas unter wechselnden Bedingungen gerecht zu werden.

Vier Stufen von Prānāyāma

5. Die *Shiva Samhitā* erörtert die vier Stufen *(avasthā)* von Prānāyāma in ihrem dritten Kapitel. Es sind: a) der Anfang *(ārambha)*, b) das eifrige Bemühen *(ghata)*, c) gründliche Kenntnis *(parichaya)* und d) die Erfüllung *(nishpatti)*.

6. Auf der Ārambha-Stufe erwacht das Interesse des Sādhaka an Prānāyāma. Am Anfang ist er vorschnell, und aufgrund der Anstrengung und der Eile, mit der er Resultate sehen will, zittert sein Körper und er schwitzt. Wenn er seine Übungen mit Ausdauer fortsetzt, so hören das Zittern und das Schwitzen auf und der Sādhaka erklimmt die zweite Stufe, Ghatāvasthā. Ghata heißt Wasserkrug. Der Körper wird mit einem Krug verglichen. Der physische Leib nutzt sich ab wie ein ungebrannter Tonkrug. Wird er im Feuer von Prānāyāma gebrannt, so gewinnt er Stabilität. Auf dieser Stufe werden die fünf Koshas und die drei Sharīras vereint. Nach dieser Einung erreicht der Sādhaka Parichayāvasthā, wo er sich eine gründliche Kenntnis der Prānāyāma-Praktiken und seiner selbst erwirbt. Durch dieses Wissen beherrscht er seine Qualitäten *(gunas)* und erkennt die Ursachen seiner Handlun-

gen *(karma)*. Von der dritten Stufe schreitet der Sādhaka zu Nishpatti Avasthā fort, der letzten Stufe der Erfüllung. Sein Streben ist ausgereift, die Keime seines Karma sind ausgebrannt. Er hat die Schwelle der Gunas überschritten und wird zu einem Gunātīta. Er wird ein Jīvanmukta, ein zu Lebzeiten *(jīvana)* Freier *(mukta)*, denn er weiß um das höchste Bewußtsein. Er hat den Zustand der Ekstase *(ānanda)* erfahren.

Das Atmungssystem

7. Um dem Leser ein klares Bild davon zu geben, wie Prānāyāma dem Körper nützt, ist eine Vorstellung vom Atmungssystem unerläßlich. Dies wird im folgenden erörtert.

8. Es ist bekannt, daß der wesentliche Energiebedarf des menschli-

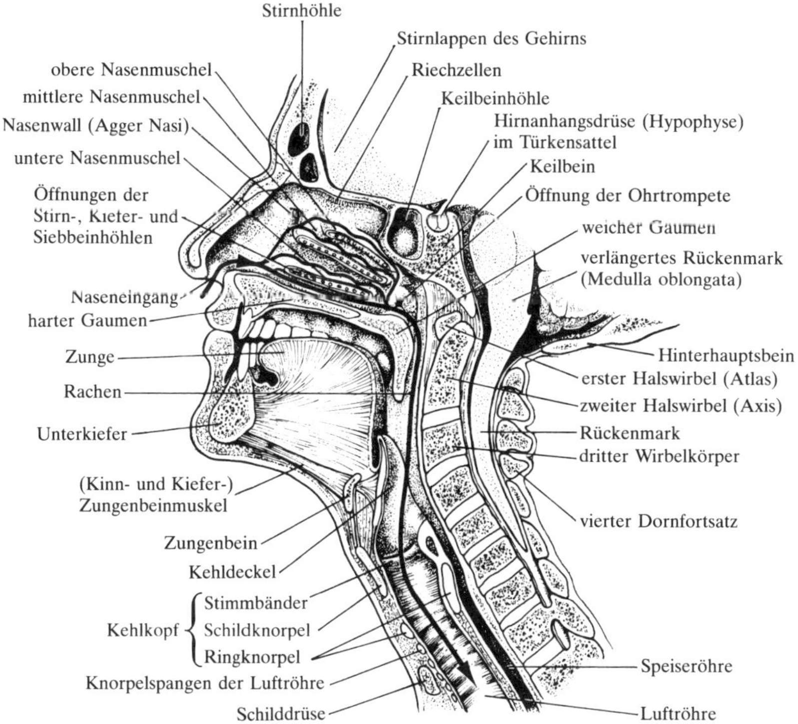

Abb. 1 Luftzufuhr während der Einatmung durch Nase, Rachen, Kehlkopf und Luftröhre

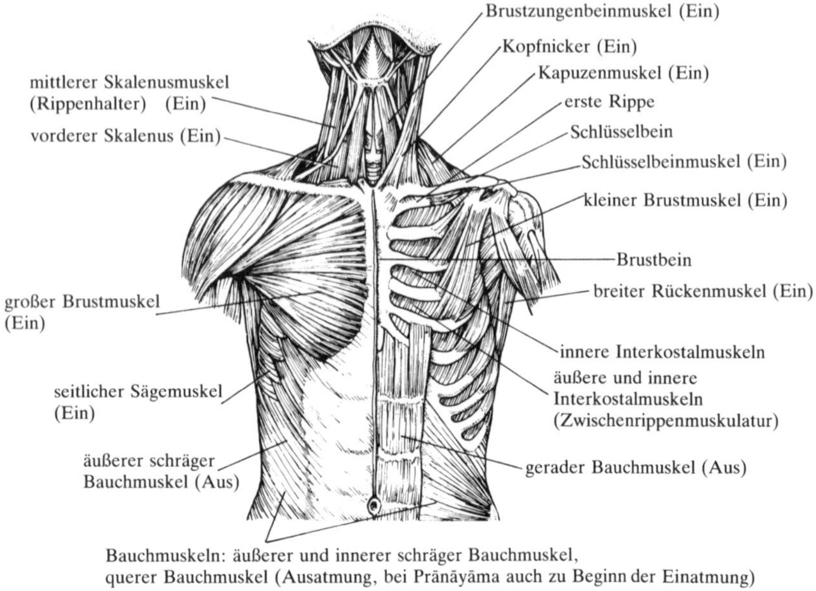

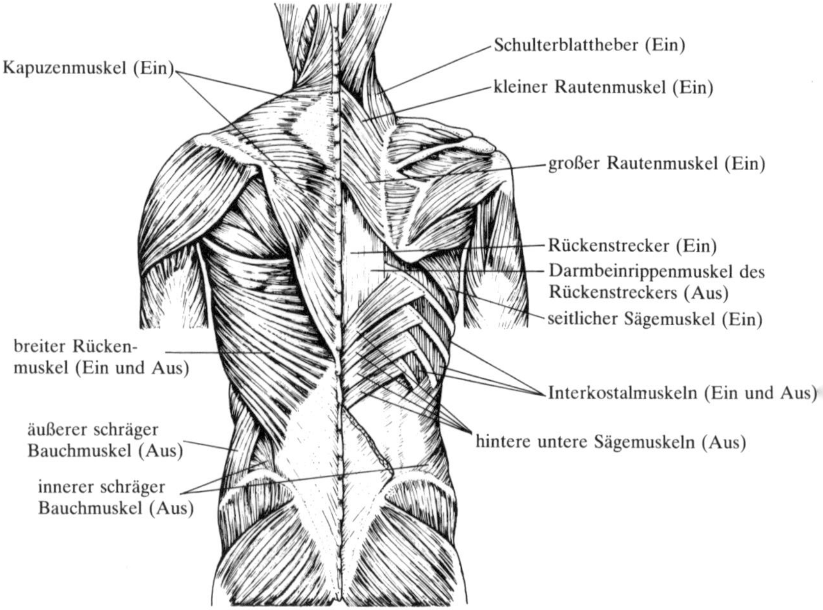

Abb. 2 und 3 Muskeln in Brust und Rücken, die während der Atmung benutzt werden

chen Körpers hauptsächlich von Sauerstoff plus Glukose gedeckt wird. Sauerstoff trägt über Oxydationsvorgänge zur Verarbeitung der letztlichen Ausscheidungsstoffe bei, während mit Sauerstoff angereicherte Glukose die Körperzellen im Fluß der Atmung nährt.

9. Prānāyāma zielt darauf hin, das Atmungssystem zu bestmöglichem Funktionieren zu bringen. Dadurch wird automatisch der Kreislauf verbessert, ohne den die Verdauungs- und Ausscheidungsorgane beeinträchtigt würden. Giftstoffe würden sich ansammeln, Krankheiten würden sich im Körper ausbreiten, und schon wird eine schlechte Gesundheit zur Gewohnheit.

10. Das Atmungssystem ist das Tor zur Reinigung von Körper, Seele und Geist. Der Schlüssel dazu ist Prānāyāma.

11. Atmung ist wesentlich zur Erhaltung aller Formen tierischen Lebens von der einzelligen Amöbe bis zum Menschen. Es ist möglich, ohne Nahrung oder Wasser einige Tage zu überleben, aber wenn die Atmung aussetzt, so setzt auch das Leben aus. In der *Chāndogya Upanishad* (VII, 15, 1 und 4) heißt es: »Wie die Speichen in die Nabe eingelassen sind, so ist alles in diesen Lebenshauch eingelassen. Das

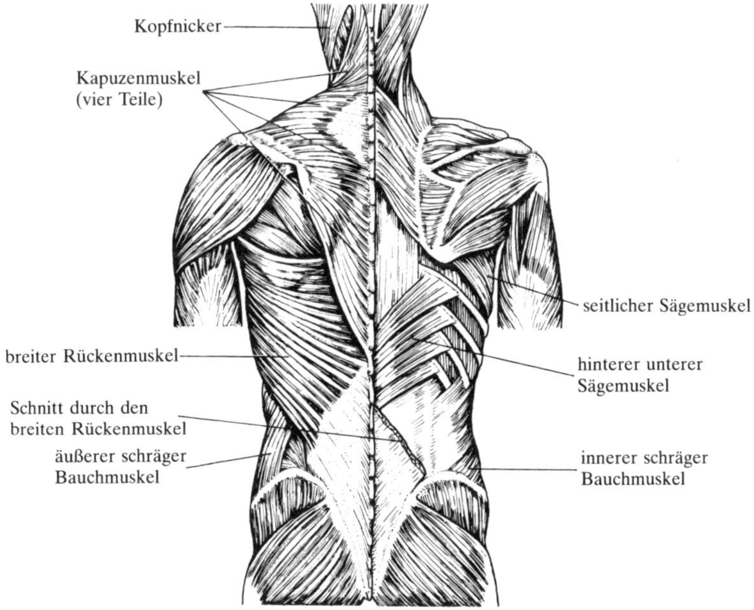

Abb. 4 Links: Hilfsmuskeln der Einatmung; rechts: Hilfsmuskeln der Ausatmung

Leben zieht mit dem Lebenshauch dahin, der dem Lebewesen Leben schenkt. Der Lebenshauch ist Vater, ... ist Mutter, ... ist Bruder, ... ist Schwester, ... ist Lehrer, ... ist Brahmane ... Wahrlich, wer dieses sieht und weiß und erkennt, wird der überragende Redner.«

12. In der *Kaushītakī Upanishad* (III, 3) steht: »Man kann ohne Rede leben, sehen wir doch die Stummen; man lebt ohne Augenlicht, sehen wir doch die Blinden; man lebt ohne Gehör, sehen wir doch die Tauben; man lebt ohne Verstand, sehen wir doch die Narren; man lebt ohne Arme, man lebt ohne Beine, solches sehen wir. Aber es ist allein der Hauch, das bewußte Selbst, das diesen Körper ergreift und ihn aufrichtet. So wird im Hauch alles erlangt. Der Hauch *(prāna)* ist das Bewußtsein *(prajñā)*. Das Bewußtsein ist der Hauch. Vereint bewohnen sie diesen Körper, und vereint ziehen sie hinaus.«

13. Die Atmung setzt mit dem Beginn des eigenständigen Lebens außerhalb des Mutterleibs ein und endet mit dem Tod. Solange sich das Kind im Mutterleib befindet, wird es durch das Blut der Mutter mit Sauerstoff versorgt, und es ist keine eigene Lungentätigkeit erforderlich. Nach der Geburt wird der erste Atemzug durch einen Befehl vom Gehirn ausgelöst.

14. Die meiste Zeit des Lebens über werden Tiefe und Takt der Atmung ohne äußeres Zutun vom Nervensystem reguliert, wodurch die Zellen in einem bestimmten Gleichmaß mit dem für sie ständig notwendigen frischen Sauerstoff versorgt werden und das in ihnen angesammelte Kohlendioxyd abführen.

15. Die meisten von uns meinen, die Atmung ließe sich nicht aktiv kontrollieren, weil sie gewöhnlich automatisch abläuft. Das ist nicht richtig. Im Prānāyāma kann durch ausdauerndes Training der Lungen und des Nervensystems die Leistungsfähigkeit der Atmung gesteigert werden, indem man ihren Takt, ihre Tiefe und ihre Intensität verändert. Die Lungenkapazität der großen Athleten, Bergsteiger und Yogis ist viel höher als die normaler Menschen und ermöglicht ihnen außergewöhnliche Leistungen. Eine bessere Atmung bedeutet ein besseres und gesünderes Leben.

16. Der Atmungsvorgang ist so beschaffen, daß die Lungen normalerweise sechzehn- bis achtzehnmal in der Minute vollgepumpt werden. Frischluft, die den lebenspendenden Sauerstoff enthält, wird in sie eingesogen, und im Austausch werden kohlendioxydhaltige Gase aus den Gewebezellen durch die Atemwege abgegeben. Die rhythmische Ausdehnung der weichen Lungenflügel mit ihrer wabenartigen Ober-

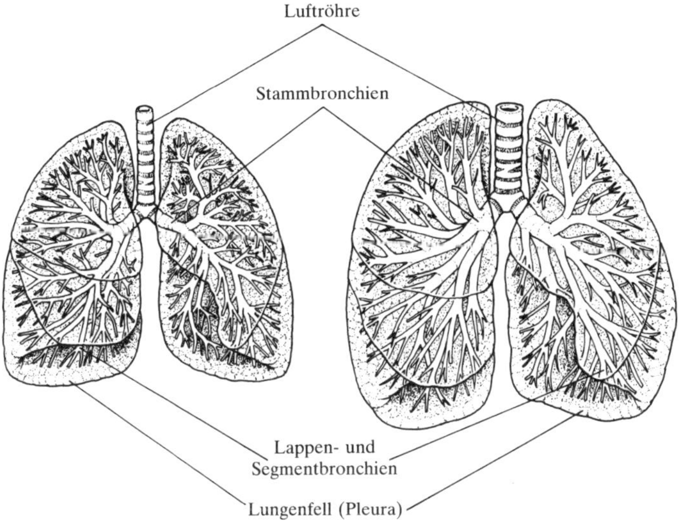

Abb. 5 Die Lunge – links: nach der Ausatmung; rechts: nach der Einatmung

fläche wird durch die Bewegungen des Brustkorbs und des Zwerchfells bewirkt. Das letztere wiederum wird von Impulsen angetrieben, die vom Atemzentrum im Gehirn aus durch die Nerven an die entsprechenden Muskeln weitergegeben werden. Demnach ist das Gehirn der Impulsgeber, der die Atmung und die drei seelischen Funktionen Denken, Wille und Bewußtsein reguliert.

17. Der Atemzyklus besteht aus drei Teilen: Einatem, Ausatem und Luftanhalten.

Die Einatmung ist die aktive Ausdehnung des Brustkorbs, wodurch die Lungen mit Frischluft gefüllt werden. Die Ausatmung ist die normale passive Gegenbewegung der elastischen Brustwände, wodurch die verbrauchte Luft ausgeatmet wird und die Lungen entleert werden. Das Luftanhalten ist eine Pause am Ende jedes Ein- und Ausatmens. Diese drei bilden einen Atemzyklus. Das Atmen beeinflußt die Herzfrequenz. Wird der Atem länger angehalten, so läßt sich ein Sinken der Herzfrequenz beobachten, die dem Herzmuskel eine längere Ruhepause verschafft.

18. Die Atmung läßt sich in vier Arten unterteilen:

a) Hohe oder Schlüsselbeinatmung, bei der die entsprechenden Nackenmuskeln hauptsächlich den oberen Teil der Lungen aktivieren.

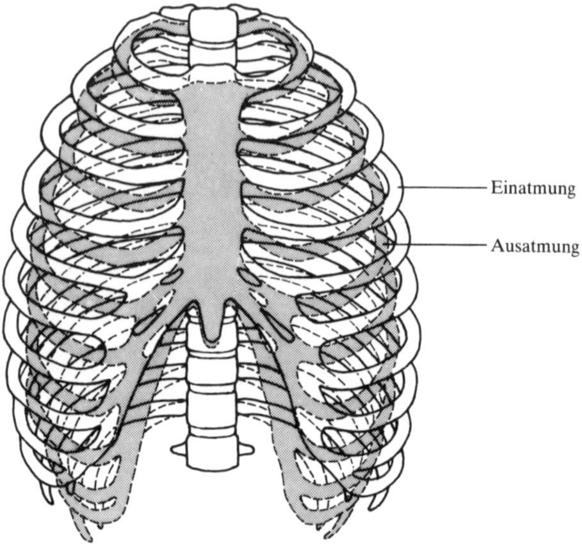

Abb. 6 Der Brustkorb (Vorderansicht)

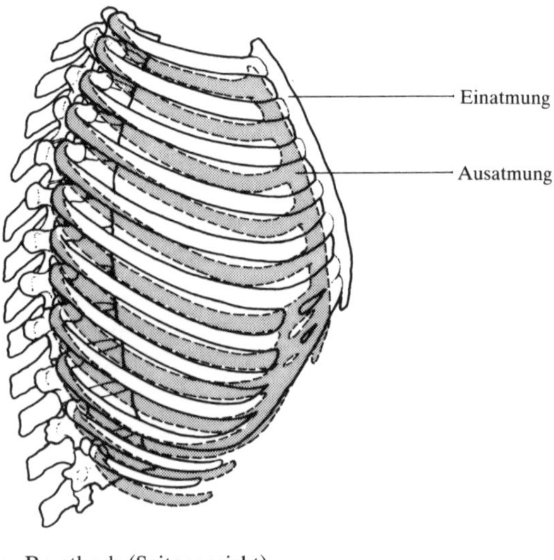

Abb. 7 Der Brustkorb (Seitenansicht)

b) Interkostale oder Mittelatmung, bei der nur der Mittelteil der Lungen aktiviert wird.
c) Tiefe oder Zwerchfellatmung, bei der vor allem die unteren Lungenbereiche aktiviert werden, während obere und mittlere Bereiche weniger beansprucht werden.
d) Bei voller oder Prānāyāma-Atmung wird die ganze Lungenkapazität in vollem Umfang ausgenutzt.

Bei der Einatmung im Prānāyāma wird das Zwerchfell bewußt erst nach den vorderen und seitlichen Bauchmuskeln zusammengezogen. Diese Muskeln sind oben mit dem Brustkorb und unten mit dem Becken schräg verbunden. Ihre Bewegung senkt und stützt das gewölbte Zwerchfell, das am Rand der unteren Rippen ansetzt, sie drückt die unteren Organe nach oben und erweitert die Kapazität des Brustraums. Dies ermöglicht daraufhin dem Zwerchfell eine maximale Zusammenziehung und Wirksamkeit, denn der zentripetale Zug

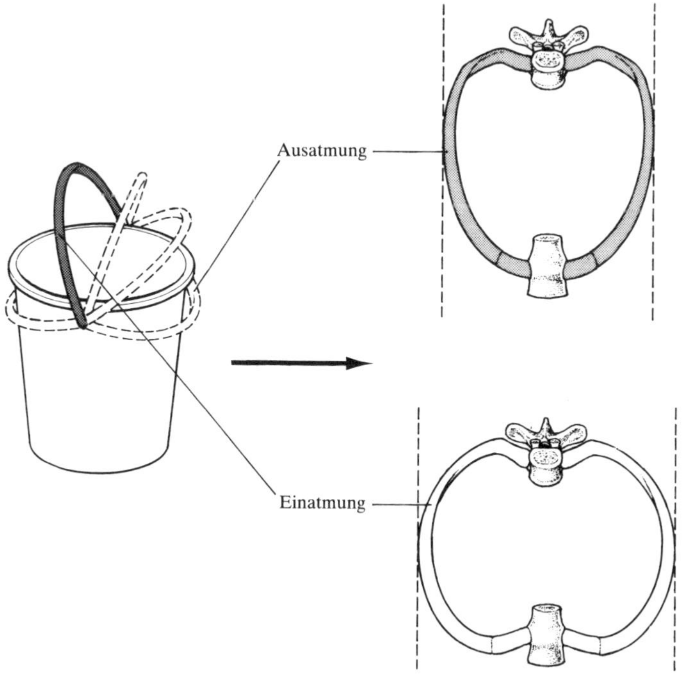

Abb. 8 Eimerhenkel-Bewegung der Rippen

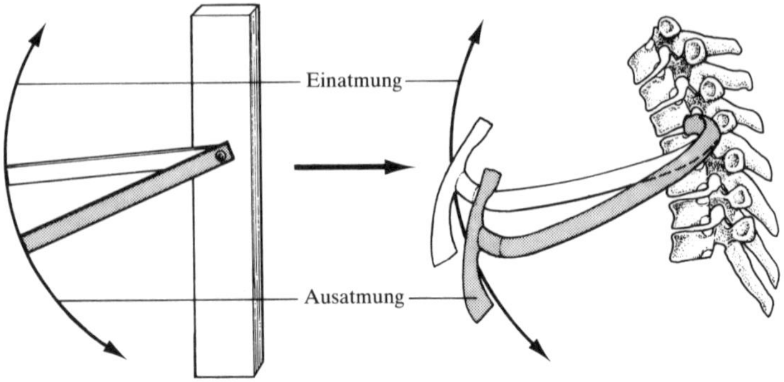

Abb. 9 Vorwärts-rückwärts-Bewegung der Rippen bei der Atmung

verringert sich. Folglich hält sich die Überschneidung mit dem nächsten Schritt, der Hebung und Ausdehnung des unteren Brustkorbs, gering, und zwar wird diese durch den senkrechten Zug des Zwerchfells bewirkt, wodurch die Interkostalmuskeln einer nach dem andern betätigt werden und die entsprechenden weitestgehenden Bewegungen der Rippen zur Folge haben: der fliegenden Rippen nach Art eines Greifzirkels, der festen Rippen nach Art eines Eimerhenkels sowie Hebung und Ausdehnung des gesamten Brustkorbs vom Rückgrat aus zu vollem Umfang. Schließlich werden die höchsten interkostalen sowie die Muskeln, die Oberrippen, Brustbein und Schlüsselbein mit Nacken und Schädel verbinden, zusammengezogen und ermöglichen so die Füllung der oberen Lungenspitzen. Darauf dehnt sich der bereits geweitete Brustraum noch weiter nach vorn, nach oben und zur Seite aus.

19. Diese Bewegungsfolge von Bauch, Brustwand und Nacken, in der ein Schritt auf dem andern aufbaut, führt zu einer maximalen Füllung der Lungen und schafft den Raum, den die einströmende Luft braucht, um jeden Winkel der Lunge zu erreichen.

20. Der Sādhaka muß zunächst sein Körperbewußtsein konzentriert und willentlich auf den vorderen Unterbauch direkt oberhalb des Beckens richten. Dazu muß er die untere Bauchdecke in Richtung auf die Wirbelsäule und gegen das Zwerchfell bewegen, als ob er eine Tiefenmassage von der Haut zu den Muskeln und von den Muskeln zu den inneren Organen vornähme. Dieses Gefühl eines bewußten aktiven Zusammenziehens geht mit sichtbaren Bewegungen der Bauchdecke von der Hautoberfläche bis zu ihren untersten Schichten einher

und läßt sich willentlich steuern. Danach wird die Aufmerksamkeit darauf gerichtet, die Brust seitwärts und rückwärts auszudehnen. Der untere Teil der Brust wird gehoben und gleichzeitig der obere Teil ausgedehnt. Das Zwerchfell nimmt nach und nach ganz von selbst seine gewölbte Form an, indem es sich gegen Ende der Einatmung zu entspannen beginnt. Während der Ausatmung bildet sich die Wölbung wieder. Bei Beginn der Ausatmung verhält sich das Zwerchfell aktiv und wirkt so sacht auf das elastische Einsinken der Lungen hin.

21. Der frisch eingesaugte Sauerstoff sickert durch die winzigen Säckchen (die Alveolen), die die Grundeinheiten der Lungen darstellen. Die Membranen um diese Alveolen überführen diesen Sauerstoff in die Blutbahn und darauf das Kohlendioxyd aus dem Blut in die Luft der Lungen, von wo es durch die Ausatmung entfernt wird. Das Blut mit dem frischen Sauerstoff wird von den Arterien aus der linken Herzkammer zu den Zellen bis im letzten Winkel des Körpers getragen, und diese können ihren Vorrat an lebenspendendem Sauerstoff auffüllen. Die Abfallstoffe (vor allem das Kohlendioxyd), die jede Zelle abstößt, werden dann von der venösen Blutbahn von der rechten Herzkammer zur Beseitigung zu den Lungen gebracht. Das Herz pumpt dieses Blut mit durchschnittlich siebzig Schlägen pro Minute durch den Körper. Um richtig zu atmen, bedarf es einer reibungslosen Koordination aller wichtigen Körperteile, des Kraft- oder Kontrollwerks (Nervensystem), des Gebläses (Lungen), der Pumpe (Herz) und des Leistungssystems (Arterien und Venen) wie auch des Antriebsmotors des Brustkorbs und des Zwerchfells.

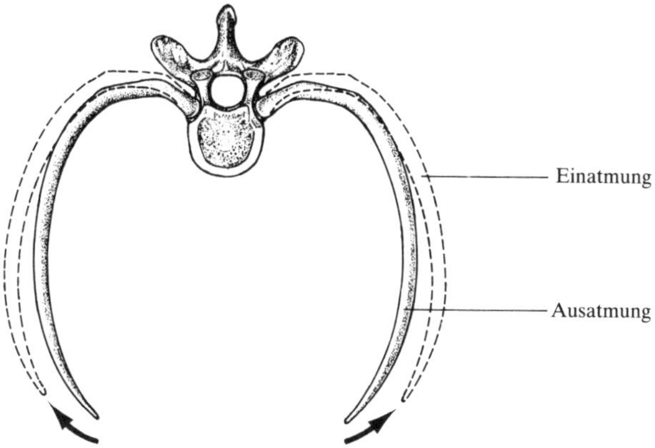

Abb. 10 Auswärts-einwärts-Bewegung der fliegenden Rippen

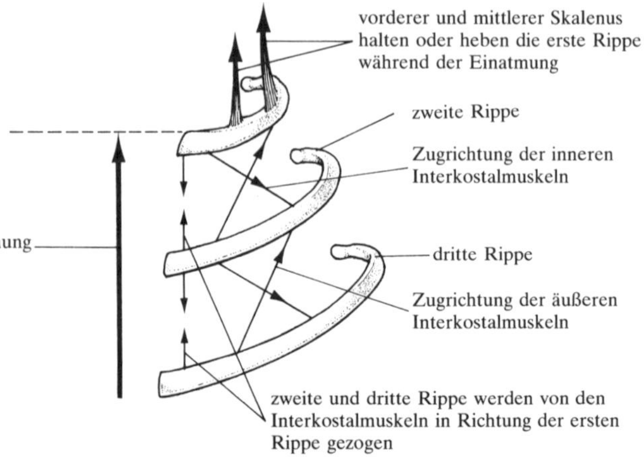

Abb. 11 Aufwärtsbewegung der oberen Brustwand während der Einatmung

Die Brust

22. Die Brust ist jener Korb, den die Rippen bilden und der Herz und Lungen umfaßt. Sie hat die Form eines Kegelstumpfes, oben schmal und unten breit. Oben wird sie von den Nackenmuskeln, die am Schlüsselbein ansetzen, abgeschlossen. Die Luftröhre führt auf ihrem Weg von der Kehle zu den Lungen dort hindurch. Dieser Kegelstumpf ist vorne und hinten leicht abgeplattet. Seine knochige Oberfläche umfaßt den Brustteil der Wirbelsäule in der Rückenmitte und die Brustplatte vorn. Er besitzt zwölf Paar flache Rippen, die zwischen dem Rückgrat und dem Brustbein einen Hohlraum schaffen, indem sie zu beiden Seiten halbkreisförmige Brücken bilden. Die Abstände zwischen den Rippen füllen innere und äußere Interkostalmuskeln aus. Zusätzlich gibt es Muskeln, die die zwölfte Rippe mit dem Becken und die erste mit den Nackenwirbeln verbinden. Alles in allem sind es elf Paar Muskeln. Das Ausdehnen und Zusammenziehen der Brust wird von diesen Muskeln und dem Zwerchfell kontrolliert.

Die Lungen und der Bronchialbaum

23. Rechte und linke Lungen unterscheiden sich in Form und Kapazität. Bei den meisten von uns befindet sich die Hauptmasse des Herzens, das etwa die Größe einer Faust hat, auf der linken Seite. Folglich ist diese Lunge kleiner. Sie unterteilt sich in zwei Lappen, einer über

dem andern, während die rechte Lunge drei Lappen hat (Abb. 5).
24. Die Lungen sind vom Lungenfell, auch Pleura genannt, überzogen. Aufgrund ihrer Form dehnen sie sich etwa wie eine Fußballblase aus.
25. Die rechte Wölbung des Zwerchfells ist höher als die linke. Darunter liegt die Leber, das größte feste Organ in der Bauchhöhle und in sich weniger nachgiebig als Magen und Milz, die unterhalb der linken Zwerchfellseite liegen. Versucht man die Lungen zu füllen und atmet voll ein, so können die meisten Menschen dabei einen zunehmenden Widerstand unterhalb der rechten Zwerchfellseite in der Lebergegend spüren, wenn sie ihre Aufmerksamkeit auf diese Stelle richten. Um beide Lungen in gleicher Weise zu füllen, muß besondere Aufmerksamkeit auf die Zwerchfell- und Brustbewegungen der rechten Seite gelegt werden.
26. Das Bronchialsystem, das die Luftröhre und die Alveolen verbindet, befindet sich im Brustkorb. Es erinnert an einen umgedrehten Baum, denn es wurzelt in der Gurgel, während sich die Äste nach unten auf das Zwerchfell und die Seitenwände der Brusthöhle zu ausbreiten.
27. Die Luftröhre in der Kehle ist ein etwa zehn Zentimeter langes und zwei Zentimeter breites Rohr, das sich in zwei Hauptbronchien verzweigt, von denen jede in einen Lungenflügel führt. Beide ver

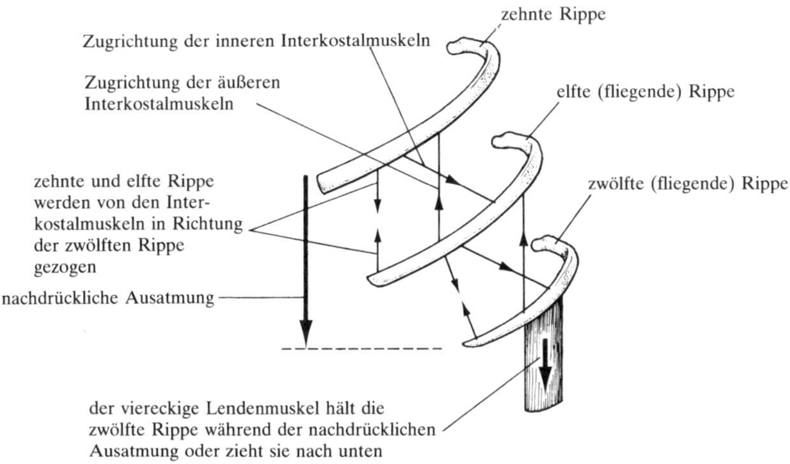

Abb. 12 Abwärtsbewegung der unteren Brustwand während der nachdrücklichen Ausatmung

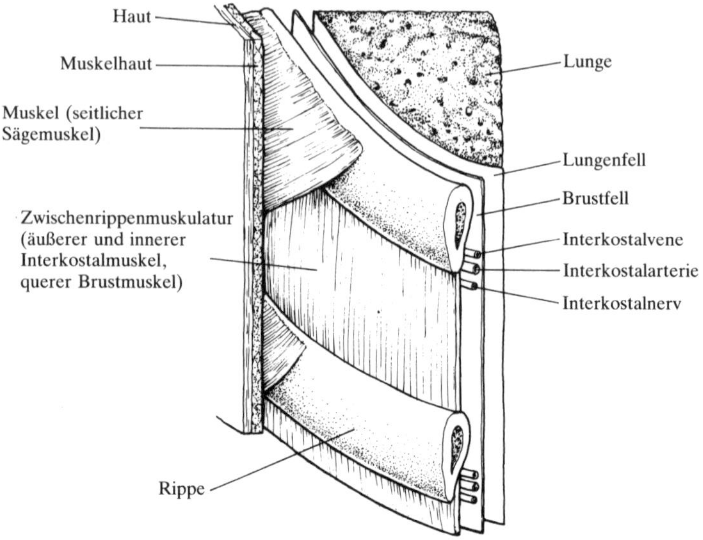

Abb. 13 Struktur der Brustwand

ästeln sich dann in zahlreiche winzige Atemwege, die Bronchiolen genannt werden. Am Ende dieser Bronchiolen befinden sich die Alveolen, die traubenförmig angeordneten winzigen Luftsäckchen, von denen etwa dreihundert Millionen jede Lunge auskleiden und deren Oberfläche etwa achtzig bis hundertzwanzig Quadratmeter beträgt – vierzig- bis fünfzigmal die Oberfläche der menschlichen Haut.

28. Diese Alveolen sind kleine, vielseitige, sackartige Kammern mit einer unzusammenhängenden Zellauskleidung. Der Abstand zwischen den Zellen (der interstitielle Raum) ist mit Flüssigkeit gefüllt. An den Außenwänden der Alveolen liegen winzige Blutgefäße (die Kapillaren). Der Gasaustausch findet zwischen den Alveolen und den roten Blutkörperchen samt dem Blutplasma mittels der Flüssigkeit in den Alveolen oder dem interstitiellen Raum statt.

29. Die Luft in den Alveolen enthält mehr Sauerstoff und weniger Kohlendioxyd als das Blut, das durch die Kapillaren in den Lungen fließt. Während des Austauschs von Sauerstoff und Kohlendioxyd gehen die Sauerstoffmoleküle ins Blut über und das Kohlendioxyd entweicht.

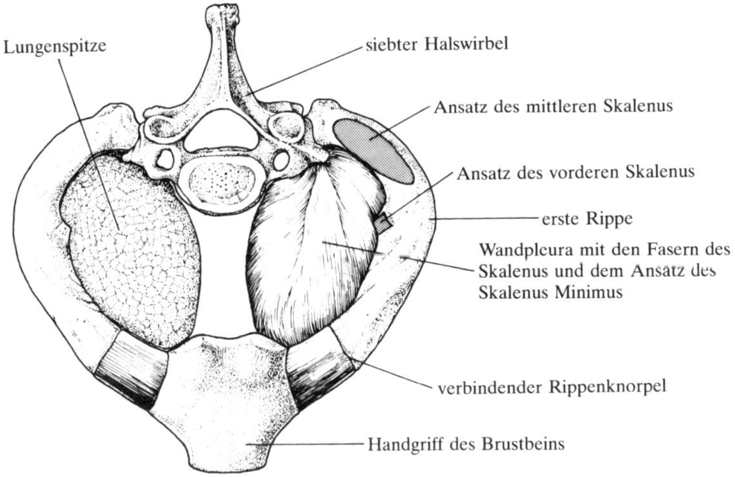

Abb. 14 Ansatz der Brustmuskeln, die am Ende der Prānāyāma-Einatmung benutzt werden

Die Wirbelsäule

30. Die Haltung der Wirbelsäule sollte aufrecht wie die eines Baumstamms sein. Das Rückenmark wird von dreiunddreißig Wirbeln geschützt. Es gibt sieben Halswirbel. Daran schließen sich die zwölf Brustwirbel an, die mit den Rippen verbunden sind und so den Brustkorb bilden, um die Lungen und das Herz zu schützen. Die zehn oberen Rippen sind vorne beidseitig an den Innenseiten des Brustbeins befestigt, aber nicht die zwei fliegenden Rippen darunter. Die fliegenden Rippen heißen so, weil sie nicht am Brustbein angewachsen sind. Nach den Rücken- kommen die Lendenwirbel und noch tiefer liegen Kreuzbein und Steißbein, die beide aus ineinander verwachsenen Wirbeln gebildet werden. Der unterste Steißbeinwirbel ist leicht nach außen gekrümmt.

Das Brustbein

31. Das Brustbein hat drei Teile. Beim Atmen sollten der obere und der untere Teil senkrecht zur Erde bleiben. Benutzen Sie es als eine Hilfe, um die Seitenrippen wie Eimerhenkel anzuheben, und vergrößern sie so den Brustraum durch die Ausdehnung der Lungen zur Seite und nach vorn.

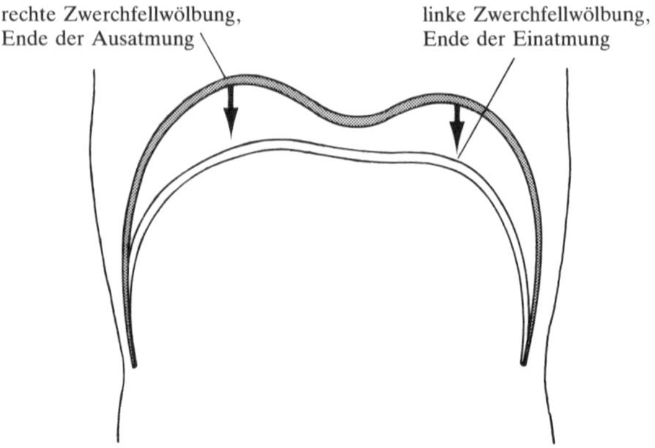

Abb. 15 Bewegung des Zwerchfells während des Prānāyāma

32. Die Lungen bewegen sich seitwärts, und der Spielraum für ihre Ausdehnung wird mit Hilfe der Interkostalmuskeln geschaffen. Halten Sie die inneren Interkostalmuskeln am Rücken straff. Wenn die Haut am Rücken nicht mit den Interkostalmuskeln zusammenarbeitet, wird der Atem seicht und die Sauerstoffzufuhr verringert sich, was Schwäche und Mangel an Widerstandskraft zur Folge hat.

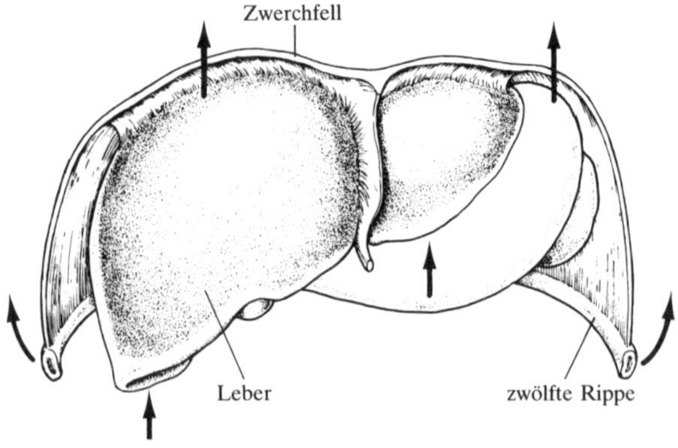

Abb. 16 Anhebung der fliegenden Rippen durch das Zwerchfell während der Einatmung

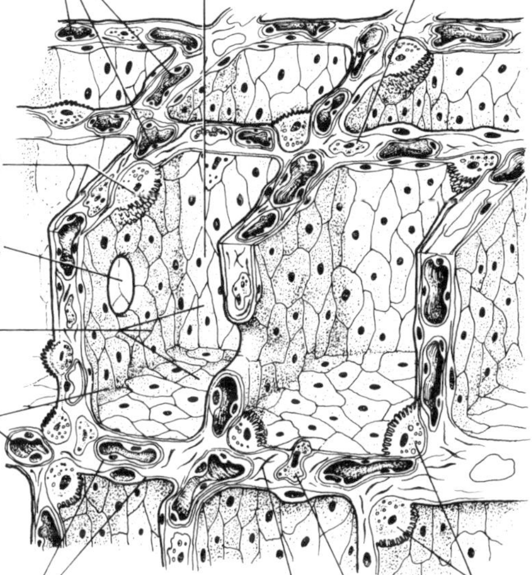

Abb. 17 Feinstrukturen der pulmonalen Luftsäckchen mit den Membranen, über die sich der Gastaustausch zwischen Luft und Blut vollzieht

Die Haut

33. So wie ein Trommler das Fell seiner Trommel und ein Geiger die Saiten seiner Geige spannt, damit sie einen guten Ton geben, so richtet und dehnt der Yogi die Haut seines Rumpfes, damit die Interkostalmuskeln optimal ansprechen und so den Atmungsvorgang beim Üben von Prānāyāma unterstützen.

34. Die fliegenden Rippen, die nicht mit dem Brustbein verwachsen sind, bewegen sich wie Greifzirkel und vergrößern dadurch den Brustraum. Die dicken Mittelrippen können sich zudem seitwärts ausdehnen und weiten und heben dadurch den Brustkorb. Die oberen Rippen bleiben daran unbeteiligt. Will man die Lungen bis in die obersten Spitzen füllen, so erfordert dies Übung und Konzentration. Sie müs-

sen lernen, mit den oberen inneren Interkostalmuskeln und dem Oberteil des Brustbeins umzugehen. Wenn Sie den Brustkorb dehnen, so strecken sich damit auch die Interkostalmuskeln.

Das Zwerchfell

35. Das Zwerchfell ist eine große gewölbte, muskelähnliche Trennhülle, die den Brustraum von der Bauchhöhle abteilt. Es ist ringsum am unteren Brustkorb befestigt, und zwar hinten an den Lendenwirbeln, seitlich an den unteren sechs Rippen und vorne am knorpeligen Schwertfortsatz des Brustbeins. Darüber befinden sich Herz und Lungen und darunter die Leber auf der Rechten und Magen und Milz auf der Linken.

Hilfsmuskeln

36. Die Atemmuskeln des Halses, des Rumpfes, der Wirbelsäule und des Bauches sind Hilfsmuskeln der Atmung, die normalerweise dem Zwerchfell untersteht. Neben den bereits beschriebenen Muskeln sind noch die des Nackens, vor allem der Kopfnicker und der Skalenus, daran beteiligt. Sie haben sehr geringen Anteil an der ruhigen Atmung, werden aber aktiv, wenn der Takt gesteigert wird oder die Atemtiefe zunimmt; sie werden starr, wenn die Luft angehalten wird. Der Gebrauch der Atemhilfsmuskeln ist bei jedem Menschen verschieden, er verändert sich auch von Zeit zu Zeit bei demselben Menschen, je nachdem wie sehr er sich um seine Atmung bemüht und mit welchem Einsatz und welchem Erfolg.

37. Wir alle atmen, aber wie viele von uns tun es richtig, mit Bedacht? Schlechte Haltung, eine eingesunkene Brust, Fettleibigkeit, Gefühlsverwirrung, verschiedene Lungenbeschwerden, Rauchen und ungleichmäßige Beanspruchung der Atemmuskeln führen zu einer falschen Atmung unterhalb der eigentlichen Kapazität. Treten Beschwerden und Behinderungen auf, so werden wir uns dessen bewußt. Viele feine Veränderungen finden infolge einer flachen Atmung und einer schlechten Haltung in unserem Körper statt und führen zu schnaufendem Atem, unzureichendem Funktionieren der Lungen und erhöhter Anfälligkeit für Herzkrankheiten. Prānāyāma kann dazu beitragen, diese Störungen zu verhindern oder sie einzudämmen und zu heilen, so daß ein jeder ein erfülltes und gutes Leben führen kann.

38. Wie die Sonnenscheibe das Licht ausstrahlt, so breitet sich die Luft in den Lungen aus. Bewegen Sie den Brustkorb nach oben und nach außen. Wenn die Haut über dem mittleren Brustbein sich senkrecht auf und nieder zieht und sich ringsum seitwärts dehnen läßt, so zeigt das, daß die Lungen bis zum äußersten gefüllt werden.

V. NĀDĪS UND CHAKRAS

1. Das Wort Nādī kommt von der Wurzel *nad*, was einen hohlen Stengel, Klang, Schwingung und Resonanz bedeutet. Nādīs sind Röhrchen, Leitungen oder Kanäle, die Luft, Wasser, Blut, Nährstoffe und andere Substanzen durch den ganzen Körper befördern. Sie sind unsere Arterien, Venen, Kapillaren, Bronchiolen und so weiter. In unseren sogenannten feinstofflichen und geistigen Leibern, die nicht gewogen oder gemessen werden können, sind sie Kanäle für kosmische, vitale, zeugende und andere Energien wie auch für Empfindungen, Bewußtsein und die geistige Aura. Je nach ihrer Funktion werden sie verschieden benannt. Nādīkās sind kleine Nādīs und Nādī Chakras sind Nervenknoten (Ganglien) oder Nervengeflechte (Plexus) in allen drei Leibern – dem grobstofflichen, dem feinstofflichen und dem Ursachenleib. Wissenschaft und Medizin haben die Existenz des feinstofflichen und des Ursachenleibes bisher noch nicht anerkannt.
2. Es heißt in der *Varāha Upanishad* (V, 54/5), daß die Nādīs den Körper von den Fußsohlen bis zum Scheitel durchziehen. Sie enthalten Prāna, den Lebenshauch, und in diesem Hauch lebt Ātmā und ist seinerseits der Sitz der Shakti, der Schöpferin der belebten und der unbelebten Welten.
3. Alle Nādīs entspringen einem von zwei Zentren: dem Kandasthāna etwas unterhalb des Nabels und dem Herzen. Obwohl sich die Yoga-Texte über ihre Ausgangspunkte einig sind, weichen ihre Angaben über die Endpunkte von einigen voneinander ab.

Nādīs, die unterhalb des Nabels entspringen

4. Zwölf Fingerbreite über dem After und den Geschlechtsorganen und unmittelbar unterhalb des Nabels befindet sich eine eiförmige Knolle, die Kanda genannt wird. Es heißt, daß sich von ihr aus zweiundsiebzigtausend Nādīs durch den ganzen Körper ausbreiten, von denen sich jede wieder in weitere zweiundsiebzigtausend verästelt. Sie

Tabelle der Nādīs, die vom Kanda unterhalb des Nabels ausgehen

Nr.	*Nādī*	*Sitz im Körper*	*Endpunkt*	*Funktion*
1.	Sushumnā	Mitte der Wirbelsäule	Scheitelpunkt	Feuer *(agni)*, lichte Klarheit *(sattva)*
2.	Idā	Links von 1	Linkes Nasenloch	Abkühlung *(Chandra)*, Trägheit *(tamas)*
3.	Pingalā	Rechts von 1	Rechtes Nasenloch	Brennen *(sūrya)*, Bewegung *(rajas)*
4.	Gāndhārī	Hinter 2	Linkes Auge	Sehen
5.	Hastijihvā	Vor 2	Rechtes Auge	Sehen
6.	Pūshā	Hinter 3	Rechtes Ohr	Hören
7.	Yashasvinī	Vor 3, zwischen 4 und 10	Linkes Ohr und linker gr. Zeh	
8.	Ālambushā	Gabelt sich zwischen Mund und After		
9.	Kuhū	Vor 1		Entleerung
10.	Sarasvatī	Hinter 1	Zunge	Kontrolliert Rede und hält untere Organe krankheitsfrei
11.	Vāruṇī	Zwischen 7 und 9	Fließt durch ganzen Körper	Wasserlassen
12.	Vishvodharī	Zwischen 5 und 9		Verarbeitet Nahrung
13.	Payasvinī	Zwischen 6 und 10	Rechter gr. Zeh	
14.	Shamkinī	Zwischen 4 und 10	Geschlechtsorgane	Befördert die Essenz der Nahrung
15.	Shubhā			
16.	Kaushiki		Große Zehen	
17.	Shūrā		Zwischen Augenbrauen	
18.	Rāka			Erzeugt Hunger und Durst; bildet Schleim in der Stirnhöhle
19.	Kūrma			Stärkt Körper und Geist
20.	Vijñāna Nādīs			Gefäße des Bewußtseins

ziehen in alle Richtungen und haben zahllose Anschlüsse und Funktionen.

5. Die *Shiva Samhitā* erwähnt dreihundertfünfzigtausend Nādīs, von denen vierzehn als wichtig bezeichnet werden. Diese und einige andere sind mit ihren Funktionen in der folgenden Tabelle aufgeführt. Die lebenswichtigsten sind Sushumnā, Idā und Pingalā.

6. Die Sushumnā, die in der Mitte der Wirbelsäule verläuft, ist an der Wurzel aufgespalten und endet am Scheitelpunkt im tausendblättrigen Lotus *(sahasrāra)*, der der Sitz des Feuers *(agni)* ist. Die *Varāha Upanishad* (V, 29/30) beschreibt sie als glühend und leuchtend und als gestaltgewordenen Klang *(nādarūpinī)*. Sie heißt auch »Erhalterin des Universums« (*vishvadhārinī,* von *vishva* = Universum und *dhārinī*= Erhalterin), Brahma Nādī und Öffnung Brahmas *(brahmarandhra)*. Sie ist lichte Klarheit *(sattva)*. Sie versetzt den Sādhaka in Entzücken, wenn Prāna in sie eintritt, und sie verschlingt die Zeit.

Nādīs, die dem Herzen entspringen

7. Der *Kāthaka Upanishad* (VI, 16/17) und der *Prashna Upanishad* (III, 6) nach hat der Ātmā, dem Daumengröße nachgesagt wird, seinen Wohnsitz im Herzen, von wo aus hundertundeine Nādī ausstrahlen. In der *Chāndogya Upanishad* (III, 12,4) heißt es, was dem Menschen äußerlich sein Leib ist, das sei ihm innerlich das Herz *(hridayam)* (VIII, 3,3), worin der Ātmā sich aufhielte. Es wird auch Antarātmā (Seele, Geist), Antahkarana (Verstand, Gemüt und Bewußtsein) und Chidātmā (Denkvermögen und Bewußtsein) genannt.

8. Hier ist sowohl das leibliche als auch das geistige Herz gemeint. Alle Lebenshauche oder Winde *(vāyus)* erhalten dort ihre endgültige Prägung und richten sich nach ihm. Von hier aus regt der Prāna das Handeln an und aktiviert die Intelligenz *(prajñā)*. Diese wird zur Quelle des Denkens, des Vorstellens und des Willens. Sind die Geisteskräfte unter Kontrolle und sind Bewußtsein und Herz vereint, so offenbart sich das Selbst (*Shvetāshvatara Upanishad*, IV, 17).

9. Aus jeder dieser hunderteins Nādīs gehen hundert feinere Nādīs hervor, von denen sich jede in weitere zweiundsiebzigtausend verästelt. Herrscht Eintracht zwischen den fünf Winden *(vāyus)* Prāna, Apāna, Udāna, Vyāna und Samāna, so wird der Leib zum Himmel auf Erden. Herrscht aber Zwietracht, so wird er zum Schlachtfeld der Leiden.

10. Von den hunderteins Nādīs spaltet sich nur die Chitrā an der Sushumnā-Wurzel in zwei Teile auf. Ein Teil der Chitrā verläuft in ihrem Innern und steigt bis zur Öffnung *(randhra)* Brahmas am Scheitelpunkt über dem Sahasrāra Chakra empor. Dies ist die Pforte zum Höchsten Bewußtsein *(parabrahman)*. Der andere Teil der Chitrā verläuft nach unten zum Zeugungsglied und bewirkt den Samenausstoß. Es heißt, daß Yogis und Heilige im Augenblick ihres Todes bewußt ihren Körper durch die Brahmarandhra verlassen. Da die Öffnung sich im Geist- oder Ursachenleib *(kārana sharīra)* befindet, kann sie nicht gesehen oder gemessen werden. Steigt Prāna in der Chitrā durch die Chakras nach oben, so führt er dabei die Strahlkraft *(ojas)* mit sich, eine schöpferische Energie, die im Samen ruht. Die Chitrā verwandelt sich in die Brahma Nādī oder Para (höchste) Nādī. Der Sādhaka wird zu einem Ūrdhvaretas, der seinen Geschlechtstrieb sublimiert hat, und ist frei von aller Begierde.

Dhamanī und Shirā

11. Nādīs, Dhamanīs und Shirās sind röhrenförmige Organe oder Leitungen im physischen wie im feinstofflichen Leib und befördern Energie in verschiedenen Formen. Das Wort »Dhamanī« kommt von *dhamana*, was »Blasebalg« bedeutet. Die naheliegendste Analogie ist eine Orange. Ihre Schale stellt den grobstofflichen *(sthūla)*, ihre Fruchthaut den feinstofflichen *(sūkshma)* und das saftige Innere den ursächlichen *(kārana)* Leib dar. Die Nādīs enthalten Luft, die Dhamanīs Blut und die Shirās verteilen die lebendige Zeugungskraft im ganzen Körper.

12. Āyurveda ist die Wissenschaft vom langen und rechten Leben. Ihren Texten nach, die sich mit der alten indischen Medizin befassen, gehen die Shirās vom Herzen aus. Sie senden Blut *(rakta)* und Zeugungskraft *(ojas)* vom Herzen aus und zu ihm hin. Shirās sind am Herzen dicker und werden allmählich dünner, wobei sie sich wie Blattadern verästeln. Von ihnen werden siebenhundert als wichtig angesehen. Man unterteilt sie gleichmäßig in vier Kategorien, von denen jede einem der Temperamente zugeordnet wird: dem Wind *(vāta)* für reibungsloses Funktionieren des Körpers, der Galle *(pitta)* zum Ausgleich der Organe untereinander, dem Schleim *(kapha)* für freie Bewegung in den Gelenken und dem Blut *(rakta)*, das den Sauerstoff und seine eigene Art von Lebensenergie in Umlauf bringt.

Nādīs und die Kreislaufprozesse

13. Die *Shiva Samhitā* (V, 52–55) sagt über das Essen, daß die Nādīs den besten Teil der verdauten Nahrung dem feinstofflichen Leib *(sūkshma sharīra)* zuführen, den mittelguten Teil dem grobstofflichen Leib *(sthūla sharīra)*, und daß sie den schlechten Teil in Form von Kot, Urin und Schweiß ausscheiden.

14. Die verbrauchte Nahrung wird in Chylus umgewandelt, und dieser wird durch bestimmte Bahnen geleitet, die in āyurvedischen Texten Srotas heißen, was ein Synonym für Nādīs ist. Ihre Funktionen sind vielfältig, denn sie leiten sowohl den Lebenshauch oder Prāna als auch Wasser, Blut und andere Stoffe in die verschiedenen Gewebe, ins Mark und in die Bänder, und sie scheiden Samen, Urin, Kot und Schweiß aus.

15. Beim Atmen kommt den Nādīs, Dhamanīs und Shirās die doppelte Aufgabe zu, der einströmenden Luft die Lebensenergie zu entziehen und die entstandenen Giftstoffe hinauszubefördern. Der Einatem bewegt sich durch die Luftröhre zu den Lungen, von dort in die Bronchiolen *(dhamanīs)* und darauf in die Alveolen *(shirās)*. Das Blut entnimmt dem Sauerstoff die Energie und filtert sie mit Hilfe des Prāna in den Nādīs in die Dhamanīs. Dieses Filtern verwandelt die Samenflüssigkeit in lebendige Zeugungskraft *(ojas)* und gibt sie an die Shirās weiter, die sie zur ständigen Neubelebung von Körper und Gehirn verteilen. Die Shirās scheiden dann die verbrauchte Energie und die angesammelten Giftstoffe wie Kohlendioxyd an die Dhamanīs ab, und durch diese gelangen sie in die Luftröhre und werden ausgeatmet.

16. Die *Varāha Upanishad* (V, 30) nennt den Körper ein »Juwel«, das die Elemente in sich faßt *(ratna pūrita-dhātu)*. Das wesentliche Element *(dhātu)* im Prānāyāma, das Blut, wird wie ein Juwel veredelt und verfeinert, indem es die verschiedenen Energien in sich aufnimmt. Die Nādīs, Dhamanīs und Shirās überbringen auch Gerüche, Geschmäcke (die Essenz der Nahrung), Formen, Klänge und Wissen *(jñāna)*. Yoga trägt dazu bei, daß alle diese Kanäle einwandfrei arbeiten, indem er sie rein, den Körper frei von Krankheit und den Verstand wach erhält, so daß der Sādhaka sich selbst an Körper, Geist und Seele erfahren kann (*Varāha Upanishad*, V, 46–49).

17. Manche Nādīs, Dhamanīs und Shirās können den Arterien, Venen und Kapillaren der Atmung und des Kreislaufs entsprechen. Ebenso

können sie Nerven, Kanäle und Leitungen der Nerven-, Lymph-, Drüsen- und Verdauungssysteme sowie des Systems der Geschlechtsorgane und Harnwege des physischen wie des physiologischen Leibes sein. Andere leiten dem psychischen Leib Lebensenergie *(prāna)* zu, dem intellektuellen Leib intellektuelle Energie *(vijñāna)* und spirituelle Energie dem Ursachen- oder Geistleib (der Seele). Der Endpunkt einer jeden Nādī findet sich in Follikeln, Zellen oder Haaren. Durch sie fließen die verschiedensten Energien aus und ein. Alles in allem gibt es 5,9 Billionen von ihnen in den grobstofflichen, feinstofflichen und Ursachenleibern. Kein Wunder, wenn es heißt, der Körper sei voller Nādīs.

Kundalinī

18. Kundalinī ist göttliche kosmische Energie. Das Wort kommt von *kundala*, was soviel wie »Ring« oder »Spirale« bedeutet. Die latente Energie wird durch das Bild einer schlafenden Schlange mit dreieinhalb Körperwindungen dargestellt. Sie hat ihren Schwanz im Maul, das nach unten gerichtet ist. Sie ruht in der Höhlung am Fuß der Sushumnā, zwei Fingerbreite unterhalb der Geschlechtsorgane und zwei über dem After.

19. Die drei Windungen stellen die drei Bewußtseinszustände *(avasthā)* dar: Wachen *(jāgrat)*, Traum *(svapna)* und Tiefschlaf *(sushupti)*. Es gibt noch einen vierten Zustand *(turīya)*, der die anderen vereinigt und übersteigt und durch die letzte halbe Windung dargestellt wird. In ihn geht man im Samādhi ein.

20. Im *Hatha Yoga Pradīpikā* (III, 1) heißt es, so wie Ādi Shesha, der Herr der Schlangen, das Universum trägt, so stützt und erhält Kundalinī alle Glieder des Yoga.

21. Die Energie, die durch Idā, Pingalā und Sushumnā strömt, heißt *bindu*, was wörtlich einen Punkt bezeichnet, der keine Größe hat und nicht teilbar ist. Diese drei Nādīs stellen jeweils die Nādīs von Mond, Sonne und Feuer dar. Bevor das Wort »Kundalinī« aufkam, sagte man stattdessen »Agni« (Feuer), weil die göttliche Kraft wie Feuer reinigt und emporschießt. Durch Yoga wird die eingerollte Schlange dazu gebracht, das Maul nach oben zu richten. Die Kraft schießt wie Dampf durch die Chitrā (die vom Herzen ausgeht) in der Sushumnā, bis sie den Sahasrāra erreicht. Wenn die schöpferische Kraft *(shakti)* der Kundalinī erwacht, verbinden sich Idā und Pingalā mit der Sushumnā (*Shiva Samhitā*, V, 13).

22. Metall wird durch Ausbrennen der Schlacke veredelt. Durch das Feuer des Yoga verbrennt der Sādhaka in sich die Unreinheiten der Triebhaftigkeit, des Zorns, der Gier, der Leidenschaft, des Stolzes und des Neides. So wird sein Geist veredelt. Die in ihm ruhende kosmische Energie wird dann durch die Gnade Gottes und des Guru erweckt (*Hatha Yoga Pradīpikā,* III, 2). Indem diese aufsteigt, gelangt der Sādhaka mehr und mehr in Einklang mit der Gottheit. Er wird frei von allem Haften an den Früchten seiner Handlungen *(karma mukta)* und ist auch dem Leben nicht mehr verhaftet *(jīvana mukta).*

23. Tantrischen Texten nach ist es das Ziel von Prānāyāma, die schlafende Kraft *(shakti)* namens Kundalinī wachzurufen, die göttliche kosmische Energie in unserem Körper, die am Fuße der Wirbelsäule im Mūlādhāra Chakra ruht, jenem Nervengeflecht, das sich im Becken oberhalb des Afters an der Rückgratwurzel befindet. Diese Energie muß wachgerufen und vom Mūlādhāra Chakra aus zum Aufstieg durch die Sushumnā bis zum tausendblättrigen Lotus *(sahasrāra)* im Kopf gebracht werden, dem Netzwerk der Nerven im Gehirn. Nachdem sie die dazwischenliegenden Chakras durchstoßen hat, vereinigt sie sich schließlich mit der höchsten Seele. Dies ist eine allegorische Beschreibung der ungeheuren Schöpferkraft, die man sich durch das Üben von Uddīyāna und Mūla Bandha (Kapitel 13) und durch Selbstbezähmung erwirbt.

24. Wenn die Kundalinī den Sahasrāra erreicht, hat der Sādhaka kein Empfinden seiner eigenen gesonderten Identität mehr, und es existiert nichts mehr für ihn. Er hat die Schwellen von Zeit und Raum überschritten und wird eins mit dem Universum.

Chakras

25. *Chakra* bezeichnet ein Rad, einen Ring. Chakras sind Schwungräder, strahlende Energie, die ihren Sitz an entscheidenden Punkten entlang der Wirbelsäule haben und die Nādīs mit den verschiedenen Hüllen *(koshas)* verbinden.

26. So wie Antennen Radiowellen auffangen und sie über Empfangsgeräte in Klang verwandeln, so empfangen Chakras kosmische Schwingungen und verteilen sie über den ganzen Körper in den Nādīs, Dhamanīs und Shirās. Der Körper ist ein Abbild des Universums, ein Mikrokosmos im Makrokosmos auf den grobstofflichen, feinstofflichen und geistigen Ebenen.

27. Nach den Yoga-Texten wird der Körper von zwei anderen wichtigen Energieformen durchzogen – der Sonnenenergie durch die Pingalā Nādī und der Mondenergie durch die Idā Nādī. Beide Ströme überschneiden sich in den Chakras, den Lebenszentren entlang der Sushumnā, die die Feuer-Nādī im Rückenmark ist.

28. Um die Energien, die im Körper erzeugt werden, zu bewahren und ihre Vergeudung zu verhindern, wurden die Āsanas und Mudrās (Siegel), Prānāyāmas und Bandhas ersonnen. Die dadurch erzeugte Hitze bringt die Kundalinī dazu, sich zu entrollen. Die Schlange hebt das Haupt, tritt in die Sushumnā ein und wird nach und nach durch die Chakras nach oben zum Sahasrāra gezwungen.

29. Die Erzeugung und Verteilung von Prāna im menschlichen Organismus mag man mit der von elektrischer Energie vergleichen. Durch die Energie von fallendem Wasser oder des Druckes von Dampf werden Turbinen innerhalb eines magnetischen Feldes angetrieben, um Elektrizität zu erzeugen. Die Elektrizität wird in Akkumulatoren gespeichert und die Spannung wird von Transformatoren, die den Strom regulieren, in eine höhere oder niedere umgewandelt. Sie wird dann durch Kabel weitergeleitet, so daß sie Städte beleuchten oder Maschinen antreiben kann. Prāna gleicht dem fallenden Wasser oder dem Druck des Dampfes. Der Brustraum ist das magnetische Feld. Einatmung, Ausatmung und Luftanhalten sind wie die Turbinen, während die Chakras die Akkumulatoren und Transformatoren darstellen. Die von Prāna erzeugte Energie *(ojas)* ist wie Elektrizität. Sie wird von den Chakras hinauf- und hinuntertransformiert und von den Nadīs, Dhamanīs und Shirās, die die Hochspannungsleitungen sind, über den ganzen Organismus verteilt. Wenn die erzeugte Kraft nicht richtig reguliert wird, so wird sie Maschinen und Material zerstören. So steht es auch mit Prāna und Ojas, denn sie können Körper und Geist des Sādhaka zerstören.

30. Die Haupt-Chakras sind: 1. Mūlādhāra (*mūla* = Wurzel, *ādhāra* = Stütze, Grund) im Becken oberhalb des Afters; 2. Svādhishthāna (Sitz einer Lebenskraft) oberhalb der Geschlechtsorgane; 3. Manipūraka am Nabel; 4. Sūrya (die Sonne) sowie 5. Manas (»Denken«) zwischen dem Nabel und dem Herzen; 6. Anāhata (Herz) in der Herzgegend; 7. Vishuddha (rein) im Kehlkopfbereich; 8. Ājñā (Befehl) zwischen den Augenbrauen; 9. Soma (der Mond) in der Gehirnmitte; 10. Lalāta am höchsten Punkt der Stirn; und 11. Sahasrāra, der tausendblättrige Lotus im Gehirn. Von diesen sind wiederum die wichtig-

sten Mūlādhāra, Svādhishthāna, Manipūraka, Anāhata, Vishuddha, Ājñā und Sahasrāra.

31. Das Mūlādhāra Chakra ist der Sitz des Elements Erde *(prithivī tattva)* und des Geruchssinns. Es ist die Grundlage des Nahrungskörpers *(annamaya kosha)* und ist mit der Einverleibung der Speisen und dem Stuhlgang verbunden. Wird dieses Chakra aktiviert, so wird der Sādhaka mit Spannkraft erfüllt und vermag seine sexuelle Energie zu sublimieren *(ūrdhvaretas)*.

32. Das Svādhishthāna Chakra ist der Sitz des Elements Wasser *(ap)* und des Geschmackssinns. Wird es aktiviert, so wird der Sādhaka frei von Krankheit und erlangt eine blühende Gesundheit. Ohne ein Gefühl der Müdigkeit zu kennen, wird er voller Freundlichkeit und Mitleid.

33. Das Manipūraka Chakra ist der Sitz des Elements Feuer *(agni)*, und wenn es aktiviert wird, so gewinnt der Sādhaka Gelassenheit auch unter widrigen Umständen.

34. Das Svādhishthāna und das Manipūraka Chakra sind die Grundlage des physiologischen Leibes (prānamaya kosha). Während der Ein- und Ausatmung im Prānāyāma müssen sich beide zusammen bewegen und ihre Funktionen aufeinander abstimmen.

35. Das Sūrya Chakra, gemeinhin als Solarplexus bekannt, liegt zwischen dem Nabel und dem Zwerchfell. Es hält die inneren Organe des Unterleibs bei Gesundheit und verlängert die Lebensdauer.

36. Das Manas Chakra liegt zwischen Sūrya und Anāhata. Es ist der Sitz des Gemüts, entzündet Vorstellungsvermögen und Kreativität und kann durch Prānāyāmas gefestigt werden, bei denen die Luft angehalten wird.

37. Das Anāhata Chakra liegt im Bereich des physischen und des geistigen Herzens. Es ist der Sitz des Elements Luft *(vāyu)* und des Tast- und Fühlsinns.

38. Das Manas Chakra und das Anāhata Chakra stellen den psychischen Leib *(manomaya kosha)* dar. Werden sie aktiviert, so stärken sie das Herz und entwickeln im Menschen liebende Verehrung *(bhakti)* und Wissen *(jñāna)*. Sie befreien den Sādhaka von der Verhaftung an sinnliche Genüsse und bringen ihn auf den spirituellen Pfad.

39. Das Vishuddha Chakra im Kehlbereich oberhalb der Brust sowie an der Nackenwurzel ist der Sitz des Elements Äther *(ākāsha)*. Es stellt den intellektuellen Leib *(vijñānamaya kosha)* dar. Wird es aktiviert, so nimmt das Verständnisvermögen des Sādhaka zu. Er wird

geistig rege. Seine Rede wird bestimmt, klar und flüssig.

40. Das Ājñā Chakra stellt den Wohnsitz der Freude *ānandamaya kosha)* dar. Wird es aktiviert, so gewinnt der Sādhaka vollkommene Beherrschung seines Körpers und entwickelt eine geistige Aura.

41. Das Soma Chakra reguliert die Körpertemperatur.

42. Wird das Lalāta Chakra aktiviert, so wird der Sādhaka zum Herrn seines Schicksals.

43. Das Sahasrāra Chakra, auch Sahasrāra Dala genannt (*dala* = ein Heer, eine große Anzahl), ist der Sitz des höchsten Geistes *(parabrahman)* am Ende der Brahma Nādī oder Sushumnā.

44. Erreicht die Kundalinī-Energie den Sahasrāra, so hat der Sādhaka sämtliche Schwellen überschritten und wird eine freie Seele *(siddha)*. Dieser Zustand wird im *Shat Chakra Nirūpana* (Strophe 40) als der leere Raum *(shūnya desha)* bezeichnet.

VI. GURU UND SHISHYA

1. Sowohl dem Lehrer *(guru)* als auch seinem Schüler *(shishya)* geht es um spirituelle Erkenntnis *(brahmavidyā)*. Zunächst studiert der Guru seinen Schüler und spricht über Dinge, die dem Schüler bekannt sind, und der Schüler studiert den Guru sowie den Gegenstand, der ihn gelehrt wird. Der nächste Schritt besteht für den Schüler in einer längeren Askese *(tapas)*, bis er das Wissen ganz in sich aufgenommen hat. Mit der Zeit reift die Weisheit *(prajñā)*, die Frucht eigener unmittelbarer Erfahrung, und Guru und Shishya gehen ihr gemeinsam auf den Grund.

2. Das Sanskritwort *guru* kommt von den beiden Wurzeln *gu* und *ru* – die erste bedeutet »Dunkel« und die zweite »Licht«. Als ein Lehrer heiligen Wissens vertreibt er das Dunkel der Unwissenheit und führt seinen Schüler zu Erleuchtung und Wahrheit. Von ihm lernen wir auch rechtes Verhalten und erfahren, was es heißt, ein gutes Leben zu führen. Er ist ohne Haß und hat auf vielen Wegen nach der Wahrheit geforscht. Er gibt sich nicht mit der Theorie zufrieden, sondern setzt sein geistiges Wissen praktisch um. Durch sein Beispiel legt er Zeugnis ab von seinen Erfahrungen und lebt das, was er lehrt. Ein Guru sollte a) in seinem Erkennen und Wissen klar sein, b) regelmäßig in seinen geistigen Übungen *(anushthāna)*, c) geradlinig und bestimmt in seinem Forschen *(abhyāsa)*, d) frei von Verlangen nach den Früchten seiner Handlungen (*karma phalatyāgi* oder *vairāgya*) und e) rein bei allem, was er tut. Nur unter diesen Voraussetzungen kann er seine Schüler zu wahrer Wesenserkenntnis *(paratattva)* führen. Er zeigt ihnen, wie man Sinne und Verstand nach innen richtet, damit sie lernen, sich selbst zu ergründen und zum Ursprung ihres eignen Wesens *(ātmā)* zu gelangen. Der Guru ist die Brücke zwischen dem einzelnen *(jīvātmā)* und Gott *(paramātmā)*.

3. Die klassischen Beispiele für das Verhältnis zwischen Guru und Shishya finden sich in der *Kāthaka Upanishad* und der *Bhagavad Gītā*. In der ersteren verleiht Yama, der Gott des Todes, dem aufrichtig

suchenden Nachiketas, der mutig und ohne zu zögern dem Tod ins Auge sieht, geistige Erkenntnis. In der letzteren beseitigt Shrī Krishna die Zweifel und die Niedergeschlagenheit des mächtigen Bogenschützen Arjuna, den seine unbeirrte Zielstrebigkeit und Ergebenheit dahin bringen, das Höchste im Leben zu erreichen.

4. Die Stärke und Energie eines Räubers namens Ratnākara wurden von dem Weisen Nārada umgelenkt auf Gott. Der Räuber wurde schließlich zu dem Weisen Vālmīki, dem Verfasser des Epos *Rāmāyana*. In Form einer Parabel vergleicht das *Rāmāyana* den menschlichen Körper mit Lankā, dem Inselreich des zehnköpfigen Dämonenkönigs Rāvana mit seinem aufgeblähten Ich. Die zehn Köpfe sind die Wahrnehmungs- und Handlungsorgane, deren innerer Antrieb unbegrenzt ist. Wie der Ozean die Insel umschließt, so wird Sītā, die Einzelseele oder Prakriti, in Ashokavana, dem Lustgarten Rāvanas, gefangengehalten. Sītā ist über die erzwungene Trennung von ihrem Herrn Rāma verzweifelt und kummervoll, und sie denkt unentwegt an ihn. Rāma schickt ihr seinen Boten Hanumān, den Sohn Vāyus (des Lebenswindes), um Sītā zu trösten und ihren sinkenden Mut zu heben. Hanumān hilft mit, Rāvana, das Ich, zu vernichten und Sītā und Rāma (Prakriti und Purusha, Jīvātmā und Paramātmā) wieder zu vereinen. So wie Hanumān die Wiedervereinung von Sītā und Rāma herbeiführte, so führt Prānāyāma zur Wiedervereinung des Sādhaka mit seinem Ātmā.

5. Anfangs begibt sich der Guru auf die Ebene seines Schülers hinab, um ihn zu ermutigen und ihn nach und nach durch Unterweisung und Beispiel emporzuleiten. Daraufhin wird der Schüler nach Eignung und Reife geschult, bis er ebenso furchtlos und unabhängig ist wie sein Guru. Wie eine Katzenmutter ihr blindes, hilfloses Junges im Maul trägt, so überwacht der Guru zunächst jede Bewegung seines Schülers und läßt ihm kaum einen Freiraum. Auf der nächsten Stufe gewährt er ihm eine ähnliche Freiheit, wie es eine Affenmutter tut, wenn sich ihr Junges zum erstenmal nicht mehr an ihrem Fell festklammert und sie es nur noch in ihrer Nähe hält. Auf der ersten Stufe untersteht der Schüler ganz fraglos dem Gebot des Guru, auf der zweiten Stufe gibt er jeden eigenen Willen völlig auf. Auf der dritten Stufe wird er gewandt und klar in Gedanke, Wort und Tat und gleicht darin dem Fisch, der niemals mit den Augen blinzelt.

6. Es gibt drei Arten von Schülern: den trägen, den durchschnittlichen und den eifrigen oder überragenden Schüler. Der träge Schüler zeigt wenig Enthusiasmus und ist sinnenverhaftet, unbeständig und ängst-

lich. Er ist nicht willens, von seinen negativen Eigenschaften abzulassen oder hart an der Selbstverwirklichung zu arbeiten. Der zweite Schüler schwankt unentschlossen hin und her und fühlt sich gleichermaßen von weltlichen wie auch von geistigen Dingen angezogen, wobei einmal die eine Seite und dann wieder die andere überwiegt. Er weiß, worin das höchste Gut besteht, aber es fehlt ihm an Mut und Entschlossenheit, um unbeirrt durchzuhalten. Der Guru kennt sein launisches Wesen wohl und weiß, daß er strenger Zucht bedarf, dagegen anzugehen. Der eifrige oder überragende Schüler besitzt Klarsicht, Enthusiasmus und Mut. Er widersteht allen Versuchungen und zögert nicht, Eigenschaften abzulegen, die ihn von seinem Ziel abbringen. So wird er beständig, gewandt und sicher. Stets sucht der Guru nach einem Weg, seinen eifrigen Schüler zu höchster Entfaltung anzuleiten, bis dieser eine bewußte Seele *(siddha)* wird. Der Guru freut sich immer mit seinem Schüler, der ihn unter Umständen auch übertreffen kann.

7. Ein würdiger Schüler findet seinen Guru durch die Gnade Gottes. Satyakāma Jābāla, der zugab, seine Herkunft nicht zu kennen, wurde von dem Weisen Gautama, der von seiner Unschuld und Ehrlichkeit beeindruckt war, als Schüler angenommen. Shvetaketu kehrte stolz nach langen Lehrjahren heim, wußte aber auf die Frage seines Vaters Uddālaka, wie aus einem winzigen Keim ein riesiger Baum wachsen könne, keine Antwort. Als Shvetaketu seine Unwissenheit mit gebührender Bescheidenheit gestanden hatte, nahm ihn sein Vater als Schüler an und erteilte ihm geistige Unterweisung. Ein Schüler sollte nach geistiger Unterweisung und Selbstkontrolle hungern. Er sollte wachsam und unablässig üben und große Ausdauer besitzen.

8. Geistiges Üben *(sādhana)* hat nichts mit theoretischen Studien zu tun; es führt vielmehr zu einer neuen Lebensweise. Wie den Sesamkeimen das Öl abgepreßt wird und wie man Holz entzündet, um seine latente Brennbarkeit zu entfalten, so muß der Schüler unerschütterlich in seinem Streben danach sein, sein in ihm schlummerndes, latentes Wissen zu entfalten und seine eigene Identität zu finden. Wenn er erkennt, daß er ein Funke jener göttlichen Flamme ist, die das ganze Universum mit ihrem Brennen erhellt, dann werden alle Eindrücke der Vergangenheit *(samskāras)* ausgebrannt, und er wird erleuchtet. Er ist dann selbst ein wahrer Guru.

VII. ERNÄHRUNG

1. Die *Mahānārāyana Upanishad* (63, 16) beschreibt die Nahrung *(anna)* als die Grundvoraussetzung, ohne die der Mensch seinen anatomischen Leib nicht zu geistigen Höhen entwickeln kann. Es wird erklärt, daß die Sonne Wärme ausstrahlt und dadurch Wasser zum Verdunsten bringt. Der Dampf sammelt sich zu Wolken, aus denen es auf die Erde niederregnet. Der Mensch bebaut die Erde und gewinnt ihr die Nahrung ab, aus deren Verzehr die Energie stammt, die seine Lebenskraft erhält. Die Lebenskraft bringt Disziplin hervor, woraus sich der Glauben entwickelt, der dem Menschen Wissen verleiht. Das Wissen ergibt Bildung, und dieses führt in der Folge zu Gelassenheit und dann zu innerer Ruhe. Aus innerer Ruhe erwächst einem Gleichmut, der das Gedächtnis stärkt, welches wiederum erkenntnisbildend wirkt. Erkenntnis verleiht Urteilskraft, und diese führt zur Verwirklichung des »Selbst«.

2. Der Körper bedarf einer Ernährung, in der ein wohlausgewogenes Gleichgewicht zwischen Kohlehydraten, Proteinen, Fetten, Vitaminen und Mineralsalzen herrscht. Wasser ist eine notwendige Hilfe bei der Verdauung und der Assimilation. Schließlich verleibt sich der Körper die Nährstoffe der Nahrung in verschiedenen Formen ein.

3. Die Nahrung sollte natürlich, wohlschmeckend und bekömmlich sein, und sie sollte nicht nur um des Genusses willen gegessen werden. Sie läßt sich nach dem Vorherrschen von Sattva, Rajas oder Tamas grob in drei Arten einteilen. Die erste fördert langes Leben, Gesundheit und Frohsinn, die zweite führt zu innerer Erregtheit, und die dritte macht krank. Rajas- und Tamas-Nahrung stumpfen das Bewußtsein ab und bremsen den geistigen Fortschritt. Es ist die Pflicht des Sādhaka, durch Ausprobieren und Erfahren herauszufinden, was ihm bekömmlich ist.

4. Wenn es auch stimmt, daß der Charakter von der Nahrung beeinflußt wird, so stimmt es gleichermaßen, daß das Üben von Prānāyāma die Eßgewohnheiten des Sādhaka verändert. Die Ernährungsweise

hat Einfluß auf das Temperament des Menschen, denn die verzehrte Speise wirkt auf sein Gemüt. Aber auch wenn wirrköpfige und haßerfüllte Tyrannen vegetarische Sattva-Nahrung verzehren, bleiben sie wahrscheinlich weiterhin von Rajas oder Tamas bestimmt. In derselben Weise gilt für hochentwickelte Menschen (wie den Buddha oder Jesus), daß die Art der ihnen vorgesetzten Nahrung oder der sie bewirtenden Personen sie überhaupt nicht berühren kann, auch wenn man beide üblicherweise als von Tamas bestimmt ansehen würde. Ausschlaggebend ist der Geisteszustand des Essenden. Nimmt der Übende jedoch Sattva-Nahrung zu sich, so wird ihn dies darin unterstützen, einen klaren und unerschütterlichen Geist zu bewahren.

5. Der Körper ist die Wohnstatt des Einzelselbst *(jīvātmā)*. Ginge er aus Mangel an Nahrung zugrunde, so würde das »Selbst« aus ihm ausziehen wie ein Mieter, der sich weigerte, noch länger in einem verfallenen Haus zu wohnen. Der Körper will daher schonend behandelt sein, damit er das »Selbst« beherbergen kann. Wird dieser Körper vernachlässigt, so führt das zum Tod und zur Zerstörung des »Selbst«.

6. Nach der *Chāndogya Upanishad* (VI, 5–7) spalten sich feste und flüssige Nahrung sowie Fette, die dem Körper Brennstoff liefern, beim Verzehren in sechzehn Teile auf. Die feste Nahrung teilt sich dreifach: die gröbste wird zu Kot, die mittlere wird Fleisch und die feinste wird zu Geisteskräften, und zwar im Verhältnis 10:5:1. Von den flüssigen Stoffen werden die gröbsten zu Urin, die mittleren zu Blut und die feinsten zu Energie *(prāna)*. Ähnlich wird bei den Fetten der gröbste Teil zu Knochen, der mittlere zu Mark und der feinste zur Rede oder Stimme *(vāch)*. Shvetaketu nahm fünfzehn Tage lang nur Flüssiges zu sich und verlor sein Gedächtnis, gewann es aber wieder zurück, sobald er feste Nahrung aß. Seine Redekraft nahm ab, als er sich der Fette enthielt. Diese Erfahrung enthüllte ihm, daß die Geisteskräfte auf feste Nahrung, die Energie auf Flüssigkeit und die Rede auf Fette zurückgeht.

7. Das *Hatha Yoga Pradīpikā* (II, 14) erklärt, der Sādhaka solle in Zeiten, in denen er sich den Prānāyāma-Übungen widmet, gestampften Milchreis mit geklärter Butter essen. Wenn er im Prānāyāma sicher genug geworden ist, so mag er sich die Kost aussuchen, die ihm und seinem Üben zuträglich ist.

8. Essen Sie nicht, wenn kein Speichel fließt, denn dies bedeutet, daß der Körper keine Nahrung mehr verlangt. Sowohl Quantität als auch Qualität der Nahrung sollten gemäßigt werden. Auserlesene Speisen

mögen lecker und verführerisch erscheinen, aber sie brauchen deshalb für den Sādhaka noch lange nicht gut zu sein. Sie können einen hohen Nährwert besitzen und können doch zur Bildung von Giftstoffen führen, die den Fortschritt in Prānāyāma aufhalten. Ist man wirklich hungrig oder durstig, so wird die Nahrung augenblicklich dem Organismus einverleibt und wirkt nährend. Klares Wasser löscht stets den Durst. Bei wirklichem Durst verlangt man nach keinem anderen Getränk als Wasser. Zügeln sie künstlichen Hunger und Durst. Yoga-Texte schreiben vor, daß der Sādhaka seinen Magen zur Hälfte mit fester Nahrung füllen sollte, ein Viertel mit Flüssigkeit und daß er ein Viertel für den freien Fluß des Atems leer lassen sollte.

9. Essen Sie nicht, wenn Sie innerlich durcheinander sind. Sprechen Sie während des Essens mit Bedacht, und essen Sie vernünftig. Herrscht beim Essen eine gehobene Stimmung, so wird alle Nahrung Sattva, wenn sie nicht gerade giftig ist.

10. Das Feuer der Verdauung wird von der Energie entfacht, die aus dem Atem stammt. Mäßige und nahrhafte Kost ist wesentlich, um Spannkraft, Stärke und Wachheit zu bewahren. Vermeiden Sie Fasten.

11. Nach der *Taittirīya Upanishad* ist Speise Brahman. Sie sollte geachtet werden, nicht verschmäht und nicht mißbraucht.

VIII. HEMMNISSE UND HILFEN

1. Der Sādhaka sollte vor Hemmnissen auf der Hut sein, die seine Prānāyāma-Übungen bewußt oder unbewußt beeinträchtigen. Er sollte Ablenkungen aus dem Weg gehen und einen disziplinierten Lebenswandel führen, um seinen Körper und seinen Geist zu bereiten.
2. Patañjali nennt eine Reihe von Hemmnissen der Yoga-Praxis. Es sind: Krankheit *(vyādhi)*, innere Unbeweglichkeit *(styāna)*, Selbstzweifel *(samshaya)*, Gefühllosigkeit *(pramāda)*, Faulheit *(ālasya)*, sinnliche Begierde nach Dingen, von denen man besessen ist *(avirati)*, falsche oder nichtige Ansichten *(bhrāntidarshana)*, Nichterreichen von Beständigkeit im Denken und von Konzentration *(alabdha-bhūmikatva)*, Unterbrechung des Übens aufgrund von Schlaffheit und Schwäche *(anavasthitatva)*, Qual *(duhkha)*, Verzweiflung *(daurmanasya)*, Schwäche des Körpers *(angamejayatva)* sowie des Atems *(shvāsa-prashvāsa)* (*Yoga Sūtra,* I, 30/31). Diese gründen entweder in einem selbst oder sind die Folgen natürlicher Umstände und Unglücksfälle. Durch Übermaß und Disziplinlosigkeit selbst erwirkte Leiden beeinflussen Körper und Sinn des Sādhaka. Die entsprechenden Heilverfahren finden sich in den Yoga-Schriften.
3. Es ist erwähnenswert, daß von den dreizehn Hindernissen der Yoga-Praxis, die Patañjali nennt, nur vier den physischen Leib betreffen, nämlich Krankheit, Faulheit, Schwäche des Körpers und des Atems. Die verbleibenden neun Hemmnisse sind innerer Art. Der Weise führt die Stufe der Āsanas an, die es dem Sādhaka ermöglichen, die Mängel seines physischen Leibes abzulegen, bevor er die Überwindung der inneren Widerstände durch das Üben von Prānāyāma angeht.
4. Das *Hatha Yoga Pradīpikā* (I, 16) erwähnt die sechs Handlungen, die alle Yoga-Praxis zunichte machen: übermäßiges Essen, Überanstrengung, unnützes Gerede, undiszipliniertes Verhalten, schlechte Gesellschaft und ruhelose Unbeständigkeit. Der *Bhagavad Gītā* (VI, 16) nach ist der Yoga nicht für den Vielfraß bestimmt und nicht für den Hungerleider, nicht für den Langschläfer und nicht für den Über-

wachen. Die verschiedenen Yoga-Upanishaden führen zudem noch eine schlechte Körperhaltung und selbstzerstörerische Neigungen wie Lüsternheit, Zorn, Furcht, Gier, Haß und Eifersucht an.

5. Um dauerhaft und beständig in seinen Übungen zu sein, braucht der Schüler Glauben, männliche Kraft, ein gutes Gedächtnis, Meditation *(samādhi)* und tiefe Einsicht *(prajñā)* (*Yoga Sūtra,* I, 20).

6. Zur Überwindung der Hemmnisse empfiehlt Patañjali das vierfache Heilmittel der Freundlichkeit und Eintracht mit allem Guten, des tätigen Mitleidens und Mithelfens zur Linderung der Not der Leidenden, der Freude an der guten Tat anderer sowie des Vermeidens aller Verachtung und Überheblichkeit gegenüber Opfern von Verfehlungen. Das *Hatha Yoga Pradīpikā* rät zu Enthusiasmus, Wagemut, Seelenstärke, wahrer Erkenntnis, Entschlossenheit und einem inneren Abstand, einem Gefühl, *in* der Welt zu sein, aber nicht *von* ihr, so daß dadurch die Hemmnisse auf dem Pfad des Yoga überwunden werden mögen.

7. Durch Mäßigung im Essen und Schlafen, durch regelmäßige Arbeitszeit und das rechte Gleichgewicht zwischen Schlafen und Wachen zerstreut der Yoga alle Leiden und Sorgen, heißt es in der *Bhagavad Gītā* (VI, 17). Yoga heißt, vernünftig arbeiten und ein umsichtiges, tätiges Leben voll Maß und Harmonie führen. Was der Sādhaka braucht, ist zielstrebiger und hingebungsvoller Übungseifer (*Yoga Sūtra,* I, 32).

IX. DIE AUSWIRKUNGEN VON PRĀNĀYĀMA

1. Āsanas verbessern den Blutkreislauf im ganzen Körper einschließlich Kopf, Rumpf und Gliedern.
2. Die auf Arme und Beine abgestimmten Āsanas halten den gesamten Kreislauf aktiv. Der Kreislauf in den Arterien, Kapillaren und Venen sowie der Lymphablauf werden durch die rhythmische Kontraktion und Entspannung der Muskeln angeregt, welche dabei als Pumpen dienen, indem sie neue und ungenutzte Gefäßbahnen öffnen. Dies ermöglicht eine wirksame Energieversorgung und -verwendung und fördert die Widerstandsfähigkeit gegen Krankheit beträchtlich.
3. Obwohl Āsanas im Rumpf ähnliche Auswirkungen zeitigen, so ist es doch Prānāyāma, das die rhythmische Ausdehnung der Lungen beeinflußt, indem es für den rechten Kreislauf der Körpersäfte in Nieren, Magen, Leber, Milz, Eingeweiden, Haut und anderen Organen sorgt, wie es auch auf die Oberfläche des Rumpfes einwirkt.
4. Die Lungen sind unmittelbar für die Beseitigung des Kohlendioxyds im venösen Blut verantwortlich, und sie verhindern, daß Ammoniak, Ketone und aromatische Amine sich zu giftigen Mengen anhäufen. Durch einen reibungslosen Blutkreislauf und Lymphablauf müssen die Lungen sauber und frei von bakteriellen Erkrankungen gehalten werden. Prānāyāma trägt dazu bei, indem es die Lungen rein erhält und den Zustrom von frischem Blut erhöht.
5. Die Vorgänge in der Leber hängen vom Zustrom aus der Leberarterie ab, der ihr Nahrungsstoffe zur chemischen Umwandlung zuführt, die dann in Galle und Urin abgegeben werden. Sie hängen ebenso von der venösen Strömung durch die Pfortader ab, die Blut aus Magen und Dünndarm bringt, das durch Filtern und Weiterverarbeiten von Giftstoffen und Bakterien gereinigt wird. Die Leber ist auch von Lymphgefäßen durchzogen und bringt Freßzellen (Makrophagen) hervor, die in der Blutlymphe wandern und feste Abfallstoffe, fremde Zellen und deren Produkte zum Abbau oder zur Speicherung in sich aufnehmen. All diese Aktivitäten werden von Prānāyāma angeregt.

6. In den Nieren hängt die Urinbildung von der ständigen Filterung großer Mengen arteriellen Blutes durch die Nierenrinde ab. Dieser Fluß ist einander widersprechenden Anforderungen ausgesetzt und oft zu schwach. Der Tendenz, das Blut von der Nierenrinde fernzuhalten, wird durch die Selbstregulierung des Flusses von seiten kleiner lokaler Arterien begegnet. Dieser Vorgang ist auf den rechten Filtrationsdruck in der Nierenrinde angewiesen und wird daher durch Prānāyāma unterstützt, das zur Erlangung der rechten Haltung und Form und zum rechten Druck in den Nieren beiträgt. Innere Massage durch phasenweise Betätigung der Bauch- und Rückenmuskulatur wirkt anregend auf den Fluß der Nierenlymphe, der so wesentlich für die Gesundheit dieses Organs ist.

7. Der rhythmische Gebrauch des Zwerchfells und der Bauchmuskeln in Prānāyāma regt unmittelbar die peristaltischen Wellen- und die segmentierenden Mischbewegungen des Darms an und fördert den Darmblutkreislauf. So unterstützt es die Eingeweide bei der Resorption der Nahrung und beim Abführen der festen Abfallstoffe, die vor allem aus verdauter Nahrung, der Darmflora des Kolibakteriums und Sekretrückständen aus Leber (Galle), Bauchspeicheldrüse und Darm bestehen.

8. Die Milz, die direkt unterhalb der linken Zwerchfellseite liegt, dient als Filter, der das zirkulierende Blut von zerfallenen Sauerstoff befördernden roten Blutkörperchen reinigt. Ein Großteil des Milzblutstroms verläuft innerhalb von Lymphbahnen und wird durch Prānāyāma angeregt.

9. Prānāyāma trägt dazu bei, daß das fließende Blut rein bleibt, und dieses kann so Nerven, Gehirn, Rückenmark und Herzmuskel stärken und leistungsfähig erhalten.

10. Die Schweißdrüsen stellen eine Art von winzigen Hilfsnieren dar, besonders wenn sie durch Prānāyāma angeregt werden.

11. Yoga-Schriften nach verhütet und heilt das regelmäßige Üben von Prānāyāma Krankheiten. Falsches Üben kann jedoch zu Asthma, Husten, überhöhtem Blutdruck, Herzschmerzen, Augen- und Ohrenbeschwerden, Austrocknung der Zunge und Verhärtung der Bronchiolen führen (*Hatha Yoga Pradīpikā,* II, 16/17).

12. Prānāyāma reinigt die Nādīs, schützt die inneren Organe und die Zellen und neutralisiert Milchsäure, welche Ermüdungserscheinungen auslöst, so daß man sich schnell wieder erholt.

13. Prānāyāma stärkt Verdauung, Spannkraft, Elan, Wahrnehmungs-

vermögen und Gedächtnis. Es befreit den Geist aus dem Klammergriff des Körpers, schärft den Verstand und läutert das Selbst.
14. Ein aufrechtes Rückgrat kann einer Kobra verglichen werden, die den Kopf gehoben und ihre Halshaut abgespreizt hat. Das Gehirn ist wie der Kopf der Kobra und die Wahrnehmungsorgane sind wie die Fänge, während schlechte Gedanken und Begierden die Giftdrüsen darstellen. Das Üben von Prānāyāma stillt den Aufruhr der Sinne und Begierden, es heiligt den Geist, denn es macht ihn frei von Gedanken *(nirvishaya)*. Worte, Gedanken und Taten des Sādhaka werden rein und klar. Er bewahrt körperliche Festigkeit *(achalatā)* und geistige Stetigkeit *(sthiratā)*.
15. Nur Übung führt zu Stärke und Erkenntnis. Tägliches Üben sichert Erfolg und vollkommene Bewußtheit, wodurch der Sādhaka die Angst vor dem Tod verliert (*Shiva Samhitā,* IV, 17/18).
16. Der Sādhaka erlebt einen Zustand heiterer Gelassenheit. Er macht sich weder Gedanken über die Vergangenheit noch fürchtet er die Zukunft; er lebt immer in der Gegenwart. Hat er einmal Prānāyāma im Padmāsana-Sitz gemeistert, so ist er bereit, eine befreite Seele zu werden, sagt das *Hatha Yoga Pradīpikā* (I, 49).
17. Wie der Wind Rauch und Schmutz aus der Atmosphäre vertreibt und, wie es seiner inneren Art entspricht, den Luftraum gleichsam ausbrennt und reinigt, so ist Prānāyāma ein göttliches Feuer, das die Organe, Sinne, Gemüt, Intellekt und Ich säubert.
18. Wie die aufgehende Sonne langsam das nächtliche Dunkel zerstreut, so beseitigt Prānāyāma die Unreinheiten, veredelt den Sādhaka und erzieht seinen Körper und Sinn zur Konzentration *(dhāranā)* und Meditation *(dhyāna)* (*Yoga Sūtra,* II, 52/53).
19. Prānāyāma ist das Fenster des »Selbst«. Daher heißt es auch das »Große Einfache« *(mahā tapas)* und das »Wahre Wissen vom Selbst« *(brahma-vidyā)*.

Zweiter Teil:

DIE KUNST DES PRĀNĀYĀMA

X. Hinweise und Warnungen

1. Wie Ādi Shesha, der Herr der Schlangen, die Stütze des Yoga ist (*Hatha Yoga Pradīpikā,* III, 1), so ist Prānāyāma das Herz des Yoga. Yoga ohne Prānāyāma lebt nicht.
2. Bei normaler Atmung holt man etwa fünfzehnmal in der Minute Luft, einundzwanzigtausendsechshundertmal alle vierundzwanzig Stunden. Die Zahl verändert sich jedoch je nach der Lebensweise, dem Gesundheits- und dem Gemütszustand. Da Prānāyāma die Spanne sowohl des Ein- als auch des Ausatmens verlängert und so das Altern verlangsamt, hat sein Üben ein längeres Leben zur Folge.
3. Im Alter wird die Atmung aufgrund der Verengung der Luftkammern in den Lungen schwächer, und diese nehmen weniger Sauerstoff auf. Prānāyāma trägt dazu bei, ihre Größe normal zu halten, und fördert die Zirkulation der roten Blutkörperchen in allen Körperteilen, denen so Leben und Spannkraft eingeflößt wird. Selbst alte Menschen können durch Prānāyāma-Übungen den Vorgang des Alterns aufschieben.
4. Der Körper ist das Feld *(kshetra)* der Ordnung *(dharma)* wie auch der Anfechtung *(kuru).* Er ist das erstere, wenn er zum Guten verwandt wird, und das letztere, wenn zum Schlechten. Er ist das Feld, und das Selbst ist der Kenner des Feldes *(kshetrajña).* Prānāyāma ist das Band zwischen den zweien.
5. Wenn nicht anders angegeben (wie in Kapitel 24), sollte die Atmung in Prānāyāma stets durch die Nase erfolgen.

Eignungsbedingungen

6. Beherrschung des Alphabets führt zur Beherrschung der Sprache. Prānāyāma ist die Wurzel des geistigen Wissens, des Wissens vom Selbst *(ātmā jñāna).*
7. Beherrschung von Prānāyāma ist der nächste Schritt, nachdem man die Āsanas gemeistert hat. Es gibt keine Abkürzung.

8. Āsanas verleihen den Lungenfasern Elastizität zur besseren Ausübung von Prānāyāma.
9. Die Gesamtlänge der Nerven im menschlichen Körper beträgt etwa zehntausend Kilometer. Da ihre Funktionen von äußerst feiner Art sind, bedarf es besonderer Sorgfalt und Aufmerksamkeit, um sie klar und rein zu erhalten. Wiederholtes Ausüben der Āsanas bei gleichzeitig zunehmender Dauer jedes einzelnen in vielen Abwandlungen hält das Nervensystem klar und rein und trägt so beim Üben von Prānāyāma zu einem ununterbrochenen Fließen der Energie *(prāna)* bei.
10. Schlecht und schwach ausgeführte Stellungen führen zu flachem Atem und geringer Ausdauer.
11. Wird der Körper vernachlässigt oder verhätschelt, so wird er zu einem tückischen Bundesgenossen. Disziplinieren Sie Ihren Körper durch Āsanas und Ihr »Denken« durch Prānāyāma. Dies ist ein sicherer Schritt zur Selbstverwirklichung, der Sie vom Hin und Her zwischen Lust und Leid erlöst.
12. Wie die Nahrung wesentlich ist zum Unterhalt des Leibes, so muß auch für eine ordentliche Luftzufuhr zu den Lungen gesorgt sein, damit die Lebenskraft *(prāna)* gewahrt bleibt.
13. Bevor Sie sich an Prānāyāma versuchen, müssen Sie durch das Üben der entsprechenden Āsanas lernen, wie man die Interkostalmuskeln richtig bewegt, ebenso Bauchfell und Zwerchfell.
14. Entleeren Sie Blase und Darm, bevor Sie mit Prānāyāma beginnen. Menschen, die unter Verstopfung leiden, können Prānāyāma ausführen, denn der Darm ist nicht in gleicher Weise für Schäden anfällig wie die Blase.
15. Ein Dompteur studiert die Gewohnheiten und Launen seiner Tiger, Löwen oder Elefanten, bevor er sie langsam aber sicher der Dressur unterwirft. Er geht freundlich und rücksichtsvoll mit ihnen um, damit sie nicht auf ihn losgehen und ihn zermalmen. So handelt auch der Sādhaka. Ein Werkzeug aus Hauch durchschneidet den härtesten Felsen. Wird es nicht richtig angewandt, so kann dies sowohl das Werkzeug als auch seinen Benutzer zerstören. Erforschen Sie Ihren Atem sorgfältig, und gehen Sie Schritt für Schritt voran, denn wenn Sie Prānāyāma zu überstürzt oder zu zwanghaft ausüben, so können Sie dadurch Schaden nehmen.
16. Üben Sie jeden Tag zu einer festen Stunde und in der gleichen Stellung. Gelegentlich erzeugt die gleiche Prānāyāma-Folge Unwohlsein. Zögern Sie nicht, zu einer andern Atemweise überzuwechseln,

die für Körper und Gemüt zuträglicher und beruhigender für Nerven und Gehirn ist, so daß diese verjüngt und erfrischt werden. Prāṇāyāma sollte nicht zu einer blinden Routine werden.

17. Untersuchen und gestalten Sie den Atem mit gründlichem Verständnis, Klarheit und Weisheit.

Ort

18. Wählen Sie einen einsamen, sauberen, luftigen und insektenfreien Ort, und üben Sie dort während stiller Stunden.

19. Lärm verursacht Ruhelosigkeit, Aufregung und Ärger. Vermeiden Sie Prāṇāyāma zu solchen Zeiten.

Reinlichkeit

20. Mit schmutzigem Körper oder schmutzigem »Denken« betritt man keinen Tempel. Bevor der Yogi den Tempel seines eigenen Leibes betritt, erfüllt er die Gebote der Reinlichkeit.

Zeit

21. In Yoga-Texten wird betont, man solle viermal am Tag – am frühen Morgen, am Mittag, am Abend und zu Mitternacht – volle achtzig Prāṇāyāma-Zyklen ausführen, wozu nicht jeder in der Lage ist. Jedoch ein Minimum von fünfzehn Minuten pro Tag ist notwendig, wenn es auch für einen eifrigen Sādhaka nicht genug ist. (Ein Prāṇāyāma-Zyklus besteht aus Einatmen, innerem Luftanhalten, Ausatmen und äußerem Luftanhalten.)

22. Die beste Zeit zum Üben ist der frühe Morgen, besonders vor Sonnenaufgang, wenn die Luftverschmutzung durch die Industrie am geringsten ist und Körper und Gehirn noch frisch sind. Paßt es morgens nicht, so kann Prāṇāyāma nach Sonnenuntergang geübt werden, wenn die Luft kühl und angenehm ist.

Stellung

23. Am besten übt man Prāṇāyāma auf dem Boden, indem man sich auf eine zusammengefaltete Decke setzt. Lesen Sie das elfte Kapitel über die Kunst des Sitzens. Die geeigneten Stellungen sind Siddhāsana, Svastikāsana, Bhadrāsana, Vīrāsana, Baddhakoṇāsana und Pad-

māsana (Abb. 18–29). Im Grunde ist aber jede Stellung möglich, bei der die Wirbelsäule vom Steiß bis zum Nacken gerade ist und senkrecht zum Boden steht.

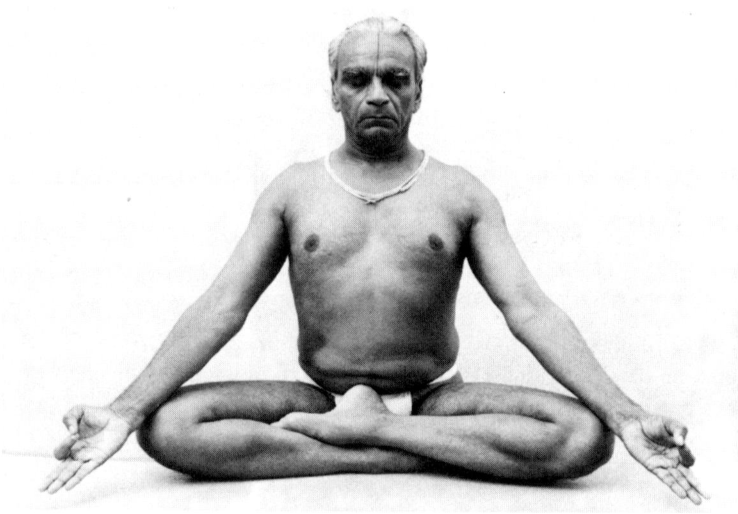

Abb. 18 Siddhāsana (Vorderansicht)

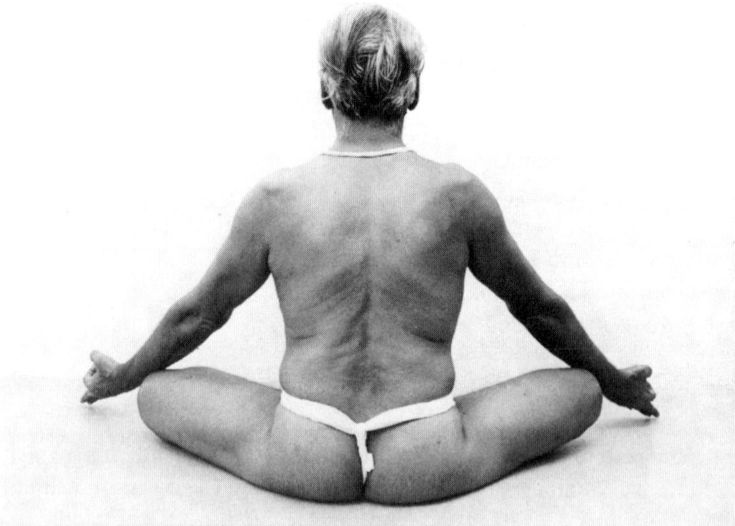

Abb. 19 Siddhāsana (Rückenansicht)

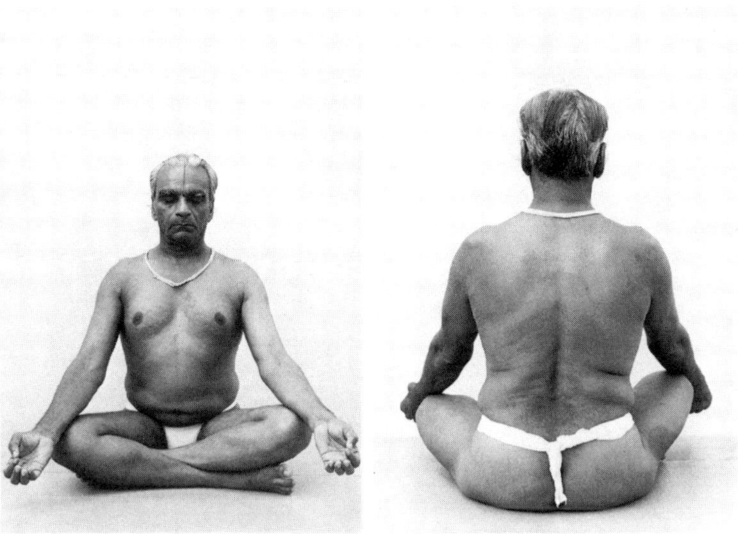

Abb. 20 und 21 Svastikāsana (Vorderansicht) (Rückenansicht)

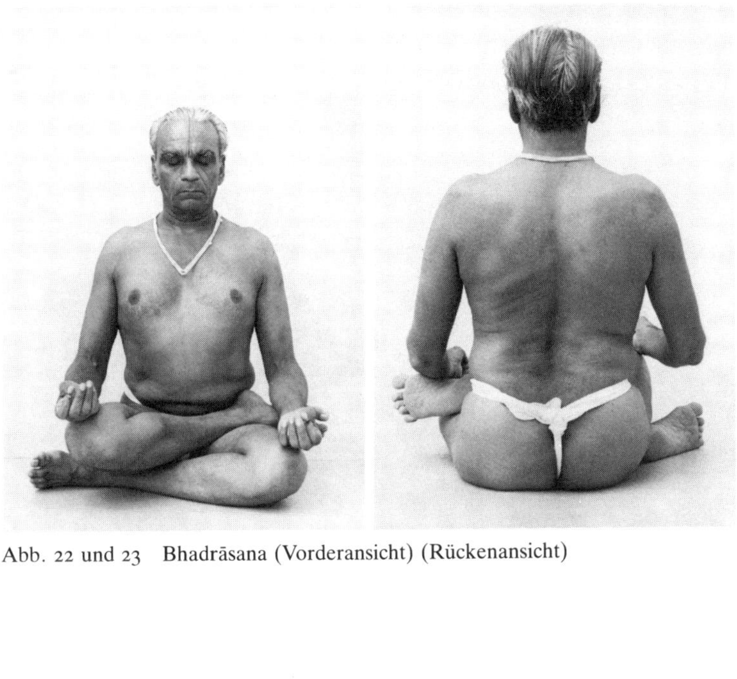

Abb. 22 und 23 Bhadrāsana (Vorderansicht) (Rückenansicht)

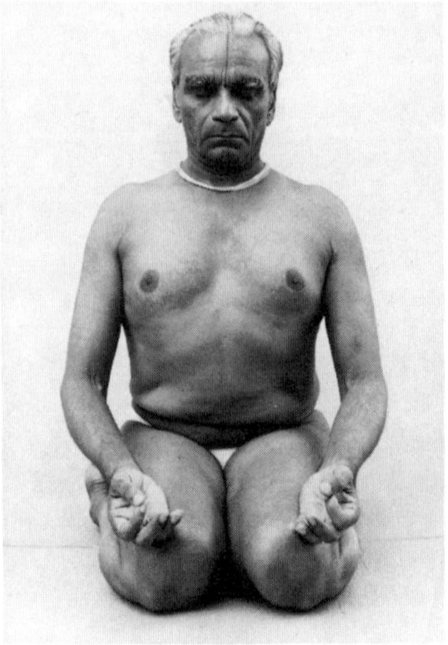
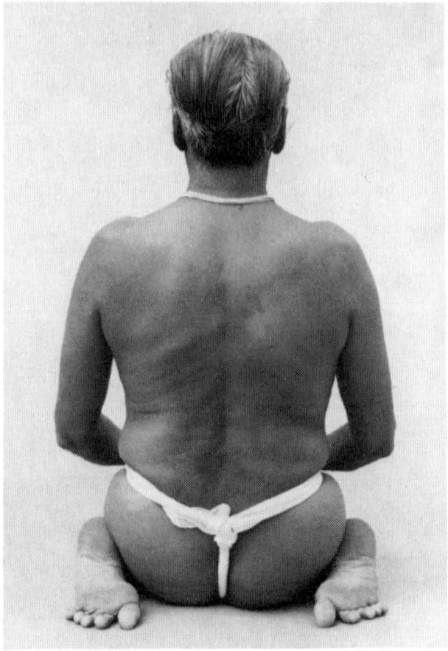

Abb. 24 und 25 Vīrāsana (Vorderansicht) (Rückenansicht)

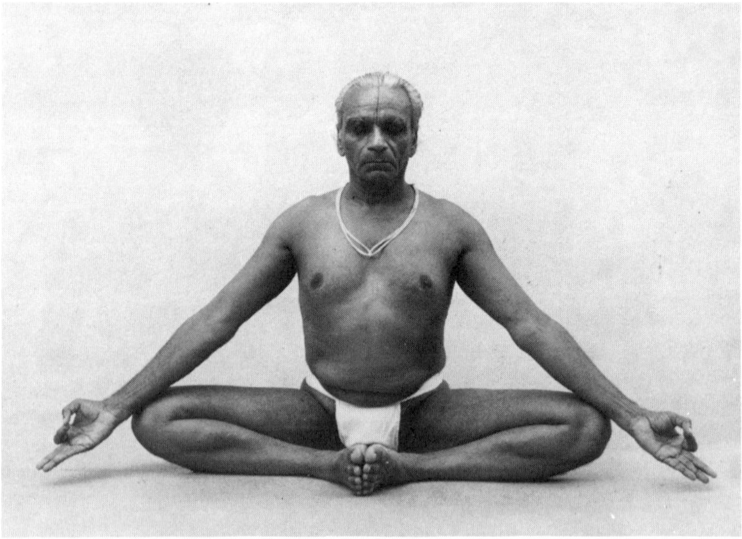

Abb. 26 Baddhakonāsana (Vorderansicht)

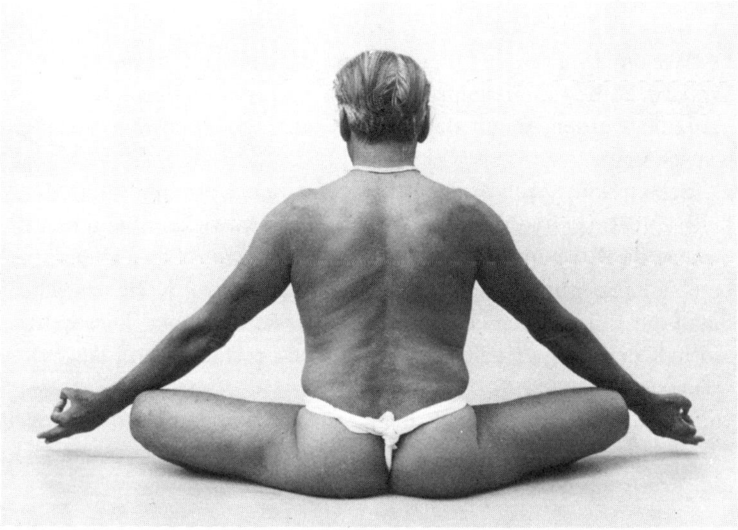

Abb. 27 Baddhakonāsana (Rückenansicht)

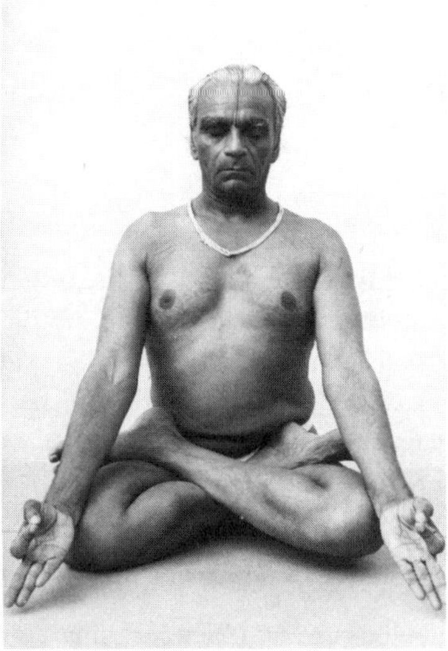

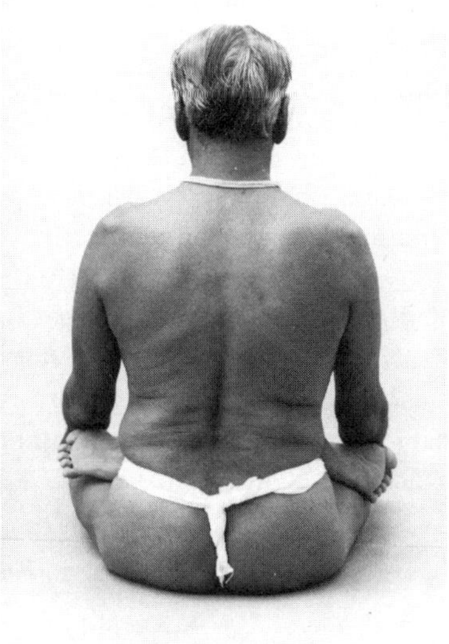

Abb. 28 und 29 Padmāsana (Vorderansicht) (Rückenansicht)

Körper

24. Wie ein Tonkrug im Ofen gebrannt werden muß, bevor man Wasser darin aufbewahren kann, so sollte der Körper im Feuer der Āsanas gebrannt werden, damit der wahre Glanz von Prānāyāma erfahren werden kann.
25. Seiner Natur nach ist der Körper von Tamas bestimmt, das »Denken« von Rajas und das Selbst von Sattva. Entwickeln Sie durch die Āsanas die Körperintelligenz zur Höhe des »Denkens«. Dann erheben Sie Körper und »Denken« durch Prānāyāma zur Höhe des Selbst, damit der Prāna durch den ganzen Körper fließen kann. Dies wiederum hält den Körper rüstig, das »Denken« beständig und das Selbst wach.
26. Der Körper ist wie eine Schlangengrube, und der Atem schlängelt ein und aus. Chitta ist der Schlangenbeschwörer, der den Atem lockt und Kontrolle über ihn gewinnt.

Wirbelsäule

27. Die menschliche Wirbelsäule kann einer indischen Laute *(vīna)* verglichen werden. Der Kürbisresonator ist der Kopf – von ihm geht der Ton aus. Die Nase ist der Steg, der die Tonschwingungen, also Ein- und Ausatmung, kontrolliert. Der Klang hängt von der Spannung der Saiten ab. Sind sie locker, so gibt es keinen Ton, sind sie zu straff, schwingen sie nicht oder reißen sogar. Die Saiten werden so gespannt, daß sie den rechten Klang, die rechte Lautstärke und Tonhöhe ergeben. In der gleichen Weise müssen die Nādīs und Nerven in der Wirbelsäule richtig eingestellt werden, so daß sich der Atem rhythmisch und harmonisch bewegen kann.
28. Richten Sie das Rückgrat Wirbel für Wirbel, und fangen Sie unten damit an, als wollten Sie einen Backsteinturm bauen. Halten Sie die Wülste rechts und links von der Wirbelsäule parallel, indem Sie sie unabhängig voneinander und rhythmisch im Einklang mit der Wirbelsäule in der Mitte bewegen. Bei Prānāyāma ist der vordere Teil des Rückgrats dynamischer als der hintere.

Rippen

29. Bewegen Sie gleichzeitig und gemeinsam die Rückenrippen einwärts, die Seitenrippen vorwärts und die Vorderrippen aufwärts.

Beine und Schultern

30. Halten Sie die Arme still. Versteifen Sie sie nicht und ziehen Sie nicht die Schultern hoch oder nach hinten. Wenn die Arme steif sind, kribbeln sie und schlafen ein. Dies geschieht am Anfang auch in jeder ungewohnten Stellung mit den Beinen und hört auf, wenn Sie Sicherheit darin gewonnen haben.

Fingernägel

31. Schneiden Sie Ihre Fingernägel, damit Sie sich beim Finger-Prāṇāyāma nicht an der empfindlichen Nasenhaut weh tun.

Speichel

32. Speichel fließt zu Beginn von Prāṇāyāma. Schlucken Sie ihn nach dem Ausatmen hinunter, aber vor dem Einatmen und niemals während Sie die Luft anhalten. Versteifen Sie Ihre Zunge nicht und pressen Sie sie nicht gegen die Zähne oder den Gaumen. Zunge und Kehle sollten locker bleiben.

Augen und Ohren

33. Prāṇāyāma sollte mit geschlossenen, Āsanas sollten mit geöffneten Augen geübt werden.
34. Schließen Sie die Augen sacht, und richten Sie Ihren Blick nach innen ins Herz, ohne die Augäpfel anzustrengen. Dieses innere Schauen und Empfinden enthüllt viel.
35. Bleiben die Augen geöffnet, so hat dies ein Brennen zur Folge, Sie fühlen sich gereizt und unruhig, und das »Denken« ist abgelenkt.
36. Öffnen Sie dann und wann Ihre Augen für den Bruchteil einer Sekunde, um Ihre Haltung zu überprüfen und Unausgeglichenheiten zu berichtigen.
37. Halten Sie das Ohrinnere wach, aber passiv. Die Ohren sind die Fenster des Gemüts. Stimmen Sie sie auf die Schwingungen von Ein- und Ausatem ab und auf den geräuschlosen Zustand des Luftanhaltens.

Haut

38. Die Haut erfüllt zwei wichtige Aufgaben: Aufnehmen und Abgeben. Sie nimmt Hitze auf und gibt sie ab, wobei sie wie ein Thermostat verfährt, das die Körpertemperatur gleich hält. Sie trägt auch zur Ausscheidung organischer und anorganischer Salze bei.
39. Die Haut ist ein Wahrnehmungsorgan. Bewahren Sie während aller Übungen eine ständige und fließende Verbindung zwischen den Hautbewegungen und Ihrer inneren Aufmerksamkeit.
40. Achten Sie darauf, daß die Haut am Rumpf aktiv und dynamisch bleibt und an Schädel, Gesicht, Beinen und Armen weich und passiv.
41. Schweiß tritt am Anfang auf, verschwindet aber im Laufe der Zeit.

Gehirn

42. Das Gehirn sollte aufnahmebereit und wachsam bleiben. Es sollte die Tätigkeit der Lungen bestimmen, ohne selbst in den Vorgang miteinbezogen zu werden, denn andernfalls kann es nicht gleichzeitig den Atem überwachen.
43. Prānāyāma ist von Tamas bestimmt, wenn Rumpf und Rückgrat träge und schwer sind, und von Rajas, wenn das Gehirn eingreift. Nur wenn der Rumpf gefestigt, das Gehirn aufnahmebereit und das Selbst wach sind, ist es ein Sattva-Prānāyāma.
44. Das Gedächtnis ist dem ein Freund, der es zum Fortschritt und zur Verbesserung in seinen Übungen benutzt. Es wird dem zum Hemmnis, der über seinen Erinnerungen brütet und vergangene Erfahrungen immer wiederkäut. Sehen Sie darauf, daß Ihnen bei jedem Üben ein neues Licht aufgeht.
45. Das Üben und das Ablassen von Begierden sind die Flügel von Prānāyāma, die den Sādhaka in höhere Sphären der Erkenntnis und zur Verwirklichung des Selbst *(ātmā)* emportragen.
46. Sie sollten Samavritti Prānāyāma (gleiche Dauer von Einatmen, Ausatmen und Luftanhalten) beherrschen, bevor Sie sich an Vishamavritti (Atmung mit unterschiedlichem Zeitmaß und dreierlei Dauer) versuchen. Einzelheiten finden Sie in Kapitel XVIII.
47. Führen Sie niemals Āsanas unmittelbar nach Prānāyāma aus. Nach den Āsanas Prānāyāma zu üben, schadet nichts. Jedoch Prānāyāma kann nach den anstrengenden Āsanas nicht ordentlich ausgeführt werden. Es ist angeraten, beide zu verschiedenen Zeiten zu üben. Die Morgen für Prānāyāma und die Abende für Āsanas sind ideal.

48. Machen Sie keine Übungen, wenn Sie sich an Leib oder Seele schwer oder niedergeschlagen fühlen. Bei Kummer oder innerer Verwirrung halten Sie sich an die Āsanas, die dazu in *Licht auf Yoga* beschrieben wurden, bei körperlicher Erschöpfung an Shavāsana (siehe Kapitel XXX). Fahren Sie daraufhin mit Prānāyāma fort.
49. Vermeiden Sie inneres Luftanhalten *(antara kumbhaka)*, wenn Ihr Gehirn überempfindlich reagiert, denn es könnte bei einer plötzlichen Störung zu Schaden kommen, und auch bevor Sie zu Bett gehen, denn es hält Sie wach. Führen Sie stattdessen Prānāyāma ohne Anhalten des Atems aus oder besinnliches äußeres Luftanhalten *(bāhya kumbhaka)*, denn beides bringt den Schlaf herbei, und das letztere ist sogar eine Kur gegen Schlaflosigkeit (siehe Kapitel XIX, XX – Stufe II im Liegen – und XXI).
50. Üben Sie Prānāyāma niemals in Hast oder bei Gefäßstauung in den Lungen.
51. Sprechen Sie nicht unmittelbar nach Prānāyāma, und gehen Sie nicht herum, sondern entspannen Sie sich eine Weile in Shavāsana, bevor Sie sich anderen Tätigkeiten zuwenden.
52. Machen Sie keine Übungen unmittelbar nach einer Mahlzeit oder wenn Sie Hunger haben, wobei in letzterem Falle eine Tasse Tee oder ein Glas Milch schon ausreichen können. Ein Abstand von vier bis sechs Stunden zwischen Mahlzeiten und Prānāyāma ist nötig, aber Sie können bereits eine halbe Stunde nach dem Üben essen.
53. Lassen Sie Fehler nicht zur eingewurzelten Gewohnheit werden, sondern geben Sie darauf acht, und rotten Sie sie durch Training und Erfahrung aus.
54. In allzu jungen Jahren sollte man das Luftanhalten *(kumbhaka)* unterlassen, denn dadurch nimmt das Gesicht frühzeitig ein altes Aussehen an. Im Alter von sechzehn bis achtzehn Jahren kann damit begonnen werden.
55. Hören Sie für den Rest des Tages mit Prānāyāma auf, wenn Sie ein Gefühl der Schwere und Anspannung in den Lungen verspüren oder wenn Ihr Atemgeräusch hart oder rauh wird.
56. Durch fehlerhaftes Üben verspannt sich die Gesichtsmuskulatur, das »Denken« wird erschüttert und der Krankheit Tür und Tor geöffnet. Gereiztheit, Schwerfälligkeit und Unruhe sind die Symptome.
57. Prānāyāma hilft Ihnen, Ihr Verhalten und Ihre Energie vollkommen zu regulieren.
58. Wird Prānāyāma richtig ausgeführt, so verschwinden die Krank-

heiten, und Sie erleben einen strahlenden Zustand von Wohlbefinden, Helle und ruhiger Gelassenheit.
59. Korrektes Üben vermindert das Verlangen nach weltlichen Genüssen und führt zur Selbstverwirklichung, die den Sādhaka aus der Herrschaft der Sinne befreit.

Prānāyāma für Frauen

60. Während der Schwangerschaft können Frauen alle Formen von Prānāyāma ausführen bis auf Kapālabhāti, Bhastrikā, Vishamavritti Prānāyāma, lang andauerndes Antara Kumbhaka und Bāhya Kumbhaka mit Uddīyāna. Folgende Prānāyāmas sind jedoch sehr förderlich: Ujjāyī, Viloma, Sūrya Bhedana, Chandra Bhedana und Nādī Shodhana.
61. Beginnen Sie einen Monat nach der Entbindung sowohl mit Āsanas als auch mit Prānāyāma für Anfänger, und steigern Sie Zeiten und Abwandlungen nach und nach.
62. Während der Menstruation ist das Üben von Prānāyāma ungefährlich. Aber Uddīyāna muß vermieden werden.

Anmerkung
63. Wallt aufgrund des Übens von Āsanas und Prānāyāma Hitze im Körper auf, so hören Sie für den Rest des Tages auf. Tragen Sie Öl auf Körper, Kopf, Fersen und Sohlen auf, und reiben Sie es gründlich ein. Nehmen Sie etwas später ein heißes Bad, und machen Sie darauf etwa fünfzehn Minuten lang Shavāsana. Danach wird der Körper kühl und für den kommenden Tag bereit sein.

XI. DIE KUNST DES SITZENS IM PRĀNĀYĀMA

Wie man sitzt

1. In der *Bhagavad Gītā* (VI, 10–15) erklärt Krishna dem Arjuna, wie ein Yogi üben solle, um sich zu reinigen:

> Allein an einem einsamen Ort sei der Yogi beständig in Einklang mit seiner Seele, der Meister seiner selbst und frei von Erwartungen und weltlichem Besitz.
> Er suche sich einen reinen Platz und mache sich einen festen Sitz, weder zu hoch noch zu niedrig, den er mit einem Tuch, mit einem Fell sowie mit heiligem *(kusha)* Gras bedeckt.
> Dort sitzend übe er mit gesammeltem Geist und mit beherrschten Wahrnehmungs- und Handlungsorganen den Yoga der Selbstreinigung.
> Körper, Hals und Kopf aufrecht und unbeweglich, den Blick unbeirrt nach innen gerichtet, gleichsam auf die Nasenspitze.
> Gelassen und furchtlos, fest im Gelübde des Brahmacharya, so möge er sitzen, den wachsamen und beherrschten Sinn auf mich gerichtet, den Höchsten.
> Der Yogi, der stets seinen Geist beherrscht und immer nach Vereinigung mit dem Selbst strebt, geht in den Frieden des Nirvāna ein – den höchsten Frieden, der in mir ruht.

2. Ohne auf anatomische Details einzugehen, beschreibt das obige Zitat die traditionelle Sitzweise für die Meditation *(dhyāna)*. Das Selbst *(ātmā)* ist selbstverständlich jenseits von Rein und Unrein, aber es verfängt sich im Netzwerk der Begierden und des Verstandes. Shrī Krishna sagt: »Wie das Feuer vom Rauch verhüllt wird, ein Spiegel mit Staub bedeckt und ein Embryo vom Mutterleib umschlossen ist, so ist das Selbst von Begierden umschlungen, die von den Sinnen und vom ›Denken‹ ausgehen.« (*Bhagavad Gītā,* III, 38) Bei der Meditation *(dhyāna)* soll der Körper fest wie ein Berg und das »Denken« still und stetig wie ein Ozean sein. Verliert der Körper die ihm eigene

Intelligenz oder Festigkeit, so verliert auch das Gehirn seine Intelligenz oder Klarheit, und zwar im Tun wie auch im Lassen. Sind Körper und Gehirn im rechten Gleichgewicht, so erlebt man die reine innere Erleuchtung *(sattva prajñā)*.

3. In der Meditation sind Kopf und Hals aufrecht und senkrecht zum Boden, während im Prānāyāma das Kinn gesenkt wird *(jālandhara bandha)*. Dies entlastet das Herz, macht das Gehirn passiv und ermöglicht die Erfahrung des inneren Schweigens (siehe Kapitel XIII).

4. In der Meditation *(dhyāna)* besteht die Kunst des Sitzens in einer aufrechten Haltung, bei der das Rückgrat gerade und die Rückenpartien der Rippen sowie die Rückenmuskeln fest und straff sind. Bringen Sie daher Ihren Körper in eine Stellung, bei der der Scheitelpunkt, der Nasenrücken, das Kinn, die Mulde zwischen den Schlüsselbeinen, das Brustbein, der Nabel und die Schambeinfuge wie auf einer senkrechten Linie liegen (Abb. 30).

5. Andererseits sollten die Augenbrauen, Ohren, Schultern, Schlüsselbeine, Brustwarzen, fliegenden Rippen und Hüftknochen parallel zueinander sein (Abb. 31). Halten Sie außerdem den Mittelpunkt zwischen den Schulterblättern im Lot zum Kreuzbein, damit der Oberkörper sich nicht neigt.

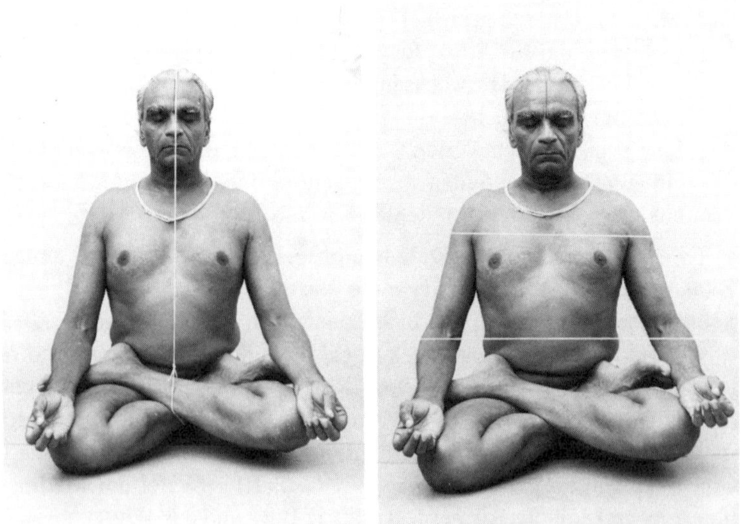

Abb. 30 und 31 Vertikale und horizontale Ausrichtung in der Sitzhaltung

6. Bei Prānāyāma kommt es zunächst darauf an, daß man lernt, wie man richtig mit gesenktem Kopf sitzt, so daß der Körper aufrecht und fest bleibt, und wie man den Lungen die größtmögliche Luftmenge zuführt, so daß das Blut mit Sauerstoff gesättigt wird. Die Höhe der Wirbelsäule sollte während der ganzen Übungszeit gleich bleiben.
7. Seien Sie stets wachsam, und bringen Sie den Körper während der ganzen Übung immer wieder in eine gerade Haltung, sei es nun bei der Einatmung *(pūraka)*, der Ausatmung *(rechaka)* oder dem Luftanhalten *(kumbhaka)*.
8. Wie ein Innenarchitekt einen Raum so gestaltet, daß er Weite bekommt, so schafft der Sādhaka maximalen Raum in seinem Rumpf, damit sich die Lungen in Prānāyāma voll ausdehnen können. Mit zunehmender Übung wächst auch seine Fähigkeit hierzu.
9. Die *Bhagavad Gītā* nennt den Körper das Feld *(kshetra)* oder die Wohnstatt des Selbst *(ātmā)*, und das Selbst ist der Kenner des Feldes *(kshetrajña)*, der den Vorgängen im Körper zusieht, nachdem dieser durch Prānāyāma entsprechend ausgebildet wurde. Prānāyāma ist die Brücke zwischen Körper und Selbst.
10. Um das erforderliche Spielfeld im Rumpf auszubilden, muß zuerst an den rechten Sitz gedacht werden. Sitzt man nicht fest und sicher, so wird die Wirbelsäule nachgeben und einknicken, das Zwerchfell wird nicht ordentlich arbeiten, und die Brust wird einsinken, so daß sich die Lungen nur schwer mit der lebenspendenden Luft füllen können.
11. Es wird hier der Versuch unternommen, die Technik des Sitzens in Prānāyāma detailliert zu beschreiben, wobei der Körper in vier Bereiche eingeteilt wird: a) den Unterleib, also Gesäß und Becken, Hüften, Schenkel, Knie, Schienbeine, Fersen und Füße, b) den Rumpf, c) die Arme, Hände, Handgelenke und Finger, d) den Nacken, die Kehle und den Kopf. Der Gesäß- und Beckenbereich sollte fest sein, denn er ist das Fundament für einen richtigen Sitz.
12. Normalerweise sitzt man bei Prānāyāma in einer bestimmten Stellung auf dem Boden, etwa in Siddhāsana, Svastikāsana, Bhadrāsana, Vīrāsana, Baddhakonāsana oder Padmāsana (Abb. 18–29). Bei all diesen sollten Sie daran denken, daß Rückgrat und Rippen dem breiten Mittelteil eines Bananenbaumblattes zu gleichen haben, wobei das Rückgrat der Stiel ist und die Rippen mit ihren gleichen Abständen die Blattadern sind. Das Steißbein gleicht dem spitzen Ende des Blattes. Die Stellungen wurden in *Licht auf Yoga* beschrieben.
13. Obwohl eine Reihe von Stellungen in Gebrauch sind, ist meiner

Erfahrung nach zum Üben von Prānāyāma oder zur Meditation *(dhyāna)* Padmāsana der König von allen. In beiden Fällen ist diese Stellung der Schlüssel zum Erfolg. In Padmāsana sind alle vier oben angeführten Körperbereiche wohlausgewogen (wie auch im vierten Teil beschrieben), und das Gehirn ruht ordnungsgemäß auf der Wirbelsäule, was ein psychosomatisches Gleichgewicht verleiht.

14. Das Rückenmark durchzieht die Wirbelsäule. In Padmāsana erfolgt die Ausrichtung der Wirbelsäule und der Wülste zu beiden Seiten zusammen, rhythmisch und gleichzeitig. Die Prāna-Energie fließt gleichmäßig und verteilt sich entsprechend im ganzen Körper.

15. In Siddhāsana ist der obere Teil der Wirbelsäule gestreckter als die anderen Teile, während in Vīrāsana die Lendengegend mehr gestreckt wird. Einige dieser Stellungen mögen bequemer sein, doch wenn es auf Genauigkeit und Wirksamkeit ankommt, so ist Padmāsana von allen die beste. In Padmāsana liegen die Schenkel tiefer als die Leisten, der Unterbauch ist straff, und es entsteht ein maximaler Raum zwischen dem Schambein und dem Zwerchfell, wodurch sich die Lungen völlig ausdehnen können. Bei der Anwendung von Padmāsana sollte besondere Aufmerksamkeit auf die drei Beingelenke gelegt werden, auf Hüfte, Knie und Fersen, die sich mühelos bewegen lassen müssen.

Padmāsana

16. Sitzen Sie in Padmāsana auf dem Sitzbein des Beckens. Beide Gesäßhälften sollten gleichmäßig am Boden aufliegen. Wenn Sie mehr auf einer Hälfte sitzen, neigt sich die Wirbelsäule. Drücken Sie die Schenkel auf den Boden, als wollten Sie die Schenkelköpfe tiefer in die Hüftgelenkpfannen schieben. Ziehen Sie die Oberschenkelhaut in Richtung der Knie, denn dadurch gewinnen die Knie freien Spielraum und können besser aufliegen. Suchen Sie den Abstand zwischen den Knien zu verringern, denn dann werden der After und die Geschlechtsteile den Boden nicht berühren (Abb. 28). Das Schwerkraftzentrum ist dann ein Punkt im Dammbereich zwischen dem After und den Geschlechtsteilen. Die Streckung des Rückgrats nimmt hier ihren Ausgang, und der Körper wird vom Hüftbein des Beckens aus in ganzer Breite aufwärts bewegt. Versuchen Sie, den Schambereich im Lot zu halten. Wenn Ihnen das schwerfällt, so legen Sie sich eine

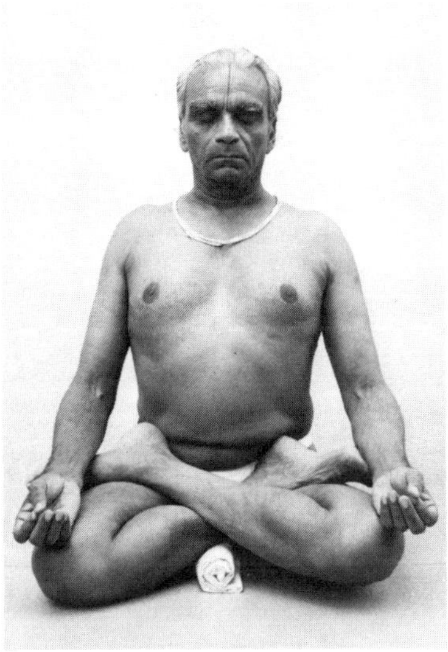

Abb. 32

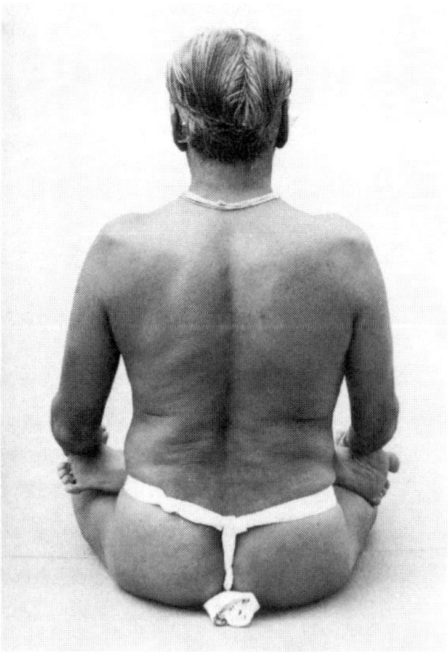

Abb. 33

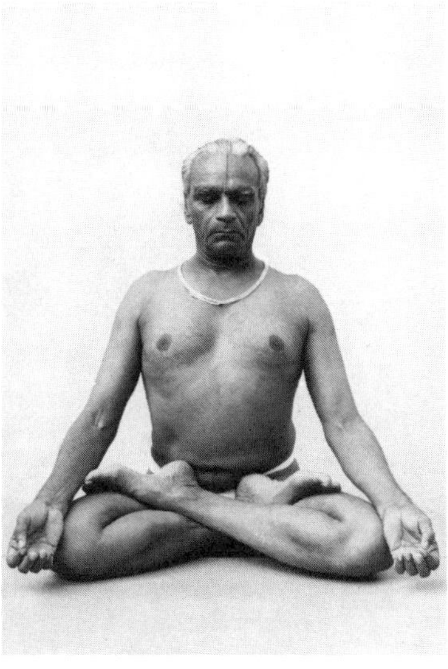

Abb. 34

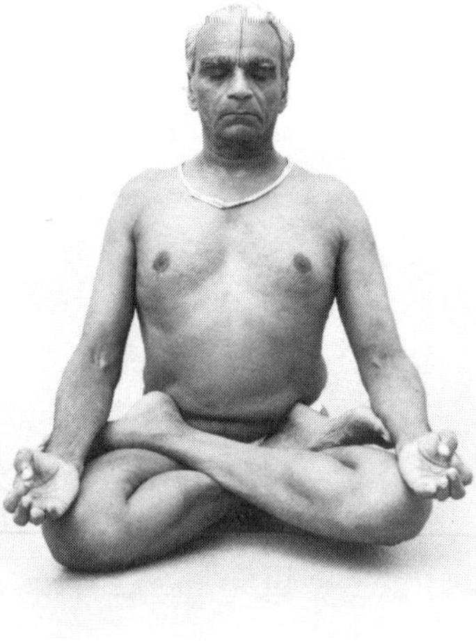

Abb. 35

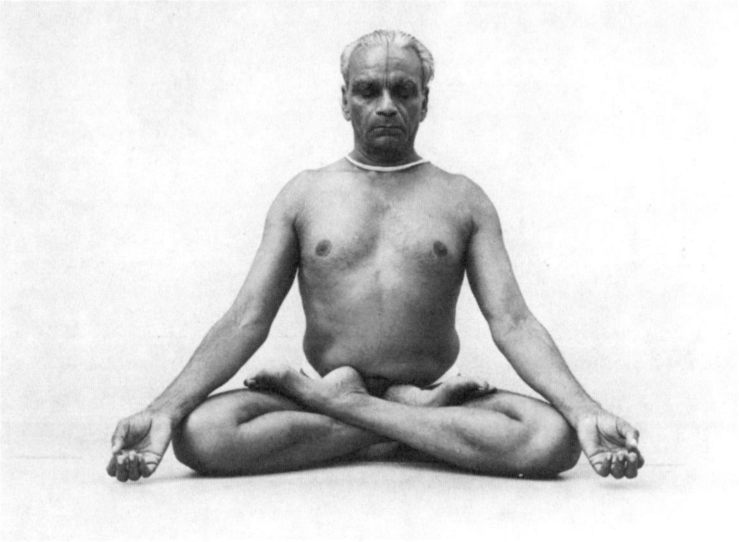

Abb. 36

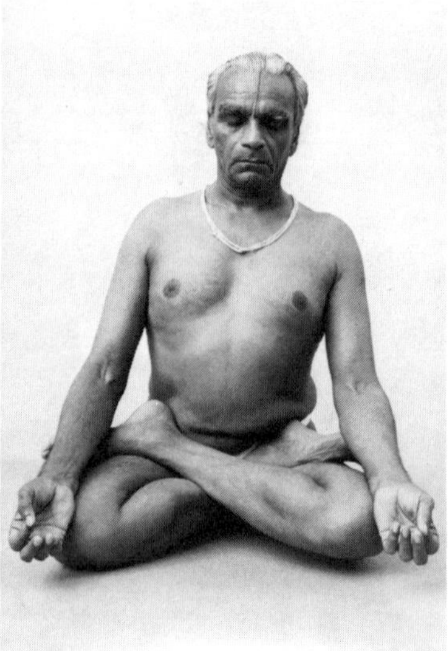

Abb. 37

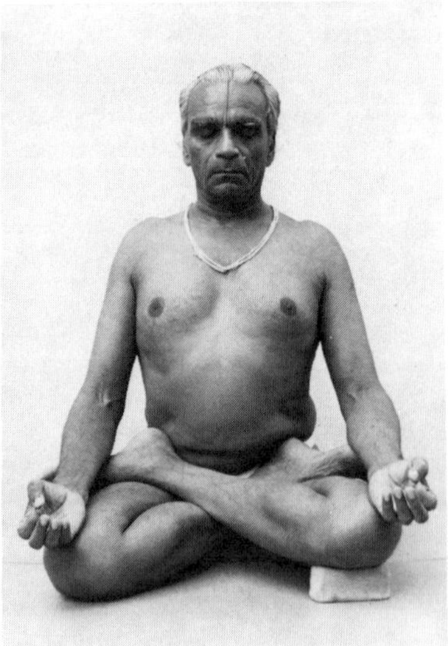

Abb. 38

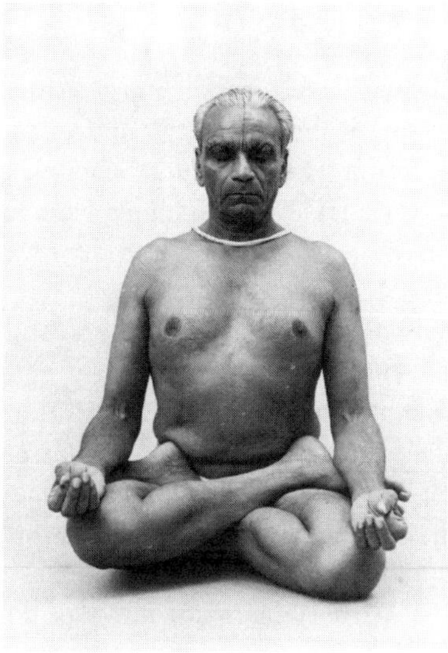

Abb. 39

zusammengerollte Decke zwischen die Gesäßbacken (Abb. 32 und 33). In Padmāsana liegen die Knie nicht gleichmäßig auf dem Boden auf (Abb. 28).

17. Wenden Sie die Fußsohlen nicht nach oben, sondern zur Seite (Abb. 34: falsch, Abb. 35: richtig). Strecken Sie den Spann, so daß sich der große Zeh in Richtung des kleinen dreht, damit der Rist des Fußes fest bleibt. Gibt ein Spann nach, so verlieren Gesäß und After ihren Halt, der Rumpf neigt sich, und das Rückgrat sackt in der Mitte ein, wodurch das ganze Gleichgewicht des Rumpfes gestört wird. Spreizen Sie nicht die Knie ab, und pressen Sie sie nicht mit Nachdruck auf den Boden (Abb. 36 und 37). Ein solcher Versuch wird nur Ihr Schwerkraftzentrum verrücken. Bei regelmäßiger Übung merkt man es später gar nicht mehr, daß ein Knie nicht den Boden berührt. Um einen Ausgleich zwischen den Hüften herzustellen, ist es ratsam, dem nicht aufliegenden Knie ein zusammengerolltes Handtuch zu unterlegen (Abb. 38). Wechseln Sie beim Überkreuzen der Beine von Tag zu Tag das obere und das untere ab, damit Sie zu Ausgewogenheit gelangen (Abb. 39).

Der Rumpf

18. Der Rumpf spielt bei der Prānāyāma-Praxis die wichtigste Rolle. Er sollte energisch und aktiv bleiben, während Beine und Arme gleichsam schlafen und der Bereich vom Hals bis zum Scheitel in einem Zustand aufmerksamer Ruhe verharrt. Der Rumpf ist wie eine Brücke zwischen den unbewegten Beinen und Armen und dem wachen, aber ruhigen »Denken«.

19. Der Rumpf wird einklappen, wenn die Rückgrat- und Interkostalmuskeln ihren Halt aufgeben oder wenn die Wirbelsäule nicht ganz gestreckt ist. Die Muskeln von der Achselhöhle bis zu den Hüften, und zwar vorn, hinten und zu beiden Seiten, haben eine Schlüsselfunktion. Sie setzen oben an Schlüsselbein und Schulter und unten am Beckengürtel und am Hüftbein an. Halten Sie den Rücken straff. Richten Sie das Rückgrat von unten nach oben, also vom Steißbein bis zu den Halswirbeln. Dehnen Sie die Wirbelsäule nicht nur von der Mitte aus, sondern auch zugleich von der linken und der rechten Seite aus.

20. Die Nabelgegend sollte passiv und senkrecht zum Boden bleiben. Heben Sie die Taille zu beiden Seiten an, und machen Sie sie dadurch schmaler. Verkrampfen Sie sich nicht beim Anheben. Gefühle, vor allem Angst, machen diesen Bereich hart oder verspannt, und dies beeinflußt das Zwerchfell und infolgedessen auch die Atmung. Ist dieser Bereich passiv, so bleiben »Denken« und Intellekt gelassen. Dann sind Körper, »Denken« und Intellekt mit dem Selbst vereint.

21. In Tādāsana (Abb. 40) wird zwischen dem Schambein und dem Nabel Raum geschaffen und der betreffende Bereich wird flach gehalten (siehe *Licht auf Yoga*). Ahmen Sie in Sitzhaltungen die Tādāsana-Dehnung nach. Die Dehnung sollte stets vom Vorderteil des Rückgrats aus erfolgen. Strecken Sie sich vom After über das Schambein, den Nabel, das Zwerchfell, das Brustbein bis hin zur Schlüsselbeinmulde. Gibt das Schambein nach, so ist die Makellosigkeit der Sitzhaltung dahin, und dem Üben ist die Genauigkeit genommen. Ist die Brust ordentlich gedehnt, so arbeiten die Lungen wirkungsvoll, und mehr Sauerstoff strömt in den Organismus ein. Alle Blockierungen der Prāna-Energie in den feinstofflichen Kanälen *(nādīs)* werden beseitigt, und die im Einatmen eingesogene Energie fließt frei durch den Organismus. Wie die Sonnenscheibe ihre Lichtstrahlen gleichmäßig in alle Richtungen ausschickt, so strahlt das Selbst die eingeatmete Le-

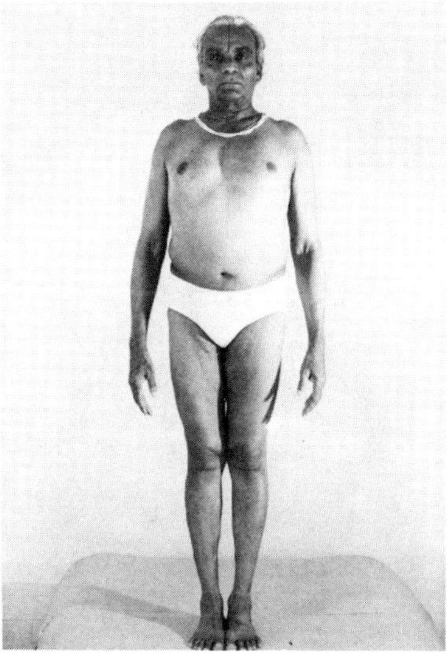

Abb. 40

bensenergie in alle Winkel der Lungen aus, wenn das Brustbein gehoben und der Brustraum gut gedehnt wird.

22. Denken Sie daran, daß Ausdehnung zur Entfaltung des Feldes führt, dies wiederum zu Freiheit, Freiheit zu Genauigkeit, die ihrerseits Reinheit erzeugt, welche zu göttlicher Vollkommenheit führt.

23. Um herauszufinden, ob Sie richtig sitzen oder nicht, beugen Sie leicht Ihre gespreizten Finger, und pressen Sie die Finger- und Daumenkuppen behutsam, sanft und gleichmäßig neben sich auf den Boden. Setzen Sie die Fingernägel senkrecht auf dem Boden auf (Abb. 41): Seitenansicht, Abb. 42: Vorderansicht, Abb. 43: Hinteransicht). Drücken die Zeigefinger zu fest auf den Boden, so neigt sich der Kopf nach vorn, sind es die kleinen Finger, so neigt sich der Körper nach hinten. Wenn die Finger einer Hand stärker auf den Boden drücken als die der anderen, so neigt sich der Körper nach der Seite, auf der der Druck stärker ist (Abb. 44). Ein gleichmäßiger und beständiger Druck auf Daumen, Mittel- und kleinen Fingern sowie ein leichter Druck auf den anderen Fingern hält den Körper aufrecht. Rucken Sie nicht mit den Schultern, und ziehen Sie sie nicht hoch, während Sie mit den Fingern drücken. Heben Sie das Gesäß ein wenig vom Boden ab, ohne die Knie mit anzuheben (Abb. 45), spannen Sie die Gesäß-

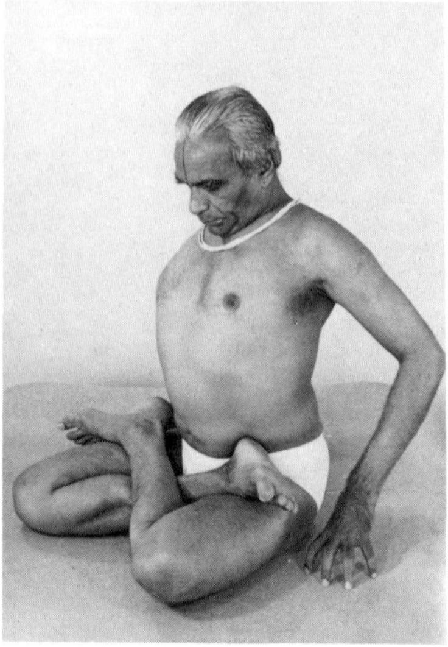

Abb. 41

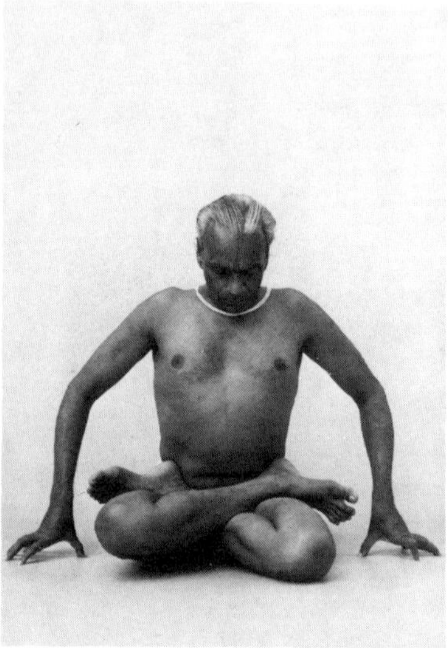

Abb. 42

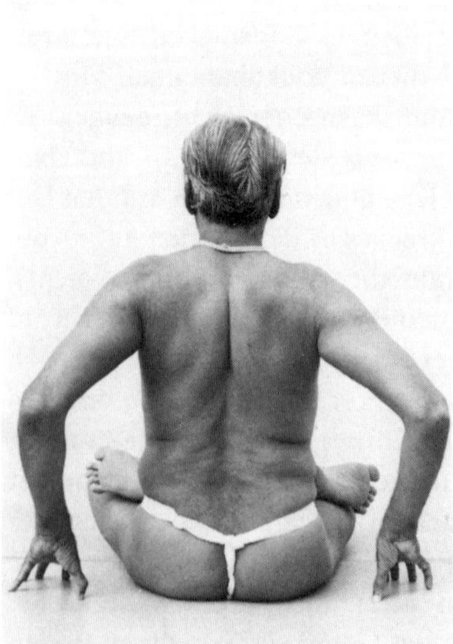

Abb. 43

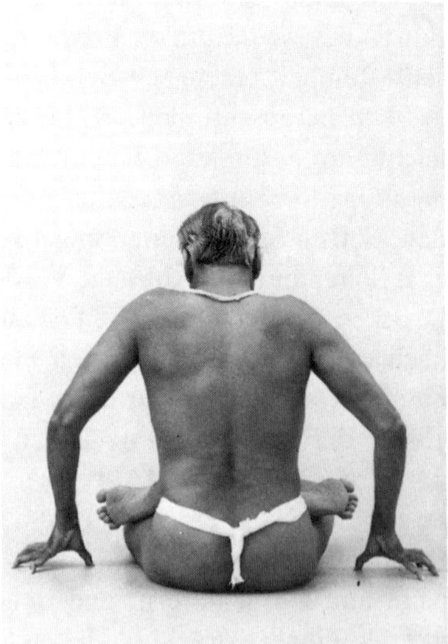

Abb. 44

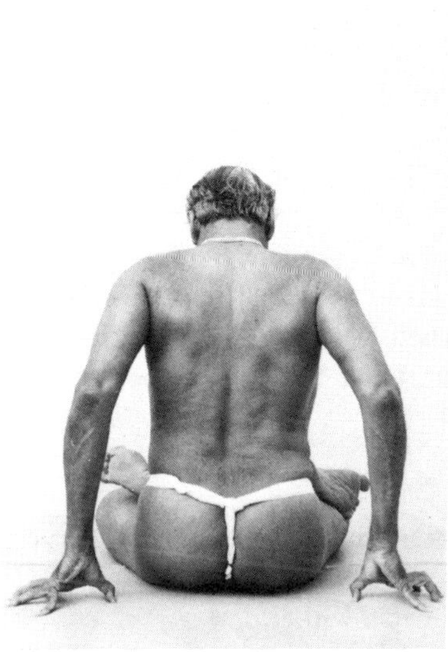

Abb. 45

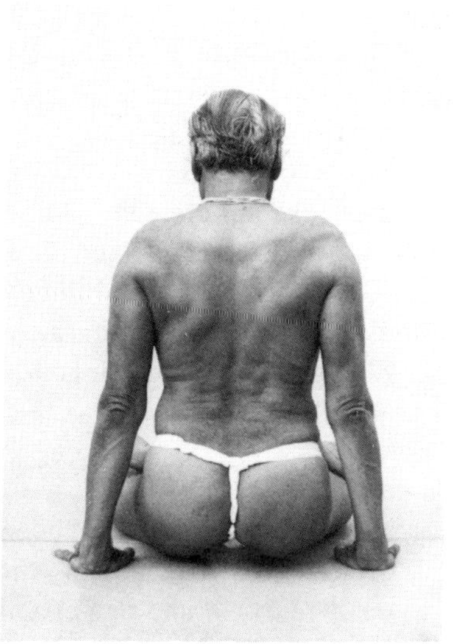

Abb. 46

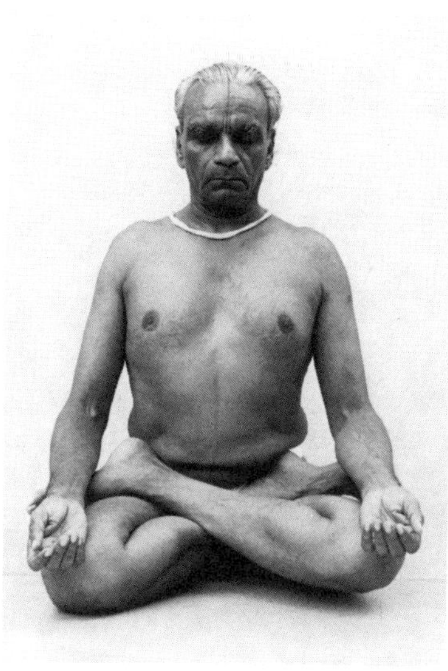

Abb. 47

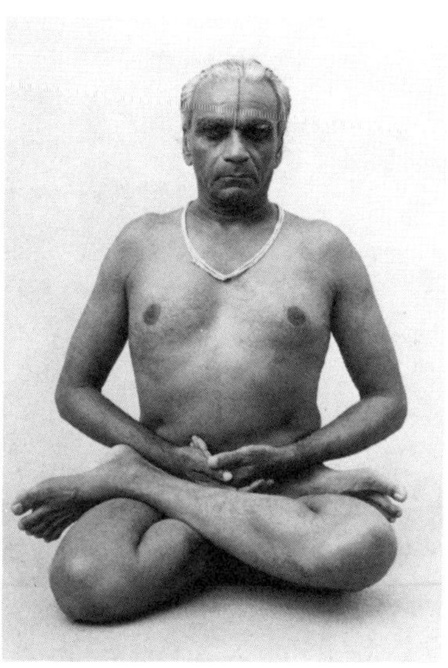

Abb. 48

muskeln an, ziehen Sie das Steißbein ein, und bringen Sie dann das Gesäß wieder auf den Boden. Wer sein Gesäß nicht mit den Fingerspitzen anheben kann, kann dazu die Handflächen auf den Boden legen wie auf Abb. 46.

24. Lösen Sie die Hände vom Boden, und legen Sie die Rücken der Handgelenke auf die Knie (Abb. 47) oder beide Hände offen in den Schoß, wobei die eine Hand die andere umschließt (Abb. 48). Wechseln Sie dabei innere und äußere Hand ab, denn dies verhilft den Rückenmuskeln zu einer harmonischen Dehnung. Strecken Sie nicht die Ellbogengelenke, da dies dazu führt, daß Sie sich nach vorn lehnen (Abb. 49).

Drei kritische Punkte

25. Merken Sie sich die folgenden drei kritischen Punkte am Körper:
i) der Damm zwischen dem After und den Geschlechtsorganen,
ii) das Kreuzbein und den ersten Lendenwirbel,
iii) der neunte Brustwirbel hinten und die Mitte des Brustbeins vorn (Abb. 50 und Abb. 51).

Stimmt die Haltung, so bewegt sich die Haut von Nacken und Schultern aus nach unten, und die von Gesäß und Hüften dehnt sich nach

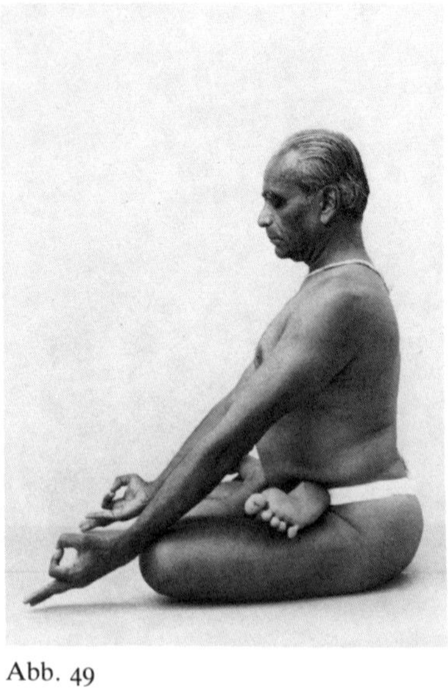

Abb. 49

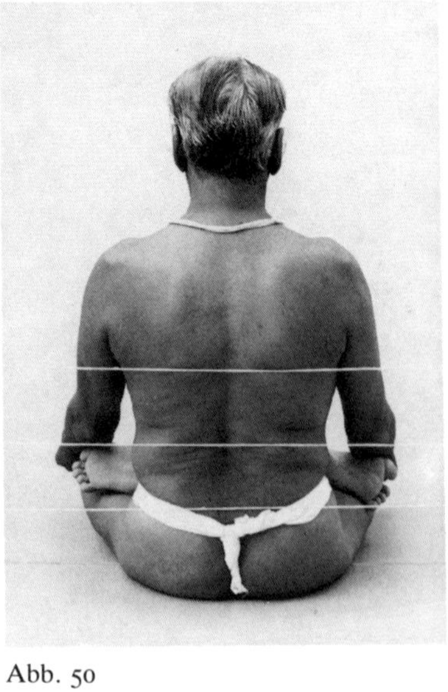

Abb. 50

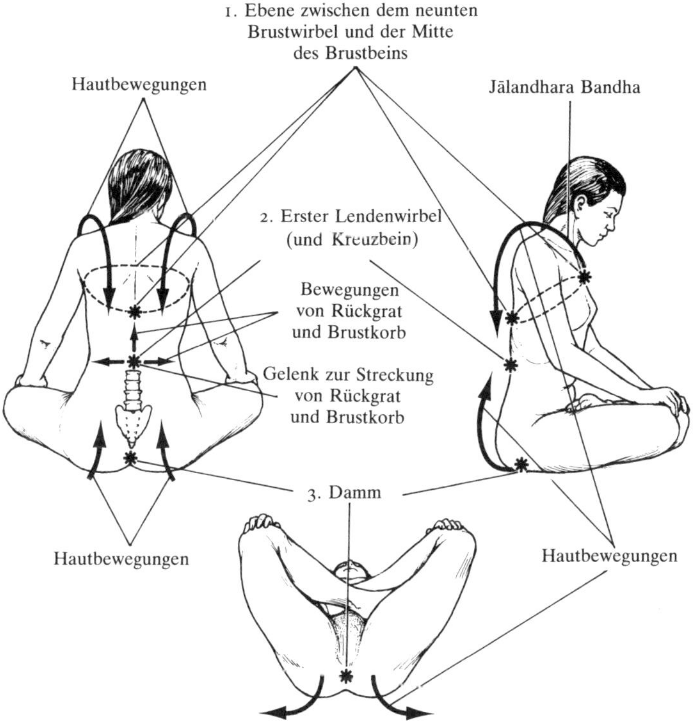

Abb. 51 Drei kritische Punkte

oben. Die größte Spannung spürt man am ersten Lendenwirbel, wo diese beiden entgegengesetzten Bewegungen aufeinandertreffen. Der Brustwirbel hinten und die Brustbeinmitte vorn werden in Richtung Kinn gehoben, während das Kinn nach unten gesenkt wird wie bei Jālandhara Bandha. Das Aufwärtsziehen der Haut über der Brustbeinmitte erleichtert das Senken des Kinns, so daß es in der Fuge zwischen den Schlüsselbeinen ruhen kann. Der erste Lendenwirbel dient als Stützgelenk für die senkrechte Streckung des Rückgrats und die seitwärtige Öffnung der Brust, wodurch die Stärke der vier Säulen des Leibes (der Ecken des Rumpfes) zu beiden Seiten gewahrt bleibt. Geben die Lendenwirbel nach, so können sich die Lungen nicht ordentlich ausdehnen. Nur die richtige Bewegung und Dehnung der Haut am Rücken, an den Seiten und vorn vermag die oberen Lungenlappen zu füllen.

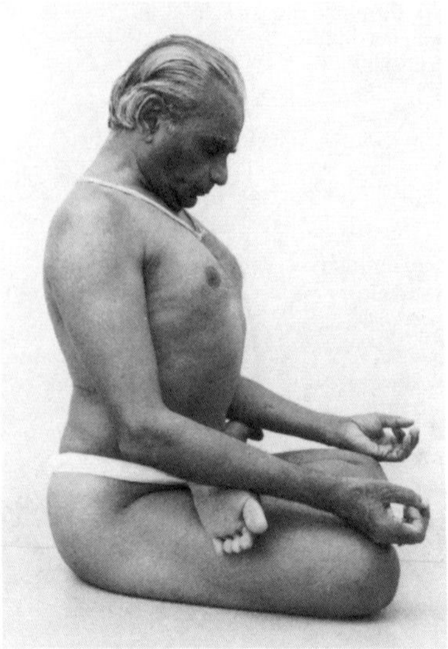

Abb. 52

Haut des Rumpfes

26. Halten Sie die Schulterblätter tief, und machen Sie sie nach der Seite hin auf, weg vom Rückgrat, so wie ein Vogel im Flug seine Flügel ausbreitet. Dann bewegt sich die Haut dort nach unten, und die Achselhöhlen sind zum Rücken hin etwas gesenkter als nach vorn. Dadurch sinkt der Rücken nicht in sich zusammen. Da sich die Brust beim Anheben von den Achselhöhlen wegbewegt, ist die Haut vorn beidseitig gedehnt (Abb. 52).
27. Die inneren und äußeren Interkostalmuskeln verbinden den Brustkorb zu einem Ganzen, und sie kontrollieren die diagonalen Streckungen. Gemeinhin wird davon ausgegangen, daß die inneren Interkostalmuskeln der Ausatmung dienen und die äußeren der Einatmung. Normale Tiefenatmungstechniken unterscheiden sich jedoch von den Prānāyāma-Techniken. In Prānāyāma setzen die inneren Interkostalmuskeln am Rücken die Einatmung in Gang und die äußeren Interkostalmuskeln vorn die Ausatmung. Beim inneren Luftanhalten (siehe Kapitel XV) muß die Anspannung der Brustmuskeln überall völlig gleichmäßig und ausgewogen sein, so daß sich die Spannung im Gehirn löst. Sowohl in Prānāyāma als auch in der Meditation *(dhyā-*

na) müssen Rückenmuskeln und Rückenhaut zusammenarbeiten, als wären sie ineinander verwoben.

28. Straffheit oder Schlaffheit der Haut des Rumpfes weisen auf die emotionale Stabilität eines Menschen hin oder auf deren Fehlen und machen sichtbar, ob er zu geistiger Ruhe und Gelassenheit gelangt ist. Wenn die Haut an der oberen Brust in der Nähe der Schlüsselbeine faltig wird und einsackt, so ist der Betreffende ein Opfer seiner Gefühle. Eine feste Brust ist ein Zeichen der Stabilität. Werden Brust und Zwerchfell nicht stabil erhalten und wird die Hauttätigkeit nicht auf die Bewegungen der Rückenmuskeln abgestimmt, so wird sich beim Atmen kein Gefühl der Gelassenheit einstellen. Arbeiten beide einträchtig zusammen, so bildet sich ein mutiger Geist.

29. Bei kunstgerechtem Sitzen bewegt sich der Rücken vorwärts, als wolle er zur Brust. Achten Sie auf Ihre Kleidung, denn wenn der Rücken diese berührt, so ist die Bewegung falsch, wenn jedoch die Brust sie berührt, so ist sie richtig (Abb. 53 und 54: falsch; Abb. 55 und 56: richtig).

30. Anfänger können sich an eine Wand setzen, und zwar möglichst dicht mit dem Gesäß daran. Das untere Kreuzbein und die Spitzen der Schulterblätter sollten Kontakt mit der Wand haben. Wenn die Schul-

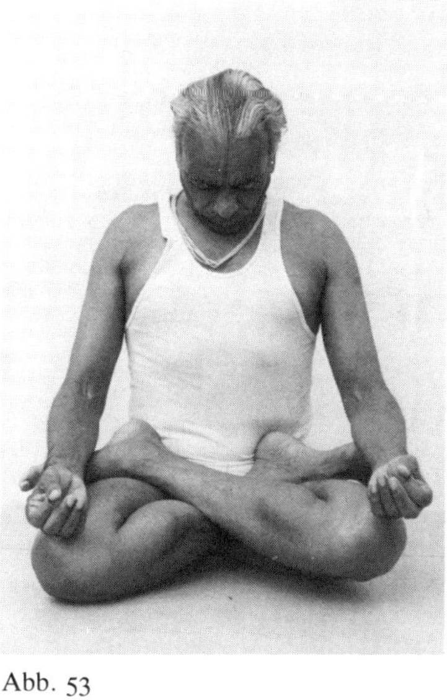

Abb. 53

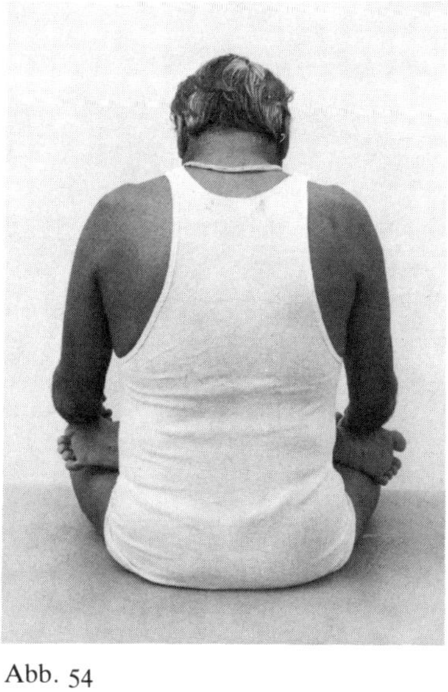

Abb. 54

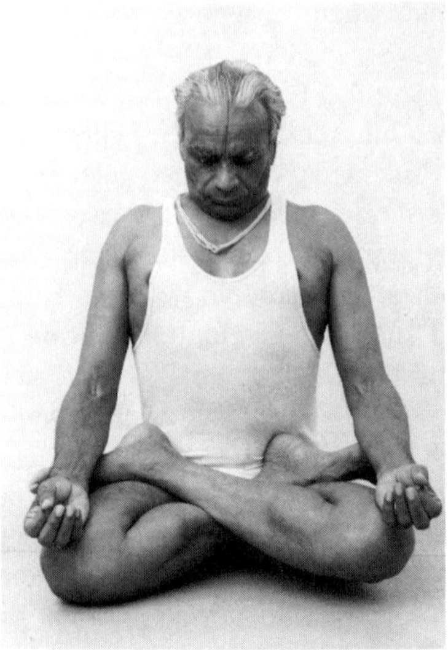

Abb. 55

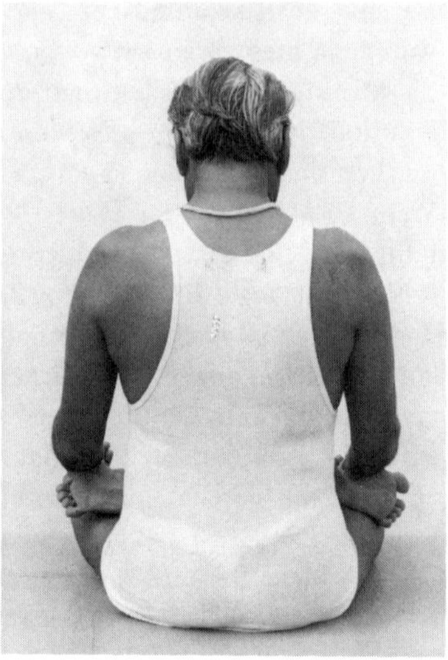

Abb. 56

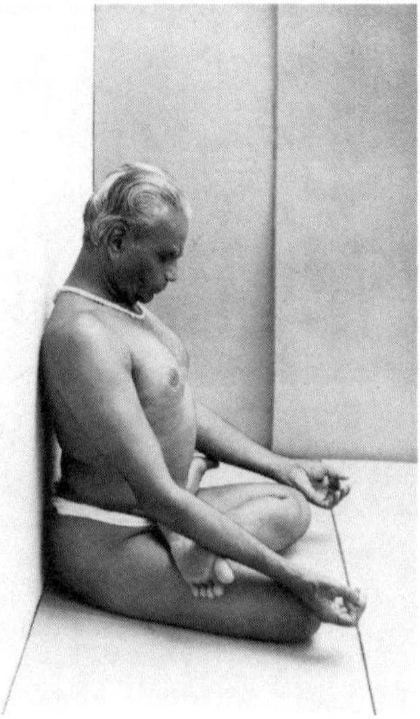

Abb. 57

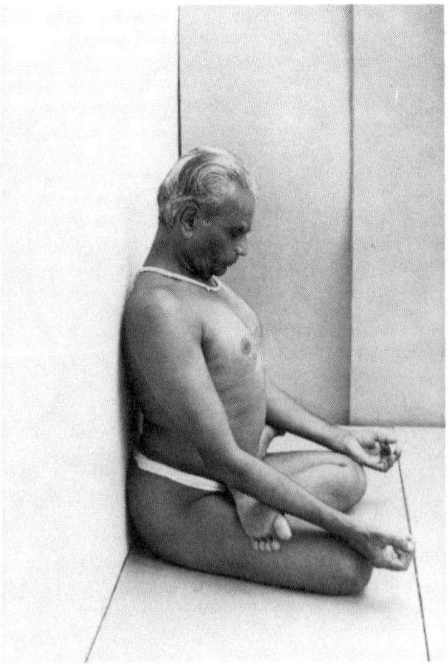

Abb. 58

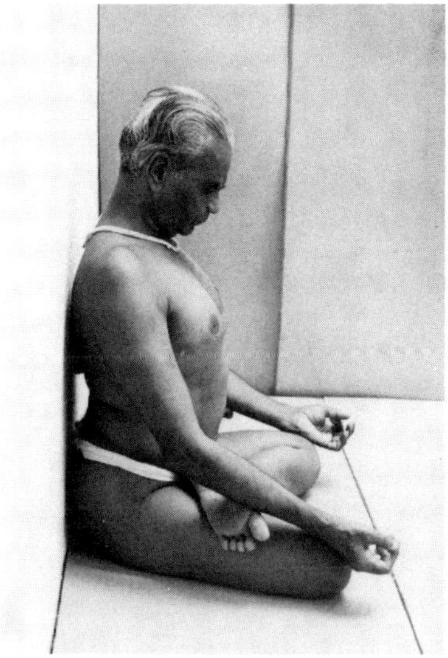

Abb. 59

tern die Wand berühren, so neigt das Kreuzbein dazu, von der Wand wegzurücken (Abb. 57). Wenn dies geschieht, korrigieren Sie Ihre Haltung wieder (Abb. 58). Dehnen Sie die Schulterblätter nach außen. Um zur rechten Haltung zu gelangen, können Sie zwischen den Schulterblättern, genau gegenüber dem Brustbein, ein Stück Seife, ein Stück Holz von gleicher Größe oder ein kleines zusammengerolltes Handtuch stecken (Abb. 59).

31. Ruckartige Bewegungen sind Anzeichen der Ermüdung, des Schwindens der Aufmerksamkeit und des Mangels an Vertrauen. Wenn sie auftreten, so verschwenden Sie Ihre Zeit nicht weiter an Prānāyāma, sondern üben Sie Āsanas, die die Lungen zur Entfaltung bringen und die Nerven beruhigen.

32. Am Anfang bereitet die Arbeit an den korrekten Bewegungen Schmerzen und Beschwerden, aber mit der Zeit und bei regelmäßigem Üben verschwinden diese. Wenn die Schmerzen oder Beschwerden stark und unerträglich werden, so sollte das Üben für den Rest des Tages eingestellt werden. Es ist dies ein Zeichen dafür, daß der Rumpf in die dem Prānāyāma gemäße Haltung gebracht wurde.

33. Lernen Sie zwischen der richtigen und der falschen Art Schmerz unterscheiden. Der richtige Schmerz tritt nur während des Übens von

Prānāyāma auf und verschwindet sofort im Anschluß an Shavāsana. Wenn der Schmerz andauert, so ist er von der falschen Art und wird den Sādhaka auch weiterhin quälen, während der Schmerz von der rechten Art ein wahrer Freund und Lehrer ist, der immer neu berichtigt und verbessert und unentwegt das Gehirn wie auch den Körper formt.

Wenn man nicht auf dem Boden sitzen kann

34. Wer aufgrund von Alter, Schwäche oder Gebrechlichkeit unmöglich auf dem Boden sitzen kann, darf einen Hocker oder Stuhl benutzen. Jedoch müssen die Füße flach auf dem Boden bleiben, die Hüften parallel zueinander und parallel zur Erde sein und die Schienbeine senkrecht dazu (Abb. 60 und 61). Halten Sie Arme und Beine entspannt und unverkrampft, und befolgen Sie alle Anweisungen in diesem Kapitel so weit wie möglich.

Eingeschlafene Füße

35. Jede Sitzhaltung für Prānāyāma hat eingeschlafene Füße zur Folge, denn in einer solchen Stellung zu sitzen behindert den Blutstrom.

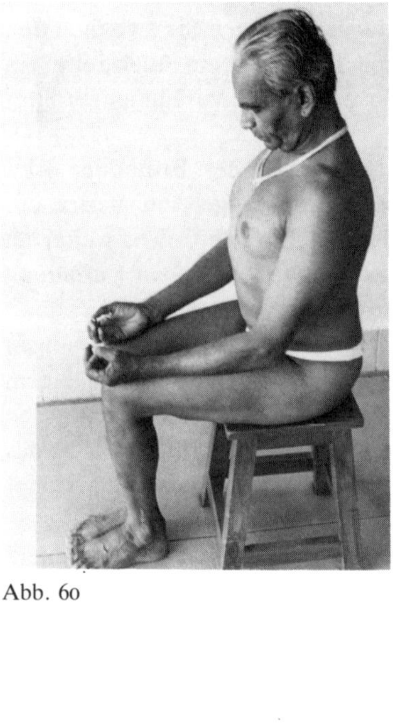

Abb. 60

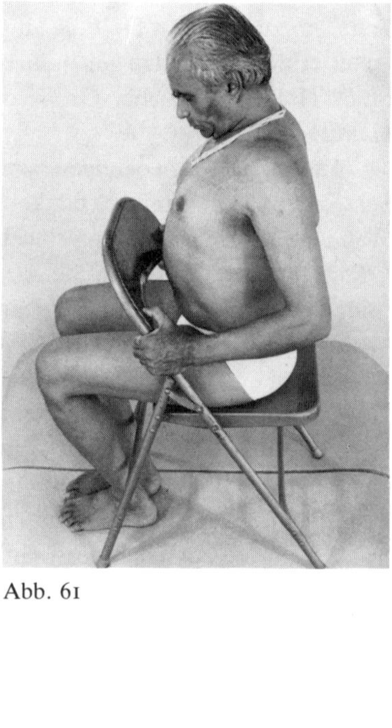

Abb. 61

Es gibt aber ein einfaches Gegenmittel. Machen Sie zwei oder drei Minuten lang Shavāsana mit angewinkelten Knien, wobei die Fersen dicht ans Gesäß gebracht werden sollten (Abb. 62). Strecken Sie dann die Beine nacheinander aus (Abb. 63 und 64). Dehnen Sie die Wadenmuskeln, die Kniekehlen, Fersen und den Spann, während die Zehen zur Decke zeigen (Abb. 65). Bleiben Sie so eine Weile liegen, und lassen Sie dann die Füße zur Seite kippen (Abb. 66). Dadurch wird der Blutkreislauf in den Beinen angeregt und die Taubheit in den Füßen wird verschwinden.

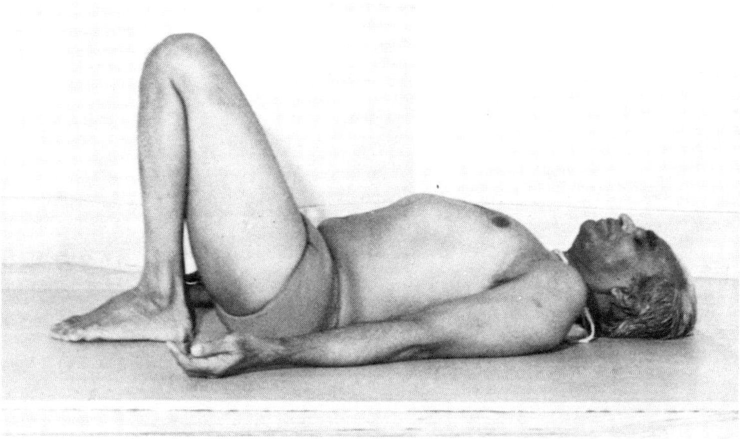

Abb. 62

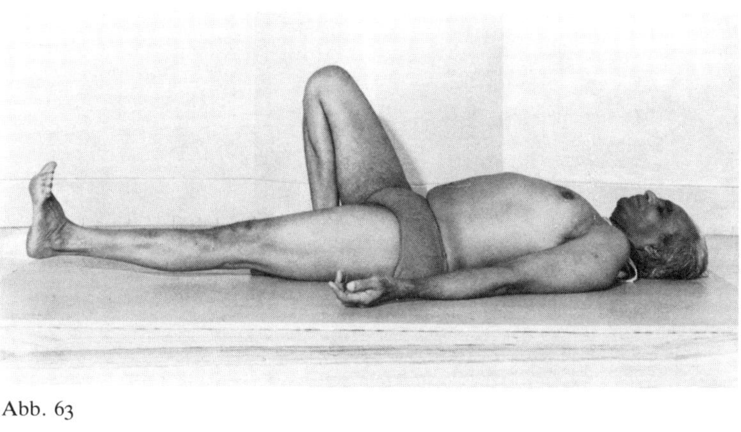

Abb. 63

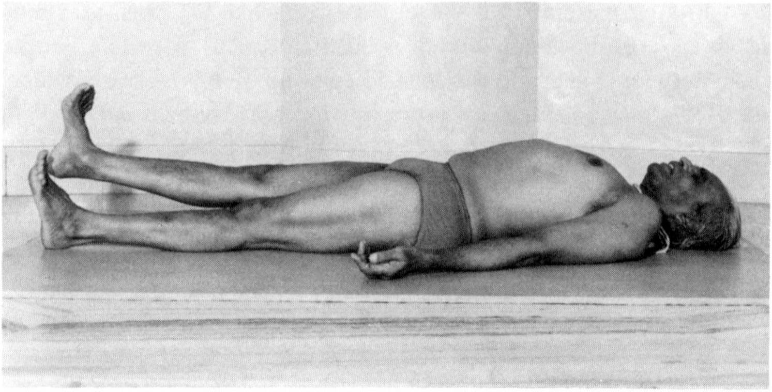

Abb. 64

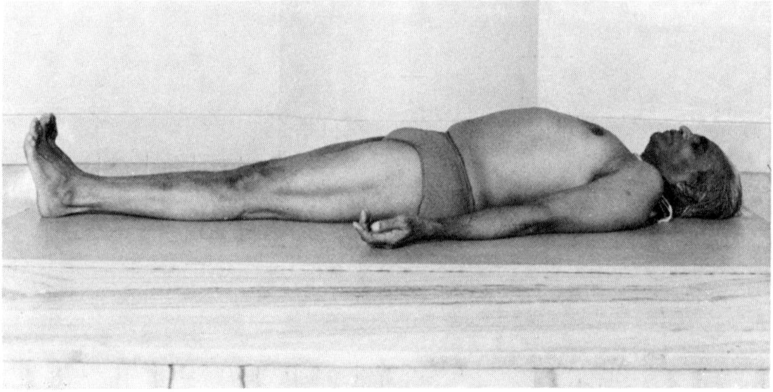

Abb. 65

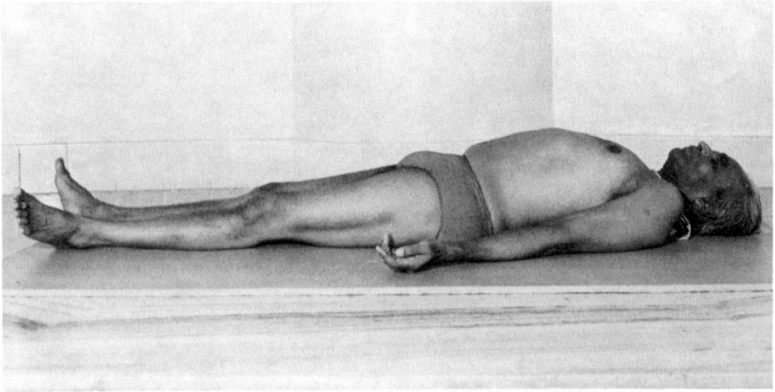

Abb. 66

Arme und Schultern

36. Spreizen Sie beide Schultern vom Nacken ab. Senken Sie sie so tief wie möglich, weg von den Ohrläppchen, und halten Sie sie parallel zum Boden. Die Haut der Achselhöhlen ist vorn nach oben gezogen und hinten nach unten. Beim Üben von Prānāyāma neigen die Schultern dazu, sich nach oben zu den Ohren hin zu bewegen. Wirken Sie dem bewußt und beständig entgegen. Dadurch werden die Ellbogen mehr in Bodennähe gebracht, und es ist gewährleistet, daß Dehnung und Länge der Oberarme vorn und hinten gleich sind. Spreizen Sie die Ellbogen nicht ab, und führen Sie sie nicht zu den Schultern (Abb. 67 und 68).

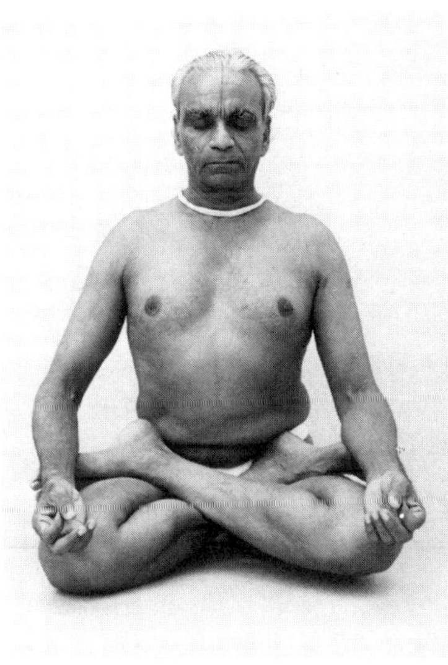

Abb. 67

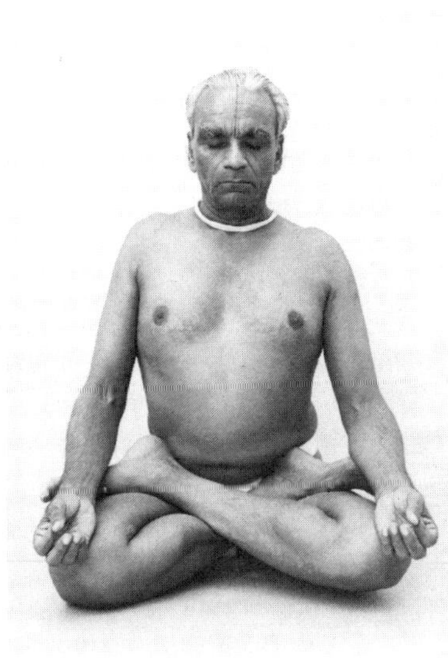

Abb. 68

37. Die Haltung der Unterarme und das Ansetzen der Finger an der Nase für bestimmte Prānāyāma-Arten werden im einzelnen im Kapitel XXII erörtert.

Kopf und Hals

38. Halten Sie den Kopf nie aufrecht außer beim Liegen. Senken Sie den Kopf, und halten Sie ihn so, daß sich der Scheitel nicht nach oben

bewegt, sondern während der ganzen Prānāyāma-Übung in seiner Stellung verharrt. Dies klärt die feinstofflichen Pforten der beiden Nādīs zu beiden Seiten des Nasenrückens. Eine verstopfte Nase, ein steifer Hals und ein verspannter Nacken deuten darauf hin, daß die Kopfhaltung nicht stimmt. Um diese zu korrigieren, lösen Sie die innere Verkrampfung des Halses, entspannen Sie den Bereich der Oberlippe, und senken Sie die Augäpfel.

39. Entspannen Sie die Schädelhaut, und halten Sie die Nerven passiv, so daß das Gehirn ruhig und gefestigt bleibt. Die Haut über den Schläfen sollte nicht angezogen oder gehoben werden. Pressen Sie nicht die Lippen zusammen, sondern halten Sie sie entspannt und passiv, so daß die Mundwinkel weich bleiben.

Zunge

40. Halten Sie die Zunge passiv und entspannt, und lassen Sie sie im Unterkiefer ruhen. Die Zungenspitze sollte weder den Gaumen noch die Zähne berühren. Beißen Sie nicht die Zähne zusammen, und bewegen Sie nicht die Zunge beim Einatmen, Ausatmen oder Luftanhalten. Wenn sich die Zunge bewegt, fließt Speichel. Wenn Sie allerdings mit Prānāyāma anfangen, wird sowieso Speichel fließen und sich sammeln. Lassen Sie sich nicht dadurch beirren, sondern schlucken Sie ihn hinunter, bevor Sie wieder Atem holen. Wenn Sie die Zunge passiv halten, wird der Speichelfluß allmählich versiegen.

Nase

41. Die Nase reguliert den Strom und den Ton des Atems. Spitze und Rücken der Nase sollten zum Brustbein hinzeigen, ohne daß sich der Kopf zur Seite neigt. Die Nasenspitze wird bei der Einatmung gern angehoben, daher achten Sie darauf, und halten Sie sie bewußt gesenkt. Bewegen Sie Nasenrücken und Nasenspitze nach oben, so wird das Atemgeräusch rauh.

Augen und Ohren

42. Die Augen kontrollieren die Schwankungen im Gehirn, die Ohren die des »Denkens«. Sie sind die Flüsse, die Gehirn und Gemüt dem Meer der Seele zuführen. Prānāyāma sollte mit geschlossenen und

unbewegten Augen und offenen Ohren, die auf den Ton des Atems lauschen, geübt werden. Schließen Sie die Augen sacht, wobei Sie mit den Oberlidern einen leichten Druck auf die Pupillen ausüben, während die Unterlider passiv bleiben. Dann sind die Augen weich. Sorgen Sie dafür, daß sie sich nicht verhärten und austrocknen. Bewegen Sie die Oberlider auf die Außenwinkel der Augenhöhlen zu, und verringern Sie so jegliche Spannung der Haut an den Innenwinkeln nahe des Nasenrückens. Halten Sie die Pupillen still und im gleichen Abstand von der Nase. Entspannen Sie die Haut von der Stirnmitte aus, denn diese glättet die Falten zwischen den Augenbrauen und hält den Bereich passiv.

43. Am Anfang ist es schwierig, die Kunst des Sitzens zu meistern, denn der Körper neigt sich unbewußt. Öffnen Sie daher die Augen von Zeit zu Zeit für einen Sekundenbruchteil, und prüfen Sie, ob der Körper eingesunken und ob der Kopf aufrecht oder gesenkt oder nach einer Seite geneigt ist. Prüfen Sie sodann die Spannung im Hals und die Straffheit der Gesichtshaut, besonders um die Schläfen herum. Finden Sie zuletzt noch heraus, ob die Augen flackern oder still sind. Bringen Sie dann Körper und Kopf in die rechte Haltung, entspannen Sie den Hals, und halten Sie die Augen passiv. Wenn sich die Muskeln dort entspannen, so entspannt sich auch die Haut. Die Oberlippe und die Nasenlöcher beeinflussen das Wirken der Sinne und Organe. Entspannen Sie den Bereich der Oberlippe, denn dies trägt zur Entspannung der Gesichtsmuskulatur wie auch des Gehirns bei. Wenn Sie Prānāyāma im Sitzen üben und sich dabei die Haut um die Schläfen auf die Ohren zubewegt, so bedeutet dies, daß das Gehirn unter Druck steht. Bewegt sie sich auf die Augen zu, so hat das Gehirn Ruhe. Im Liegen bewegt sich die Haut um die Schläfen auf die Ohren und nicht auf die Augen zu.

44. Richten Sie Ihren Blick nach innen, als wollten Sie mit geschlossenen Augen auf etwas hinter den Augen schauen. Es wird den Anschein haben, als seien die Augen weit geöffnet, obgleich der Blick nach innen gerichtet ist (Abb. 69 und 70). Beim Ein- und Ausatmen neigen die Pupillen dazu, sich auf und ab zu bewegen. Versuchen Sie dies zu unterbinden, denn diese Bewegung regt das Gehirn zur Tätigkeit an.

45. Sind die Augenlider schlaff, so macht sich ein Gefühl der Schwere breit, beginnen die Pupillen zu flackern, so tritt Zerstreutheit ein. Wenn sich die Oberlider zusammenziehen, so flackern die Gedanken

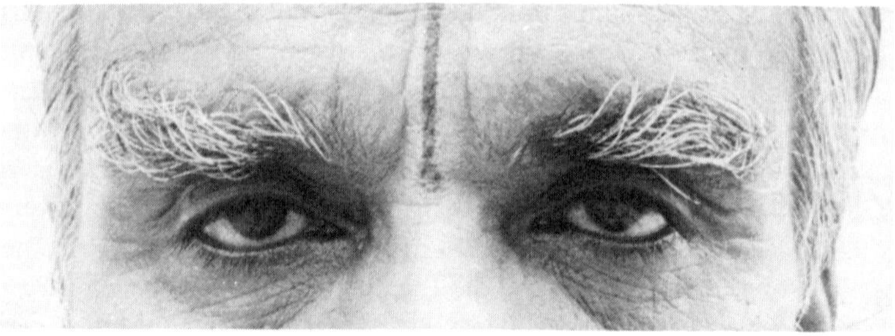

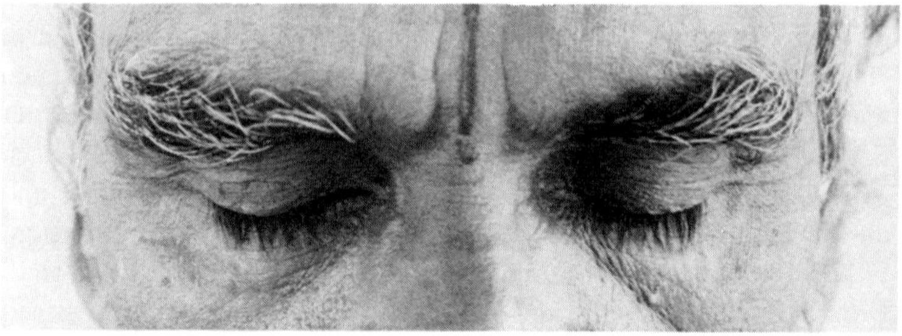

Abb. 69 und 70 Der nach innen gerichtete Blick

wie eine Flamme im Wind. All dies unterbleibt, wenn sie ganz entspannt sind.

46. Wenn sich die Wimpern nicht berühren, ist das Gehirn aktiv und entspannt sich nicht. Sind die Augenbrauen angespannt, so sträuben sich die Haare dort wie im Zorn. Sind die Brauen jedoch glatt, so hat das Gehirn Ruhe.

47. Halten Sie die Gehöröffnungen auf gleicher Höhe und in gleichem Abstand von den Schultern. Die Ohren müssen auf den Ton des Atems lauschen und sich während der ganzen Übung leicht anfühlen. Beißen Sie nicht die Zähne zusammen, denn dadurch verhärtet sich der Bereich um die Ohren und blockiert diese, was zu einem Gefühl der Schwere und des inneren Juckens führt.

48. Achten Sie ganz besonders auf die Stelle, wo die feinstofflichen Energiekanäle *(nādīs)* von den Augen, Ohren und Lungen sich in der Gehirnmitte hinter und zwischen den Augen überschneiden. Dies ist das Zentrum, von wo aus diese Energien kontrolliert werden (siehe Kapitel V). Hier setzt die Kontrolle des Atems ein.

Gehirn

49. Das Gehirn ist ein Computer und ein Denkwerkzeug. Das Gemüt kennt Gefühle, nicht aber das Gehirn. Da das Gehirn die Körperfunktionen und die Sinnesorgane kontrolliert, sollte man es bewegungslos halten. In Prānāyāma ist es der Veranlasser, nicht der Handelnde, sondern ein Zuschauer. Die Lungen sind die Handelnden, das Gehirn ist der Leiter.
50. Ist die Sitzhaltung korrekt, fest, sicher und wohlausgewogen, so sind die Gefühle in Zaum gehalten. Das Gehirn fühlt sich leicht, gleichsam schwebend. Keine Spannung ist dann dort zu spüren, und es findet keine Energieverschwendung statt. Kommt es zu einer Aufwärtsbewegung des vorderen Gehirns, so empfindet man Gereiztheit und Anspannung, neigt es sich nach einer Seite, so fühlt sich die andere Seite schwer an, was das Gleichgewicht durcheinanderbringt.
51. Intellektuelle neigen zu Arroganz. Intelligenz ist wie Geld – ein guter Knecht, aber ein schlechter Herr. Beim Prānāyāma-Üben senkt der Yogi seinen Kopf tief, wobei er Vorder- und Hinterteil des Schädels aufeinander abstimmt, und macht sich demütig und ohne Stolz auf seine intellektuellen Errungenschaften.
52. Die Yogis wissen, daß über das Gehirn objektives Wissen *(vidyā)* erworben wird, während man über das »Denken« *(manas)* subjektives Wissen *(buddhi)* erfährt. Manas ist die äußere Hülle, Buddhi ist ihr Inhalt. Manas hat seinen Sitz im Herzzentrum, wo die Gefühlsaufwallungen stattfinden.
53. Schweigen sowohl die Gefühle als auch der Intellekt und sind sie keinen Schwankungen unterworfen, so erlebt der Yogi zuerst den Frieden der Sinne und daraufhin den des »Denkens«. Dem folgt die seltenere und reifere Erfahrung des spirituellen Friedens, der ihn von weltlichen Erwägungen und Sorgen befreit. Er wird des außergewöhnlichen, reinen Seinszustands inne, einer vollkommenen Bewußtheit, des göttlichen Seins im Menschen. Hier löst sich das Endliche ins Unendliche auf. Dies ist Samādhi, das ewige Ziel des Yogi.

XII. DIE KUNST DER GEISTIGEN VORBEREITUNG AUF PRĀNĀYĀMA

»Je nachdem ob der Atem stet oder unstet ist,
ist es auch das ›Denken‹ und also der Yogi.
Daher sollte man den Atem kontrollieren.«

Hatha Yoga Pradīpikā, II,2

1. Vom Baum des Lebens heißt es, er wurzele in der Höhe und breite seine Äste nach unten aus, und so steht es auch mit dem Menschen, denn sein Nervensystem hat seine Wurzeln im Gehirn. Das Rückenmark ist der Stamm, der durch die Wirbelsäule nach unten wächst, während die Nerven vom Gehirn aus im Rückenmark zusammenstreben und sich von dort aus im ganzen Körper verzweigen.

2. Die Kunst des Sitzens in Prānāyāma ist im elften Kapitel detailliert erklärt, das sich mit der äußeren Vorbereitung befaßt, die der Sādhaka zum Üben von Prānāyāma braucht.

3. Die Arterien, Venen und Nerven sind Kanäle *(nādīs)*, durch die die Energie im ganzen Körper zirkuliert und verteilt wird. Der Körper ist durch das Üben der Āsanas trainiert, wodurch die Kanäle für den Fluß von Prāna freigehalten werden. Die Energie kann nicht den ganzen Körper durchstrahlen, wenn die Nādīs durch Unreinheiten verstopft sind. Sind die Nerven durcheinander, so kann man unmöglich standfest bleiben, und ohne Standfestigkeit ist das Üben von Prānāyāma aussichtslos. Sind die Nādīs gestört, so kann man sein wahres Wesen und den Kern der Dinge nicht entdecken.

4. Das Üben der Āsanas stärkt das Nervensystem, und Shavāsana beruhigt aufgepeitschte Nerven. Brechen die Nerven zusammen, so auch das »Denken«. Sind die Nerven gespannt, so auch das »Denken«. Ist das »Denken« nicht entspannt, still und offen, so kann Prānāyāma nicht geübt werden.

5. Auf der Suche nach Frieden ist in der modernen Welt ein Interesse an den Segnungen der Meditation und an der alten Kunst des Prānāyāma wach geworden. Beide Disziplinen wirken zunächst sehr faszinierend, aber mit der Zeit wird deutlich, daß sie nicht nur sehr schwer

zu erlernen, sondern daß sie auch sehr langweilig sind und sich ständig wiederholen, weil der Fortschritt sehr langsam vor sich geht. Auf der anderen Seite ist das Üben der Āsanas ganz und gar faszinierend und fesselnd, da die Aufmerksamkeit konzentriert und über verschiedene Körperteile neu wieder aufgeladen wird. Dies erzeugt ein Gefühl der Begeisterung. In Prānāyāma gilt die Aufmerksamkeit zunächst den Nasenlöchern, den Atemwegen, dem Brustraum, der Wirbelsäule und dem Zwerchfell. Der Intellekt kann nicht auf andere Körperteile abschweifen. Daher kann Prānāyāma nicht als fesselnd erfahren werden, bevor Körper und »Denken« darauf trainiert sind, den Atemstrom zu empfangen. Monate oder Jahre können vergehen, ohne daß ein großer Fortschritt zu bemerken wäre, jedoch durch aufrichtiges und unbeirrtes Streben und durch Ausdauer wird das »Denken« des Sādhaka empfänglich für den regulierten Fluß des Atems. Dann beginnt er, die Schönheit und das süße Aroma von Prānāyāma zu kosten, und nach Jahren der Übung wird er seine Feinheit zu schätzen wissen.

6. Zwei Grundvoraussetzungen sind zum Üben von Prānāyāma nötig: ein stabiles *(achala)* Rückgrat und ein stiller *(sthira)*, aber wacher Geist. Denken Sie jedoch daran, daß jemand, der unmäßige Rückwärtsbeugen ausführt, wohl ein elastisches Rückgrat haben mag, das aber nicht lange stabil bleiben wird. Ein anderer, der sich ebenso unmäßig nach vorn streckt, mag ein stabiles Rückgrat haben, aber keinen stillen und wachen Geist. Beim Rückwärtsbeugen werden die Lungen gedehnt, was beim Vorwärtsbeugen nicht der Fall ist. Der Sādhaka muß die rechte Mitte zwischen den beiden finden, so daß das Rückgrat stabil und das »Denken« wach und unbeirrt bleibt.

7. Prānāyāma sollte nicht mechanisch ausgeübt werden. Gehirn und »Denken« sollten wachsam bleiben, damit Körperhaltung und Atemfluß ständig neu korrigiert werden können. Man kann Prānāyāma-Übungen nicht unter Willenszwang ausführen, es sollte dabei keinen zwanghaften Drill geben. Wesentlich ist völlige Offenheit von »Denken« und Intellekt.

8. In Prānāyāma ist das Verhältnis zwischen Chitta (»Denken«, Intellekt und Ich) und Atem gleich dem zwischen Mutter und Kind. Chitta ist die Mutter und Prāna ist das Kind. Wie eine Mutter ihr Kind mit Liebe, Sorge und Aufopferung umhegt, so sollte Chitta Prāna umhegen.

9. Der Atem ist wie ein reißender Strom, der ungeheure Energiemengen abgibt, wenn man ihn in Dämme und Kanäle einfaßt. Prānāyāma

lehrt den Sādhaka, die Energie des Atems einzufassen, so daß sie Lebenskraft und Elan abgibt.

10. Jedoch das *Hatha Yoga Pradīpikā* (II, 16/17) warnt: Wie ein Dompteur einen Löwen, einen Elefanten oder einen Tiger langsam zähmt, so sollte der Sādhaka seinen Atem nur allmählich unter Kontrolle bringen, denn sonst würde dieser ihn zerreißen. Durch das rechte Üben von Prānāyāma werden alle Krankheiten geheilt oder unter Kontrolle gehalten. Durch falsches Üben jedoch werden alle möglichen Atmungsbeschwerden hervorgerufen wie Husten, Asthma, Herzschmerzen und Augen- und Ohrenweh.

11. Beständigkeit von »Denken« und Atem greifen ineinander und machen den Intellekt ebenfalls beständig. Wenn dieser keinen Schwankungen unterliegt, wird der Körper stark und der Sādhaka von Mut erfüllt.

12. Das »Denken« *(manas)* ist der Herr der Sinne *(indriyas)*, wie der Atem der des »Denkens« ist. Der Ton des Atems ist sein Herr, und wird dieser Ton gleichmäßig beibehalten, so beruhigt sich das Nervensystem. Dann fließt der Atem weich und macht den Sādhaka bereit zur Meditation.

13. Beim Üben der Āsanas spielen die Augen eine besondere Rolle und in Prānāyāma die Ohren. Wenn man ganz aufmerksam ist und seine Augen gebraucht, so erlernt man die Āsanas und das rechte Gleichgewicht in den Stellungen. Sie lassen sich durch Willenskraft meistern, die sich die Glieder dienstbar zu machen weiß. Prānāyāma läßt sich jedoch nicht in dieser Weise ausüben. Während des Übens sind die Augen geschlossen, und das »Denken« konzentriert sich auf den Ton des Atems. Indem die Ohren auf den Rhythmus lauschen, werden Fluß und Nuancen des Atems reguliert, verlangsamt und geglättet.

14. Bei den Āsanas gibt es aufgrund der Vielzahl der verschiedenen Stellungen und Bewegungen endlose Abwandlungsmöglichkeiten, und in der Praxis wandert die Aufmerksamkeit hierhin und dahin. In Prānāyāma herrscht Eintönigkeit, und zwar erstens weil der Sādhaka nur in einer Stellung üben muß und zweitens weil er einen dauernden und unveränderlichen Atemton beizubehalten hat. Dies gleicht den Tonleiterübungen in der Musik, die dem Erlernen von Melodik und Harmonik vorausgehen.

15. Beim Üben der Āsanas verläuft die Bewegung vom bekannten grobstofflichen Leib zum unbekannten feinstofflichen. In Prānāyāma

verläuft die Bewegung vom inneren feinstofflichen Atem zum äußeren grobstofflichen Leib.

16. Wie Asche und Rauch ein brennendes und glühendes Stück Holz verdunkeln, so überdecken körperliche und geistige Unreinheiten die Seele des Sādhaka. Wie ein Windstoß Asche und Rauch vertreibt, so daß das Feuer auflodert, so leuchtet der göttliche Funke im Sādhaka auf, wenn sein Geist durch das Üben von Prānāyāma frei von Unreinheiten und bereit zur Meditation wird.

XIII. MUDRĀS UND BANDHAS

1. Um den Prānāyāma-Techniken folgen zu können, muß man etwas über Mudrās und Bandhas wissen. Das Sanskritwort *mudrā* bedeutet »Siegel« oder »Riegel«. Es bezeichnet Stellungen, die die Körperöffnungen verschließen, sowie Fingerhaltungen verbunden mit bestimmten Gesten der Hand.
2. *Bandha* heißt »Gefangenschaft, Verbindung, Fessel, Haltegriff«. Es bezieht sich außerdem auf eine Stellung, in der gewisse Organe oder Körperteile gehalten, zusammengezogen und kontrolliert werden.
3. Wenn Elektrizität erzeugt wurde, so braucht man Transformatoren, Leiter, Steckdosen, Schalter und isolierte Leitungen, die den Strom an seinen Bestimmungsort befördern. Ohne diese Vorkehrungen wäre der Strom tödlich. Wenn Prāna im Körper des Yogi durch das Üben von Prānāyāma zum Fließen gebracht wird, so ist es für ihn ebenfalls erforderlich, Bandhas anzuwenden, um ein Verströmen der Energie zu verhindern und sie ohne Schaden an die richtigen Orte zu leiten. Ohne die Bandhas würde Prānāyāma den Prāna-Fluß stören und das Nervensystem schädigen.
4. Von den etlichen Mudrās, die in Hatha-Yoga-Texten erwähnt werden, sind Jālandhara, Uddīyāna und Mūla Bandha für Prānāyāma wesentlich. Sie tragen dazu bei, die Energie zu verteilen, und verhindern ihre Verschwendung, indem sie dem Körper ein Höchstmaß an Luft zuführen. Man vollzieht sie, um die schlafende Kundalinī zu wecken und ihre Energie während Prānāyāma durch den Sushumnā-Kanal nach oben zu leiten. Ihre Anwendung ist wesentlich, um den Zustand des Samādhi zu erfahren.

Jālandhara Bandha

5. Das erste Bandha, das der Sādhaka meistern sollte, ist Jālandhara Bandha – *jāla* bedeutet »Netz, Geflecht, Gewebe«. Zu seiner Meisterung gelangt man beim Vollzug von Sarvāngāsana und seinem Zyklus, während dem das Kinn gegen das Brustbein gepreßt bleibt.

Technik

a) Sitzen Sie in einer bequemen Haltung wie Siddhāsana, Svastikāsana, Bhadrāsana, Vīrāsana, Baddhakonāsana oder Padmāsana (siehe Abb. 18–29).
b) Halten Sie den Rücken gerade. Heben Sie das Brustbein und den Vorderteil des Brustkorbs.
c) Dehnen Sie die Halsseiten, und führen Sie die Schulterblätter nach innen, ohne sich anzuspannen. Halten Sie Brust- und Nackenpartie des Rückgrats durchgedrückt, und neigen Sie den Kopf vom Nacken aus nach vorn und nach unten zur Brust.
d) Pressen Sie nicht den Hals zusammen, und zerren Sie die Nackenmuskeln nicht. Er sollte nicht vorwärts oder abwärts gezwungen oder hinten verkrampft werden (Abb. 71 und 72). Halten Sie Nacken- und Kehlmuskeln weich.
e) Senken Sie den Kopf dergestalt, daß Spitze und beide Seiten der Kinnlade gleichmäßig in der Mulde zwischen den Schlüsselbeinen auf der Brust ruhen (Abb. 73 und 74).
f) Strecken Sie nicht das Kinn auf einer Seite stärker vor (Abb. 75). Neigen Sie auch nicht den Kopf zur Seite (Abb. 76), denn dies kann zu Schmerzen und Zerrungen führen, die lange Zeit anhalten. Mit zunehmender Elastizität läßt sich der Hals immer tiefer beugen.
g) Zwingen Sie nicht das Kinn auf die Brust wie auf Abb. 71, sondern heben Sie die Brust, und kommen Sie damit dem sinkenden Kinn entgegen wie auf Abb. 74.
h) Halten Sie Kopfmitte und Kinn auf einer Linie mit Brustbein, Nabel und Damm (Abb. 77).
i) Lassen Sie nicht die Rippen einsinken, während das Kinn auf der Brust ruht (Abb. 78).
j) Entspannen Sie die Schläfen, und halten Sie Augen und Ohren passiv (Abb. 73).
k) Dies ist Jālandhara Bandha.

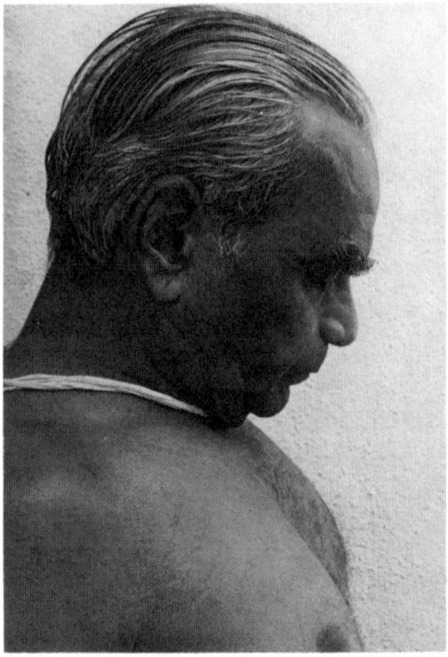

Abb. 71

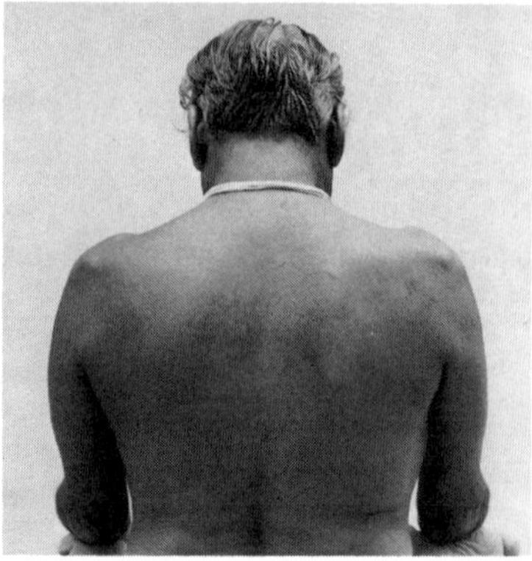

Abb. 72

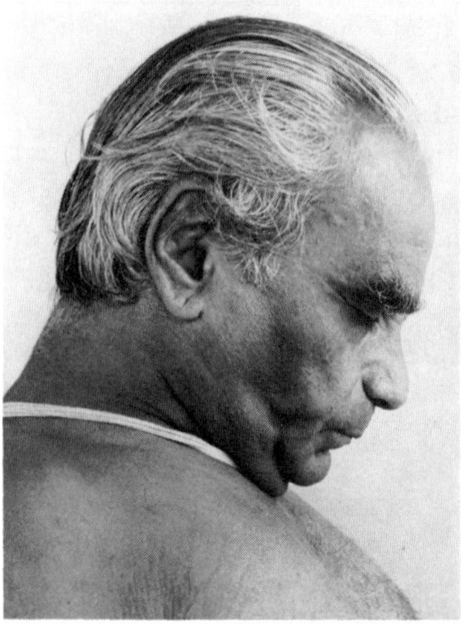

Abb. 73

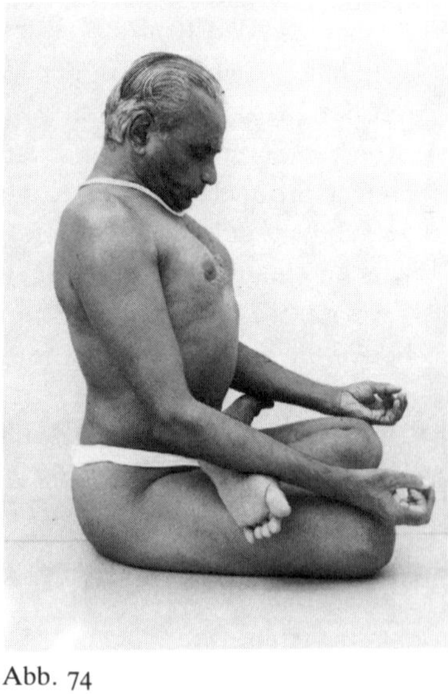

Abb. 74

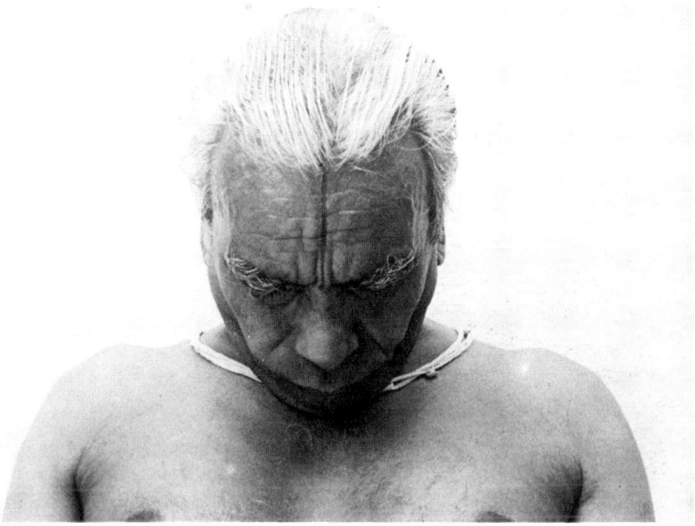

Abb. 75

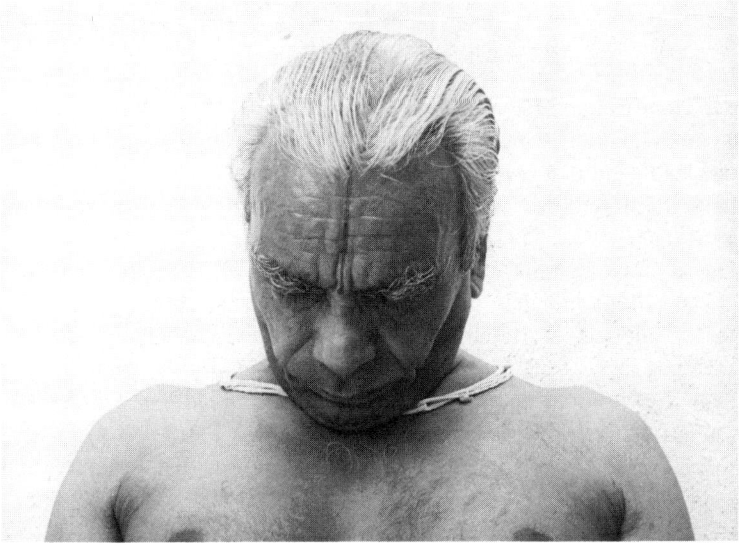

Abb. 76

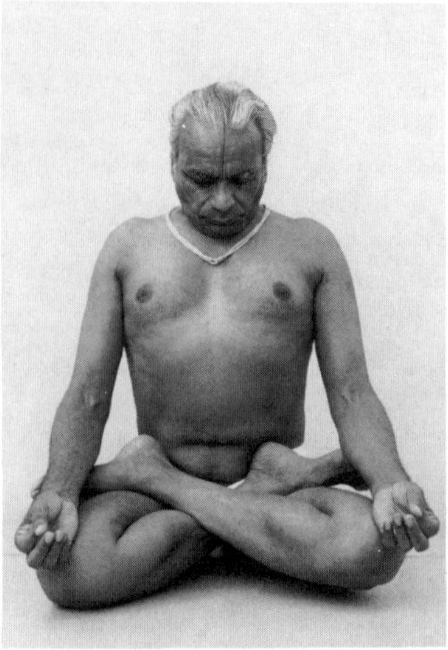

Abb. 77

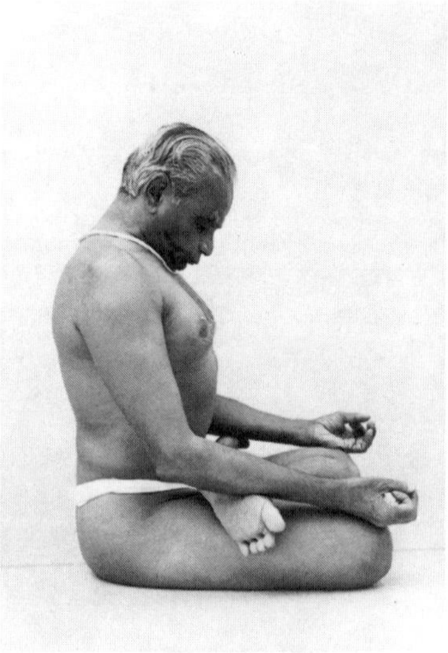

Abb. 78

Auswirkungen

Der Solarplexus liegt in der Mitte des Rumpfes. Dem Yoga nach ist er der Sitz des Verdauungsfeuers *(jātharāgni)*, das die Nahrung verbrennt und Hitze erzeugt. Der Lunarplexus befindet sich in der Mitte des Gehirns und erzeugt Kühle. Wird Jālandhara Bandha ausgeführt, so kann die kühle Energie des Lunarplexus aufgrund der Blockierung der Nādīs um den Hals herum nicht nach unten fließen oder von der heißen Energie des Solarplexus zerstreut werden. Auf diese Weise wird das Lebenselixier gespeichert und das Leben selbst verlängert. Das Bandha klemmt auch die Idā- und Pingalā-Kanäle ab und macht es dem Prāna möglich, durch die Sushumnā zu strömen.

Das Jālandhara Bandha reinigt die Atemwege in der Nase und reguliert den Strom des Blutes und der Energie *(prāna)* zum Herzen, zum Kopf und zu den endokrinen Drüsen (Schilddrüse und Nebenschilddrüse). Wird Prānāyāma ohne Jālandhara Bandha ausgeübt, so macht sich dies sofort durch Druck im Kopf, Gehirn, den Augäpfeln und dem Ohrinnern bemerkbar. Dies kann zu Schwindelgefühl führen.

Es entspannt das Gehirn und macht den Intellekt *(manas, buddhi* und *ahamkāra)* demütig.

Anmerkung
Wer einen steifen Hals hat, sollte den Kopf so weit unten halten, wie es ihm ohne größere Unannehmlichkeiten möglich ist (Abb. 79), oder ein Tuch zusammenrollen und es auf die Schlüsselbeine legen (Abb. 80 und 81). Es sollte eher von der angehobenen Brust als vom heruntergedrückten Kinn gehalten werden (siehe Abb. 73). Dies löst die Spannung in der Kehle, und die Atmung wird angenehm.

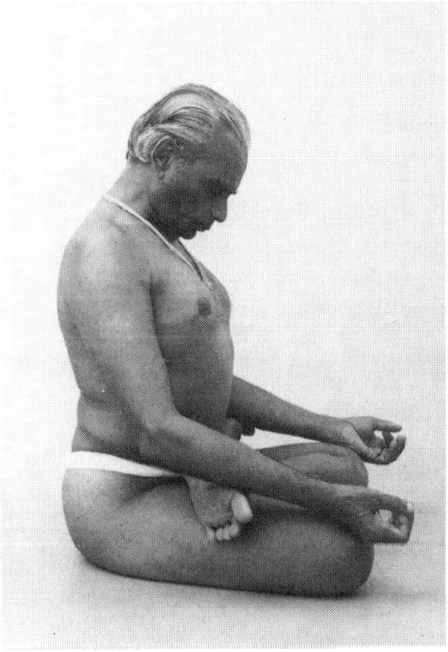

Abb. 79

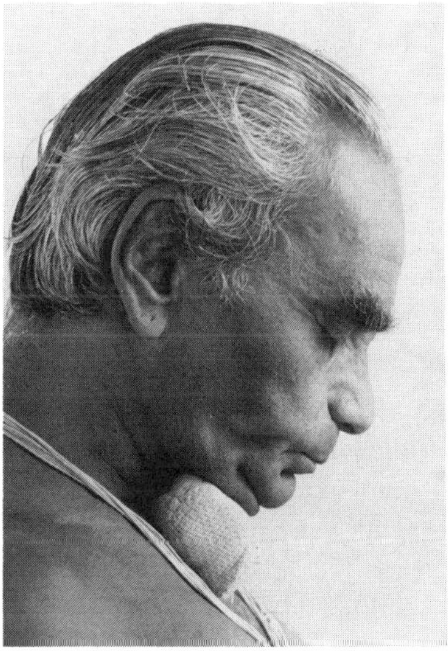

Abb. 80

Uddīyāna Bandha

6. *Uddīyāna*, was »emporfliegen« bedeutet, ist ein Halten des Bauches. Dadurch wird der Prāna oder die Energie dazu veranlaßt, vom Unterbauch zum Kopf emporzuströmen. Das Zwerchfell wird vom Unterbauch aus in den Brustraum gehoben und zieht dabei die unteren Organe nach oben und nach hinten auf die Wirbelsäule zu.

Technik

Bringen Sie es zunächst zur Beherrschung von Uddīyāna im Stand, so wie es im folgenden erklärt wird. Nehmen Sie das Bandha erst an-

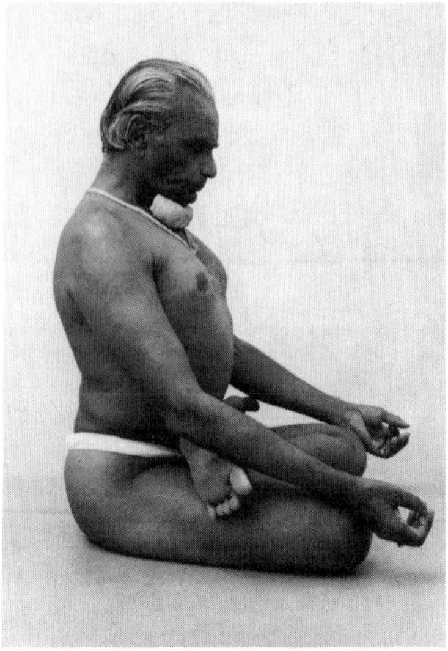

Abb. 81

schließend in Prānāyāma-Sitzübungen auf, und zwar während Bāhya Kumbhaka (der Pause zwischen der völligen Ausatmung und dem Beginn der Einatmung). Führen Sie nie Uddīyāna in Prānāyāma aus, bevor Sie letzteres nicht beherrschen, und auch nicht bei Antara Kumbhaka (dem Luftanhalten in der Pause zwischen der völligen Einatmung und dem Beginn der Ausatmung), da dies das Herz belastet.

a) Stehen Sie in Tādāsana (Abb. 40).
b) Der Abstand zwischen den Füßen sollte etwa dreißig Zentimeter betragen.
c) Neigen Sie sich mit gebeugten Knien ein wenig nach vorn, spreizen Sie die Finger, und packen Sie mit den Händen die Schenkel in der Mitte.
d) Winkeln Sie die Arme leicht im Ellbogen an, und führen Sie das Kinn so weit wie möglich in Jālandhara Bandha nach unten.
e) Atmen Sie tief ein und dann schnell aus, so daß die Luft auf einmal aus den Lungen ausgestoßen wird.
f) Halten Sie den Atem an, ohne Luft zu holen. Ziehen Sie den gesamten Bauchbereich nach hinten zur Wirbelsäule, und heben Sie ihn an (Abb. 82). Lassen Sie während Uddīyāna nie die Brust einfallen.

g) Bewegen Sie Lenden- und Brustteil der Wirbelsäule vorwärts und aufwärts. Drücken Sie die unteren Organe zur Wirbelsäule hin, und pressen Sie sie dagegen.
h) Halten Sie den Bauch so, lösen Sie die Hände von den Schenkeln, und legen Sie sie etwas höher um den Beckengürtel, so daß Sie den Bauch noch mehr zusammenziehen können.
i) Strecken Sie den Rücken, ohne den Halt im Bauch zu verlieren oder das Kinn zu heben (Abb. 83).
j) Bewahren Sie diesen Halt so lange Sie können, zwischen zehn und fünfzehn Sekunden. Versuchen Sie nicht, ihn über Ihre Kraft hinaus zu halten, sondern steigern Sie die Zeit allmählich und mit zunehmender Gewöhnung.
k) Entspannen Sie zuerst die Bauchmuskeln, ohne das Kinn und den Kopf zu bewegen. Wenn diese sich bewegen, so ist sofort ein Druck in der Herzgegend und in den Schläfen spürbar.
l) Lassen Sie den Bauch in seine normale Form zurückkehren. Dann atmen Sie langsam ein (Abb. 84).
m) Während der in Absatz f bis k beschriebenen Vorgänge dürfen Sie nicht einatmen.
n) Holen Sie ein paarmal Atem, und wiederholen Sie dann den Zyklus, wie er in den Absätzen a bis k beschrieben ist, aber nicht öfter als sechs- bis achtmal hintereinander. Steigern Sie die Dauer des Halts oder die Anzahl der Zyklen mit zunehmender Leistungsfähigkeit, oder tun Sie es unter der persönlichen Überwachung durch einen erfahrenen Lehrer oder einen Guru.
o) Die Zyklen sollten nur einmal am Tag ausgeführt werden.
p) Haben Sie Sicherheit in der Praxis von Uddīyāna erlangt, so führen Sie es allmählich bei verschiedenen Prānāyāma-Arten ein, aber nur beim Luftanhalten nach der Ausatmung *(bāhya kumbhaka).*

Anmerkung

i) Üben Sie nur mit leerem Magen.
ii) Ziehen Sie nicht den Bauch ein, bevor Sie den Atem ausgestoßen haben.
iii) Fühlen Sie einen Druck auf den Schläfen oder fällt das Einatmen schwer, so heißt dies, daß Sie mit Uddīyāna über Ihre Leistungsfähigkeit hinausgegangen sind.
iv) Atmen Sie nie ein, bevor Sie den Uddīyāna-Halt nicht gelöst ha-

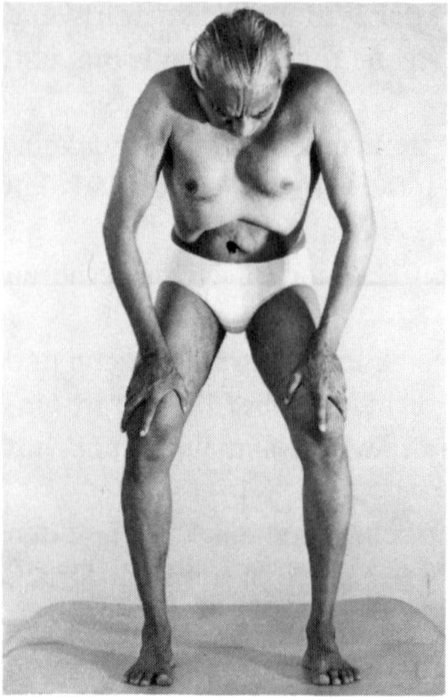

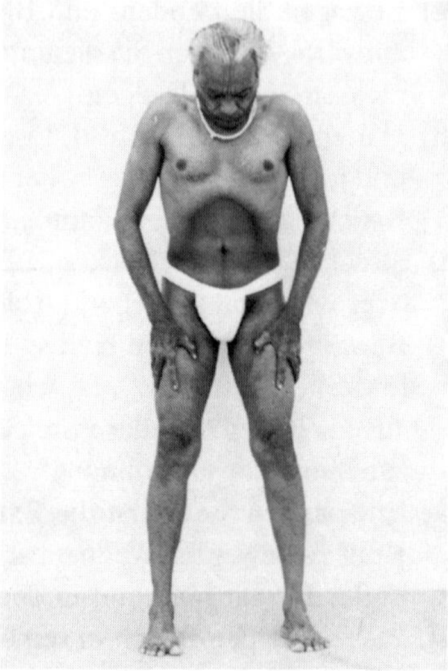

Abb. 82 bis 84 Uddīyāna Bandha

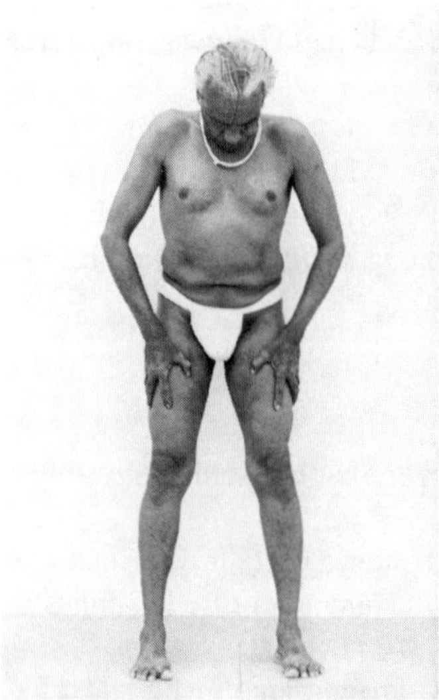

ben und sich die unteren Organe wieder in ihrem normalen entspannten Zustand befinden.

v) Ziehen Sie nicht die Lungen ein, während Sie die unteren Organe zusammenpressen.

Auswirkungen

Es heißt, daß der große Vogel Prāna durch Uddīyāna Bandha dazu gezwungen wird, durch die Sushumnā Nādī emporzufliegen, den Hauptkanal für den Fluß der Nervenenergie, der innerhalb der Wirbelsäule *(merudanda)* liegt. Es ist das beste Bandha, und wer es ständig übt, wie es von seinem Guru gelehrt wird, der wird wieder jung. Man sagt ihm nach, es sei der Löwe, der den Elefanten namens Tod bezwingt. Es sollte nur in der Pause zwischen völliger Ausatmung und frischer Einatmung vollzogen werden. Zwerchfell und untere Organe werden dadurch trainiert. Das Heben des Zwerchfells massiert sacht die Herzmuskeln und kräftigt sie dadurch. Es kräftigt die unteren Organe, entfacht das Magenfeuer und beseitigt Giftstoffe im Verdauungstrakt. Mit Hinsicht darauf wird es auch Shaktichālana Prānāyāma genannt.

Mūla Bandha

7. *Mūla* heißt »Wurzel, Quelle, Ursprung, Grund, Fundament«. Dies bezieht sich auf das Zentrum zwischen dem After und den Geschlechtsorganen. Ziehen Sie die Muskeln in diesem Bereich zusammen, und heben Sie sie senkrecht in Richtung auf den Nabel an. Gleichzeitig wird der Bauch unterhalb des Nabels nach oben und nach hinten zum Rückgrat gepreßt. Die Abwärtsbewegung des Apāna Vāyu wird umgedreht und dieser dazu gebracht, nach oben zu strömen und sich mit dem Prāna Vāyu zu vereinigen, der seinen Sitz im Brustbereich hat.

Mūla Bandha sollte zuerst beim inneren Luftanhalten nach der Einatmung *(antara kumbhaka)* versucht werden. Es ist ein Unterschied zwischen dem Halten des Bauches in Uddīyāna und dem in Mūla Bandha. Beim ersteren wird der ganze Bereich vom After bis zum Zwerchfell nach hinten zur Wirbelsäule gezogen und angehoben. Beim letzteren jedoch wird nur der Damm- und Unterbauchbereich zwischen After und Nabel zusammen- und nach hinten zur Wirbelsäule gezogen und in Richtung Zwerchfell angehoben (Abb. 85).

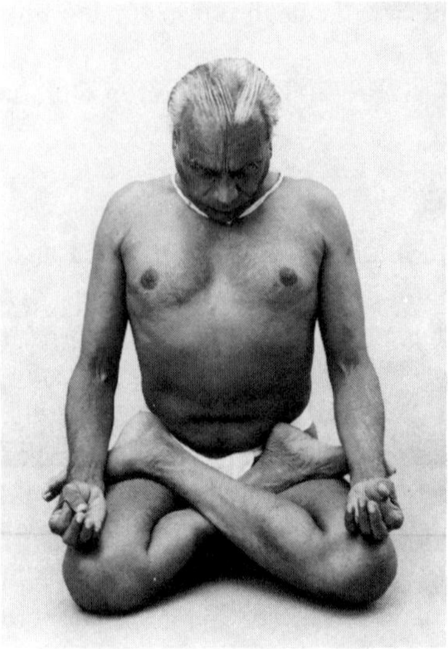

Abb. 85 Mūla Bandha

Das Zusammenziehen des Afterschließmuskels *(ashvinī mudrā)* hilft bei der Beherrschung von Mūla Bandha. *Ashva* heißt »Pferd«. Dies Mudrā heißt so, weil es an das Wasserlassen bei Pferden erinnert. Es sollte im Zusammenhang mit verschiedenen Āsanas erlernt werden, besonders mit Tādāsana, Shīrshāsana, Sarvāngāsana, Ūrdhvadhanurāsana, Ushtrāsana und Pashchimottānāsana (siehe *Licht auf Yoga*).

Es ist sehr gefährlich, Uddīyāna und Mūla Bandha allein zu lernen. Falsche Ausübung des ersteren bewirkt unwillkürlichen Samenausstoß und Verlust der Spannkraft, während die des letzteren den Übenden ernsthaft schwächt, so daß es ihm an Zeugungskraft fehlen wird. Selbst das richtige Ausführen von Mūla Bandha bringt seine Gefahren mit sich. Es steigert die Kraft, den Samenausstoß zurückzuhalten, was den Übenden leicht zu Mißbrauch verleitet. Erliegt er dieser Versuchung, so können alle in ihm schlummernden Begierden geweckt werden und tödlich wirken wie eine schlafende Schlange, die mit einem Stock aufgereizt wurde. Mit der Beherrschung der drei Bandhas erreicht der Yogi den schicksalhaften Scheideweg, von dem ein Pfad ihn zu Bhoga (dem Genuß der weltlichen Vergnügungen) und der andere ihn zu Yoga oder zur Vereinigung mit der höchsten Seele führt. Den

Yogi jedoch zieht es mehr zu seinem Schöpfer hin. Normalerweise öffnen sich die Sinne nach außen, werden von den Dingen angezogen und folgen dem Pfad des Bhoga. Wird diese Richtung geändert, so daß sie sich nach innen wenden, so folgen sie dem Pfad des Yoga. Die Sinne des Yogi sind nach innen gewandt, um zum Ursprung aller Schöpfung zu gelangen. Gerade wenn der Strebende die drei Bandhas gemeistert hat, ist die Anleitung durch einen Guru am wichtigsten, denn unter einer rechten Anleitung wird diese gewachsene Kraft für höhere und edlere Zwecke geläutert. Der Übende gilt dann als ein Zölibatär *(ūrdhvaretas)*. Da er seinen Geschlechtstrieb auf natürlichem Wege und ohne Zwang überwunden hat, vergeudet er nicht weiter seine Manneskraft. Er ist bei voller Potenz, aber ein Meister seiner selbst *(bhava vairagī)*. Er gelangt dann zu sittlicher und geistiger Kraft, die wie die Sonne von ihm ausstrahlt.

Beim Üben von Mūla Bandha versucht der Yogi, die wahre Wurzel oder Mūla aller Schöpfung zu erreichen. Sein Ziel ist die vollkommene Bezähmung, das Bandha des Chitta, das das »Denken« *(manas)*, den Intellekt *(buddhi)* und das Ich *(ahamkāra)* einschließt.

XIV. DIE KUNST DER EINATMUNG *(PŪRAKA)* UND DER AUSATMUNG *(RECHAKA)*

1. Über den Einatem *(pūraka)* nimmt der einzelne kosmische Energie für sein Wachsen und Fortschreiten in sich auf. Dies ist der Pfad des Handelns *(pravritti mārga)*, wo sich das Unendliche mit dem Endlichen vereint. Dabei wird der Lebenshauch so sacht und sorgsam eingesogen wie etwa der Duft einer Blume und gleichmäßig im ganzen Körper verteilt.

2. Beim Vollzug der Āsanas sind »Denken« und Atem des Sādhaka wie die eines begeisterten Kindes, das immer zu neuen Einfällen, Erfindungen und Beweisen seines Könnens aufgelegt ist, während hingegen beim Üben von Prānāyāma der Atem wie ein gewickelter Säugling ist, der besondere Zuwendung und Sorge von seiner Mutter verlangt. Wie die Mutter ihr Kind liebt und ihr Leben seinem Wohlergehen widmet, so muß das Bewußtsein den Atem umhegen.

3. Um diese Kunst zu verstehen, muß man ihre Methode kennen, muß wissen, was richtig und was falsch, was grob- und was feinstofflich ist. Dann kann man das Wesen von Prānāyāma erfahren. Es hilft, wenn man sich merkt, daß das Verhältnis zwischen dem Bewußtsein *(chitta)* und dem Atem *(prāna)* wie das zwischen Mutter und Kind sein sollte. Doch bevor dies geschehen kann, müssen die Lungen, das Zwerchfell und die Interkostalmuskeln durch Āsanas trainiert und diszipliniert werden, damit sich der Atem rhythmisch bewegen kann.

4. Das Verhalten des Bewußtseins bei der Atmung gleicht dem einer Mutter, die ganz darin aufgeht, ihrem Kind beim Spielen zuzusehen. Obwohl sie nach außen hin passiv ist, ist sie geistig wach und beobachtet es genau, wobei sie doch völlig entspannt bleibt.

5. Wenn das Kind dann in die Schule kommt, so begleitet es die Mutter am ersten Schultag, führt es an der Hand und ermahnt es, sich seinen künftigen Schulkameraden gegenüber freundschaftlich zu betragen und seine Lektionen zu lernen. Sie gibt ihre eigene Identität in der Sorge um ihr Kind auf, bis es sich an das Schulleben gewöhnt hat. So muß sich auch das Bewußtsein ganz in die Lage des Atemstroms

versetzen, ihm wie eine Mutter folgen und ihn zu rhythmischem Fließen anhalten.

6. Die Mutter leitet ihr Kind dazu an, stets auf dem Bürgersteig zu gehen und vorsichtig die Straße zu überqueren. In gleicher Weise muß das Bewußtsein den Atemstrom durch die Atemwege weisen, so daß er von den lebenden Zellen empfangen werden kann. Sowie das Kind Zutrauen erlangt und sich in den Schulbetrieb eingliedert, überläßt die Mutter es sich selbst, wenn es an der Pforte ankommt. So beobachtet auch Chitta die Bewegungen des Atems, wie sie mit rhythmischer Genauigkeit erfolgen, und vereint ihn mit dem Körper und dem Selbst.

7. Bei der Einatmung strebt der Sādhaka danach, sein Gehirn in ein aufnehmendes und austeilendes Zentrum für den Fluß der Energie *(prāna)* umzuwandeln.

8. Blähen Sie beim Einatmen nicht den Bauch auf, denn dies hindert die Lungen daran, sich gänzlich auszudehnen. Das Ein- oder Ausatmen darf weder zwanghaft noch zu rasch erfolgen, denn dies könnte das Herz belasten oder dem Gehirn schaden.

9. Der Ausatem *(rechaka)* folgt dem Einatem. Er stößt die verbrauchte, kohlendioxydhaltige Luft aus. Der ausströmende Hauch fühlt sich warm und trocken an, und der Sādhaka nimmt keinen Geruch wahr.

10. Der Ausatem ist der Ausstrom der individuellen Energie *(jīvātmā)*, die sich mit der kosmischen Energie *(paramātmā)* vereinigt. Er beruhigt das Gehirn und bringt es zum Schweigen. In ihm gibt der Sādhaka sein Ich auf und verschmilzt mit dem Selbst.

11. Der Ausatem ist jener Vorgang, in dem sich die Energie des Körpers allmählich mit der des »Denkens« vereinigt, mit der Seele des Sādhaka verschmilzt und sich in kosmische Energie auflöst. In ihm wird der Pfad der Umkehr von der Peripherie des Körpers hin zur Quelle des Bewußtseins beschritten, der auch der Pfad der Entsagung *(nivritti mārga)* genannt wird.

12. Halten Sie die Brust bewußt erhoben, und lenken Sie den ausströmenden Atem sicher und flüssig.

13. Atmen Sie systematisch ein und aus, und achten Sie dabei genau auf die rhythmische Struktur des Atems, so wie sich eine Spinne hin und her bewegt und dabei ihr symmetrisches Netz webt.

14. Bei manchen Menschen ist der Einatem länger als der Ausatem, und bei anderen ist es umgekehrt. Dies hängt von den Schwankungen ab, denen wir im Leben unterworfen sind, und unserer Art, ihnen zu

begegnen, wodurch sich der Atemfluß und der Blutdruck ändern. Prāṇāyāma ist darauf aus, diese Unregelmäßigkeiten und Störungen sowohl im Atemfluß als auch im Blutdruck zu beseitigen und den Übenden dahin zu erziehen, sich selbst gelassen und unbeteiligt gegenüberzustehen.

Technik der Einatmung (pūraka)

a) Nehmen Sie eine bequeme Sitzhaltung ein.
b) Richten Sie das Rückgrat zusammen mit der Brust, den fliegenden Rippen und dem Nabel auf, und bleiben Sie so.
c) Führen Sie jetzt den Kopf so weit wie möglich nach unten (Abb. 79 oder 80). Wenn Sie es zu Elastizität im Nacken gebracht haben, so machen Sie Jālandhara Bandha (Abb. 73).
d) Dem Yoga nach hat das »Denken« *(manas)*, das die Quelle der Gefühle ist, seinen Sitz in dem Bereich zwischen dem Nabel und dem Herzen. Halten Sie den Rücken in ständigem Kontakt mit dem Gefühlszentrum. Strecken Sie den Vorderteil des Körpers nach oben und nach außen, ohne den Kontakt mit dem Bewußtseinszentrum zu verlieren.
e) Dehnen Sie während der Einatmung die Brust nach oben und nach außen, ohne sich vorwärts, rückwärts oder seitwärts zu neigen.
f) Verkrampfen Sie die Wölbung des Zwerchfells nicht, und bewegen Sie sie nicht ruckartig, sondern halten sie sie entspannt. Beginnen Sie mit der Einatmung am unteren Zwerchfellansatz. Die tiefe Einatmung setzt auf Nabelhöhe an, unterhalb der fliegenden Rippen auf beiden Seiten (Abb. 86).
g) Die Lungen sollten während der Einatmung passiv bleiben und keinen Widerstand leisten, damit sie die einströmende Energie empfangen und in sich aufnehmen können. Füllen Sie die Lungen ganz und mit vollem Bewußtsein. Stimmen Sie die Atembewegung genau auf die innere Ausdehnung der Lungen ab.
h) Wie ein Krug bis zum Rand gefüllt wird, so füllen Sie auch die Lungen vom Grund bis zu den Spitzen. Füllen Sie sie bis hin zu den Schlüsselbeinen und den Achselhöhlen.
i) Besonderer Sorgfalt und Aufmerksamkeit bedarf es, um einen unterentwickelten Menschen so weit zu trainieren, daß die Lungen den Atem ganz empfangen können. Streben Sie also behutsam danach, ihre Nervenfasern zu dehnen.
j) Die Bronchialkanäle verlaufen von der Luftröhre bis zur Lungen-

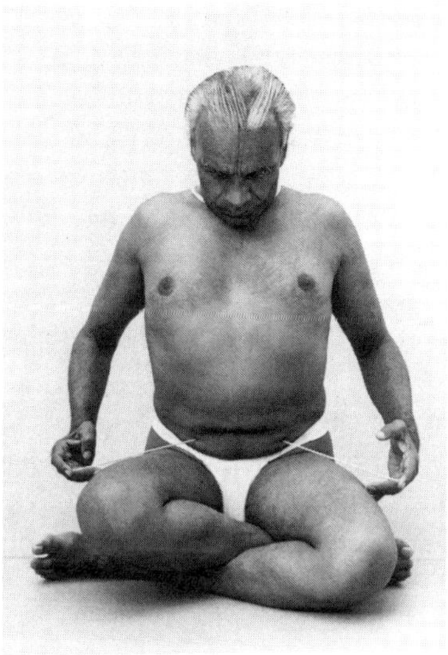

Abb. 86

peripherie, wo sie sich in zahlreiche Bronchiolen verästeln. Achten Sie darauf, daß jeder Einatem die äußersten Spitzen der Bronchiolen erreicht.

k) Der Einatem wird von den lebenden Körperzellen aufgesogen, so wie das Wasser von der Erde aufgesogen wird. Erleben Sie dieses Aufsaugen und das erhebende Gefühl, wenn die damit einhergehende kosmische Energie *(prāna)* langsam einsickert.

l) Die Energie tritt bei der Einatmung durch die Nase ein und wird vom Ursachen- oder Geistleib empfangen. Währenddessen steigt das Bewußtsein *(chitta)* vom Nabel *(manipūraka chakra)* zum oberen Brustansatz *(vishuddha chakra)* auf. Der Sādhaka muß unablässig ein einziges vereinendes Band zwischen ursächlichem und feinstofflichem Leib (siehe Kapitel II) sowie dem von seinem Ursprung aus aufsteigenden Bewußtsein bewahren. Dieses Band schließt Körper, Hauch, Bewußtsein und Selbst zusammen. Dann werden der Körper *(kshetra)* und der Ātmā *(kshetrajña)* eins.

m) Jede Pore des Rumpfes sollte ein wissendes Auge *(jñāna chakshu)* zur Aufnahme von Prāna sein.

n) Wird der Einatem zu stark betont, so fühlt sich die Haut der Handinnenflächen wie Sandpapier an. Regulieren Sie den Atem so, daß die Haut der Handinnenflächen immer weich bleibt.

o) Werden die Schultern während der Einatmung hochgezogen, so können sich die oberen Lungenpartien nicht ganz ausdehnen, und das Genick wird steif. Achten Sie auf dieses Hochziehen (Abb. 68), und senken Sie die Schultern sofort wieder. Um die Schultern unten und die Brust oben zu halten, nehmen Sie eine Stange oder Gewichte zu Hilfe, und benutzen Sie sie, wie auf Abbildung 87 bis 90 gezeigt.

p) Entspannen Sie den Hals. Dabei ruht die Zunge im Unterkiefer, ohne die Zähne zu berühren.

q) Halten Sie die Augen geschlossen und entspannt, aber bei aktivem inneren Schauen (Abb. 70). Beim Einatmen neigen die Augen dazu, sich nach oben zu bewegen (Abb. 110). Vermeiden Sie dies.

r) Achten Sie darauf, daß Ohren, Gesichtsmuskeln und Stirnhaut entspannt bleiben.

s) Wer auf die rechte Weise einatmet, beseitigt damit Trägheit, regt Körper und Geist an und versorgt sie mit Energie.

Technik der Ausatmung (rechaka)

a) Befolgen Sie die Angaben in Absatz a bis d über die Technik der Einatmung.

b) Bei der Einatmung wirkt der Körper als Instrument zum Empfangen von Energie in Form von Atem. Bei der Ausatmung wird er dynamisch und wirkt als ein Instrument zum langsamen Abgeben des Atems. Bewahren Sie ständig den Halt der Interkostalmuskeln und der fliegenden Rippen. Ohne diesen Halt ist eine stetige und flüssige Ausatmung unmöglich.

c) Bei der Ausatmung ist der Ausgangspunkt der obere Brustansatz. Ohne den Halt dort zu lösen, atmen Sie langsam, aber völlig aus, bis Sie sich des Atems zu einem Punkt unterhalb des Nabels entleert haben. Hier verschmilzt der Körper mit dem Selbst.

d) Während Sie den ausströmenden Atem abgeben, lassen Sie nicht nur die Wirbelsäule in der Mitte, sondern auch die Partien zu ihrer Rechten und Linken angehoben, so daß der Rumpf fest wie ein Baumstamm bleibt.

e) Wackeln und rucken Sie nicht mit dem Körper, da dies den Atemfluß, die Nerven und den Sinn durcheinander bringt.

f) Entlassen Sie den Atem langsam und flüssig, ohne die Brust einsin-

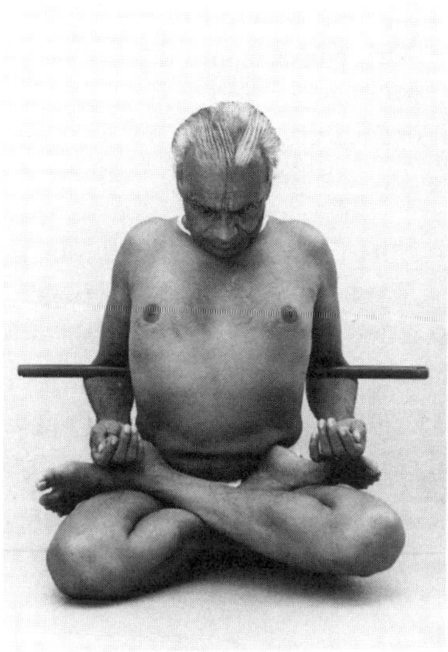

Abb. 87

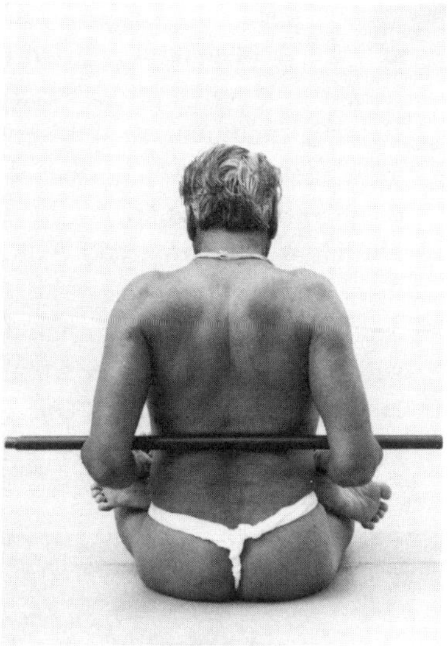

Abb. 88

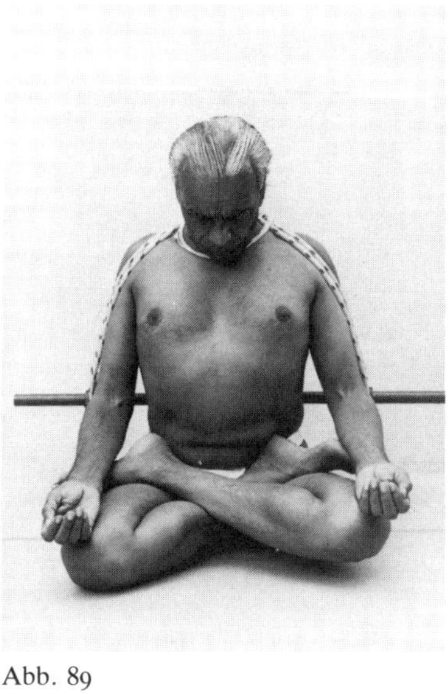

Abb. 89

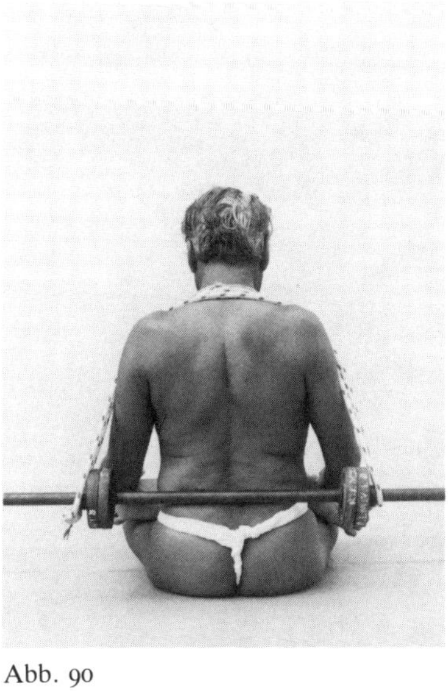

Abb. 90

ken zu lassen. Ist der Ausatem rauh, so ist dies ein Zeichen dafür, daß die Achtsamkeit auf den Halt des Körpers und die Beobachtung des Atemflusses vergessen wurden.

g) Bei der Einatmung wird die Haut des Rumpfes straff, bei der Ausatmung wird sie weich, ohne daß der Halt der inneren Leibesform dabei verloren ginge.

h) Die Haut von Brust und Armen sollte in den Achselhöhlen nicht dicht aneinander liegen (Abb. 91). Es sollte einen freien Zwischenraum geben (Abb. 92), ohne daß jedoch die Arme übermäßig abgewinkelt werden wie in Abbildung 67.

i) Die Ausatmung ist die Kunst, Nerven und Gehirn zu beruhigen. Dies erzeugt innere Ergebenheit, und das Ich wird still.

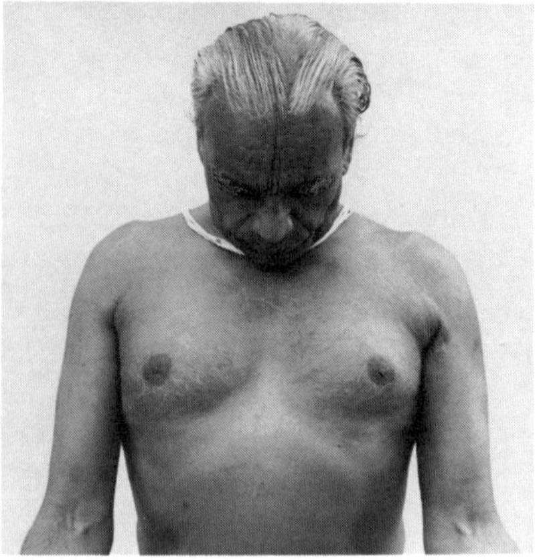

Abb. 91

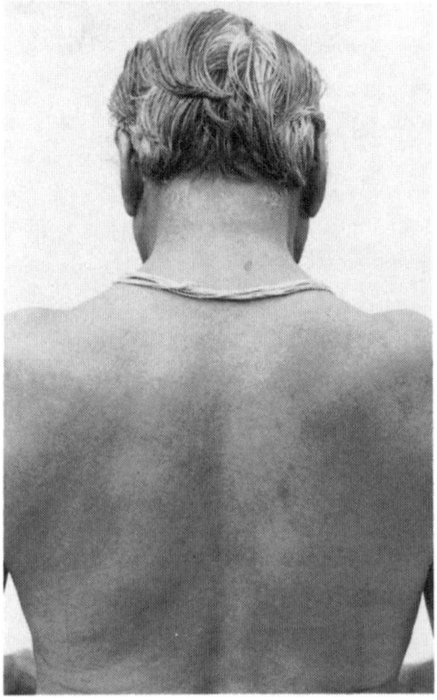

Abb. 92

XV. DIE KUNST DES LUFTANHALTENS *(KUMBHAKA)*

1. *Kumbha* bezeichnet einen Topf, der entweder voll oder leer sein kann. Es gibt zwei Arten von Kumbhaka. Es ist a) eine Pause zwischen Ein- und Ausatem und b) eine zwischen Aus- und Einatem. Es ist die Kunst, den Atem gleichsam in der Schwebe zu halten.

2. Es bedeutet außerdem das Abziehen des Intellekts von den Wahrnehmungs- und Handlungsorganen, so daß er sich auf den Sitz des Ātmā *(purusha)*, den Ursprung des Bewußtseins, sammeln kann. Kumbhaka bringt den Sādhaka auf der körperlichen, moralischen, mentalen und spirituellen Ebene zum Schweigen.

3. Anhalten des Atems in Kumbhaka sollte nicht als ein Festhalten des Gehirns, der Nerven und des Körpers mißdeutet werden, welche den Atem zurückhalten sollten. Anspannung führt zu Überspannung. Kumbhaka sollte bei entspanntem Gehirn ausgeübt werden, damit es das Nervensystem neu belebt.

4. Wenn der Atem in Kumbhaka stillsteht, so stehen auch die Sinne still, und das »Denken« verstummt. Der Atem ist die Brücke zwischen dem Körper, den Sinnen und dem »Denken«.

5. Kumbhakas werden in zweierlei Weise ausgeführt: Sahita und Kevala. Wird der Atem willentlich und vorsätzlich angehalten, so ist dies Sahita. Sahita Kumbhaka ist die Pause a) zwischen der vollen Einatmung und dem Beginn der Ausatmung (*antara* oder *pūraka kumbhaka)* oder b) nach der vollständigen Ausatmung vor dem Beginn der Einatmung *(bāhya* oder *rechaka kumbhaka). Kevala* heißt »einzig, absolut«. Kevala Kumbhaka ist die Atempause, die nicht von Pūraka oder Rechaka begleitet ist, wie wenn ein Künstler völlig in seiner Kunst aufgeht oder ein Verehrer atemlos anbetet. Dieser Zustand geht oft mit Zittern am ganzen Leib oder Furcht einher, wie bei einem Menschen, der im Begriff ist, vom Unerwarteten überwältigt zu werden. Durch Geduld und Ausdauer wird dieses Gefühl überwunden. Kevala Kumbhaka ist instinktiv und intuitiv. In diesem Zustand ist man völlig vom Gegenstand seiner Verehrung gefangengenommen

und abgeschnitten von der Welt, wobei man ein Gefühl der Freude und des Friedens erlebt, das jedes Begriffsvermögen übersteigt. Man ist in Einklang mit dem Unendlichen (*Hatha Yoga Pradīpikā,* II, 71).
6. Antara Kumbhaka ist das Innesein des Herrn in der Form kosmischer oder universeller Energie, die mit der individuellen Energie verschmilzt. Es ist ein Zustand, in dem der Herr *(paramātmā)* sich mit der Einzelseele *(jīvātmā)* vereint.
7. Bāhya Kumbhaka ist der Zustand, in dem der Yogi sich selbst in Form seines Atems ganz und gar dem Herrn ergibt und mit dem universellen Hauch verschmilzt. Es ist die edelste Form der Hingabe, denn die Identität des Yogi löst sich völlig in der des Herrn auf.
8. In der *Bhagavad Gītā* (IV, 29/30) erläutert Krishna dem Arjuna die verschiedenen Arten des Opfers *(yajña)* und der Yogis. Kumbhaka Prānāyāma ist eines dieser Yajñas und hat drei Formen: Einatem-Luftanhalten und Ausatem-Luftanhalten (beide *sahita kumbhaka*) sowie absolutes Luftanhalten *(kevala kumbhaka)*. Der Leib des Yogi ist der Opferaltar, der Einstrom des Atems *(pūraka)* ist die Opfergabe, und der Ausstrom *(rechaka)* ist das Feuer. Kumbhaka ist jener Augenblick, in dem die Opfergabe des Pūraka im Feuer des Rechaka verbrennt und Gabe und Flamme eins werden. Der Yogi erwirbt sich das Wissen um die Kontrolle seines Atems *(Prānāyāma vidyā)*. Der Oberteil der Brust ist die Wohnung des einströmenden Atems *(prāna)* und der Unterteil die des ausströmenden Atems *(apāna)*. Wenn sich die beiden im Einatmen vereinen, so ist dies der Zustand von Pūraka Kumbhaka. Kommt Apāna mit Prāna in Berührung und löst sich in den Ausatem, so ist dieser Zustand die Leere des Rechaka Kumbhaka. Indem der Yogi sich dieses Wissen durch eigene Erfahrung einverleibt, macht er Prānāyāma Vidyā zu einem Teil seines »höheren Intellekts« *(buddhi)*, dem er schließlich sein Wissen, seine Weisheit, sogar seinen Lebenshauch und sein »Selbst« als Opfergabe *(ātmāhuti)* darbringt. Dies ist der Zustand von Kevala Kumbhaka, der absoluten Hingabe, worin der Yogi ganz in der Anbetung des Herrn aufgeht.
9. Wie eine Mutter ihr Kind vor jedem Unfall behütet, so behütet das Bewußtsein *(chitta)* den Leib und den Atem. Rückgrat und Rumpf sind aktiv und dynamisch wie ein Kind, und Chitta ist wachsam und fürsorglich wie eine Mutter.
10. In Kumbhaka gleicht die Schwingung im Körper der einer unter Dampf stehenden Lokomotive, deren Führer aufmerksam und startbereit, aber doch entspannt ist. Ähnlich schwingt Prāna im Rumpf,

aber Chitta bleibt entspannt und bereit, den Atem ein- oder ausfahren zu lassen.
11. Empfindungsvermögen, Sitz und Dehnung der Haut am Rumpf verhalten sich wie ein wohlerzogenes Kind, das sowohl wagemutig als auch vorsichtig ist.
12. Die Zeitspannen, in denen der Atem angehalten wird, können mit den Phasen von Verkehrsampeln verglichen werden. Fährt man bei Rot über die Kreuzung, so kann ein Unfall geschehen. So wird es auch in Kumbhaka zu einer Schädigung des Nervensystems kommen, wenn man seine Leistungsfähigkeit überschreitet. Verspanntheit in Leib und Hirn deutet darauf hin, daß Chitta den Prāna nicht in Kumbhaka zu halten versteht.
13. Halten Sie den Atem nicht zwanghaft zurück. Wenn das Gehirn angespannt, das Ohrinnere hart und die Augen rot, müde oder gereizt werden, so ist man über seine Leistungsfähigkeit hinausgegangen. Achten Sie auf diese Warnsignale, denn sie zeigen an, daß der Gefahrenpunkt erreicht ist.
14. Das Ziel von Kumbhaka ist es, den Atem zu bezähmen. Während der Atem angehalten wird, sind Rede, Wahrnehmung und Gehör unter Kontrolle. In diesem Zustand ist Chitta frei von Leidenschaft und Haß, Gier und Lüsternheit, Stolz und Neid. Prāna und Chitta werden in Kumbhaka eins.
15. Kumbhaka ist das Streben, das schlummernde Göttliche im Leib, der Wohnstatt Ātmās, zum Vorschein zu bringen.

Die Technik von Antara Kumbhaka

a) Versuchen Sie nicht, nach der Einatmung die Luft anzuhalten *(antara kumbhaka)*, bevor Sie nicht die tiefe Ein- und Ausatmung beherrschen *(pūraka* und *rechaka)*. Versuchen Sie nicht, sie nach der Ausatmung anzuhalten *(bāhya kumbhaka)*, bevor Sie nicht Antara Kumbhaka beherrschen.
b) Beherrschung heißt künstlerische Feineinstellung durch diszipliniertes Verfeinern und Kontrollieren der Atembewegung. Ihr Ein- und Ausatem muß gleich lang sein, bevor Sie Kumbhaka versuchen. Lesen Sie Kapitel XIII über die Bandhas sorgfältig, bevor Sie mit Kumbhaka beginnen.
c) Steigern Sie Ihr Lernpensum in Antara Kumbhaka langsam und allmählich. Halten Sie zu Anfang den Atem nur für ein paar Se-

kunden an, ohne den Halt Ihres inneren Leibes zu verlieren. Es braucht seine Zeit, bevor Sie den genauen inneren Halt der Interkostalmuskeln und des Zwerchfells in Kumbhaka verstehen, erleben und bewahren können.

d) Wenn Sie anfangen, das innere Luftanhalten *(antara kumbhaka)* zu erlernen, so lassen Sie nach jedem Kumbhaka etwas Zeit verstreichen. Dadurch können die Lungen wieder in ihre normale, natürliche und frische Verfassung gelangen, bevor Sie den nächsten Versuch unternehmen. Es sollten während der Übungszeit etwa drei oder vier Zyklen mit normaler oder tiefer Atmung einem Kumbhaka-Zyklus folgen.

e) Wenn Anfänger nach jeder Einatmung die Luft anhalten, so wird dies die Lungen belasten, die Nerven verhärten und das Gehirn anspannen, und der Fortschritt wird außerordentlich langsam vor sich gehen.

f) In dem Maße wie Sie sich verbessern, verringern Sie die Abstände zwischen den normalen Atemzyklen und denen mit Antara Kumbhaka.

g) Steigern Sie die Zeitdauer, in der Sie den Atem anhalten, ohne Ihre Leistungsfähigkeit zu überschreiten.

h) Ist der Rhythmus der Ein- und Ausatmung durch das Luftanhalten gestört, so merken Sie daran, daß Sie Ihre Leistungsfähigkeit überschritten haben und deshalb die Dauer des Luftanhaltens reduzieren sollten. Ist der Rhythmus ungestört, so üben Sie richtig.

i) Kenntnis der Bandhas ist für die vorschriftsmäßige Ausführung von Kumbhaka unerläßlich. Sie dienen als Sicherheitsventile für die Verteilung, Regulierung und Aufnahme von Energie und verhindern ihr Verströmen. Ein Elektromotor brennt durch, wenn die ihm zugeführte Spannung zu hoch gezogen wird. Ähnlich ist es, wenn die Lungen voll sind und die Energie in ihnen nicht durch die Bandhas bezähmt wird; sie kommen dadurch zu Schaden, die Nerven werden angegriffen und das Gehirn über Gebühr angespannt. Dies geschieht nicht, wenn man Jālandhara Bandha vollführt.

j) Führen Sie Antara Kumbhaka niemals im Stehen aus, denn Sie könnten das Gleichgewicht verlieren und hinfallen.

k) Wenn Sie im Liegen üben, so legen Sie sich Kissen unter den Kopf, damit er sich höher als der Rumpf befindet und Sie kein Kopfweh bekommen (Abb. 93).

l) Ziehen Sie beim inneren Luftanhalten nicht den Nasenrücken

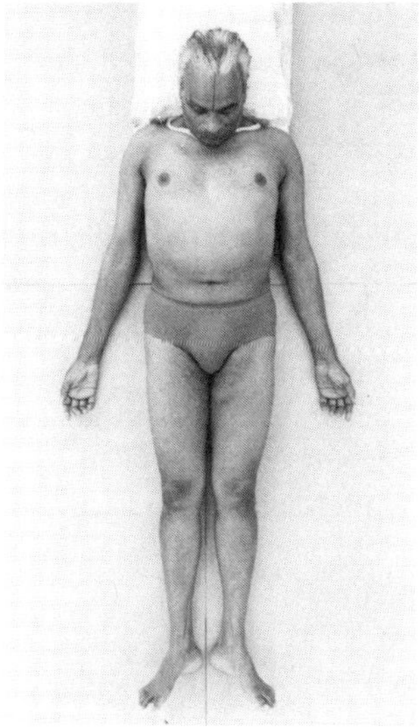

Abb. 93

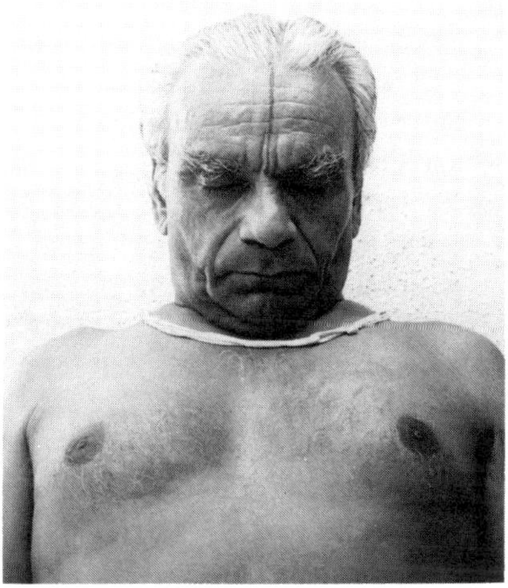

Abb. 94

hoch. Bewegt sich dieser nach oben, so wird das Gehirn dadurch abgelenkt und kann daher nicht auf den Rumpf achtgeben (Abb. 94).

m) Beugen Sie während des ganzen Übens von Prāṇāyāma den Kopf und das Genick nach vorn und nach unten, und richten Sie dann die Brustwirbel und das Brustbein auf (Abb. 92). Dies hilft dem Gehirn und dem Nackenrückenmark, sich auf das Brustbein zuzubewegen, und hilft die Stirn entspannen. Dadurch steigt die Energie des Gehirns zum Sitz des Selbst hinab.

n) Bewahren Sie bei jedem inneren Luftanhalten den festen Halt des Zwerchfells und der unteren Organe. Es besteht die Neigung, unbewußt oder vorsätzlich, sie abwechselnd anzuspannen und zu lokkern, damit man den Atem länger halten kann. Vermeiden Sie dies, weil dadurch Energie verloren geht.

o) Fühlen Sie Beschwerden in den Lungen oder im Herzen, so atmen Sie aus, und holen Sie ein paarmal normal oder tief Luft. Dies erfrischt die Lungen, und Sie können aufs neue mit Antara Kumbhaka beginnen. Wenn Sie weitermachen, obwohl Sie bereits Beschwerden spüren, so bringen Sie damit das harmonische Funktionieren von Körper und Intellekt durcheinander. Dies führt zu innerem Ungleichgewicht.

p) Wenn Sie in der Lage sind, den Atem mindestens zehn bis fünfzehn Sekunden lang innen zu halten, so können Sie Mūla Bandha hinzunehmen. Führen Sie in den Anfangsstadien Mūla Bandha am Ende der Einatmung aus, und behalten Sie es während des ganzen Luftanhaltens bei.

q) Ziehen Sie beim inneren Luftanhalten die unteren Organe ein und hoch, und bewegen Sie zugleich die untere Wirbelsäule nach vorn (Abb. 85). Bewahren Sie die ganze Zeit über einen festen Rumpf, und lassen Sie Kopf, Arme und Beine entspannt.

r) Behalten Sie die ganze Zeit über das Rückgrat vom Kreuzbeinbereich direkt unterhalb von Leber und Magen aus angehoben.

s) Bewegen Sie die äußere und innere Wirbelsäule rhythmisch und gleichmäßig vorwärts und aufwärts. Geht die Wirbelsäule nach vorn, so ziehen Sie die Haut mit rumpfeinwärts.

t) Wird die Haut über Ihren Rippen schlaff, so ist dies ein Anzeichen dafür, daß die Luft unbemerkt aus Ihren Lungen entwichen ist.

u) Überdehnen Sie Ihre Brust nicht und lassen Sie sie nicht einfallen. Heben Sie sie vorn, hinten und an beiden Seiten gleichmäßig an. Halten Sie das innere Gefüge der Rippen gefestigt und den äußeren Körper leicht. Dies schafft ein körperliches Gleichgewicht und steigert die Dauer von Kumbhaka.

v) Achten Sie darauf, daß die hinteren und vorderen Interkostalmuskeln sowie die innere und die äußere Schicht an den Seiten sich unabhängig und zusammen bewegen.

w) Korrigieren Sie die Haut in den Achselhöhlen von hinten nach vorn. Pressen Sie die Haut um die Achseln herum nicht, sondern heben Sie die Brust. Bewegt sich die Haut der Achseln oder Schultern nach oben, so ist dies ein Zeichen der Anspannung. Entspannen Sie die Haut, und bringen Sie sie nach unten.

x) Am Ende der Einatmung *(pūraka)* und am Anfang des Luftanhaltens *(kumbhaka)* wird im Sādhaka ein göttlicher Funke gezündet; er fühlt die Einheit von Körper, Atem und Selbst. In diesem Zustand verliert er das Bewußtsein davon, daß die Zeit vergeht. Der Sādhaka erlebt die Freiheit von Ursache und Wirkung. Er sollte diesen Zustand während des ganzen Kumbhaka über beibehalten.

y) Der ätherische Inhalt einer wohlverschlossenen Flasche strömt auch dann nicht aus, wenn die Flasche geschüttelt wird. Die Lebensenergie des Sādhaka verflüchtigt sich nicht, wenn Kumbhaka zusammen mit den Bandhas ausgeführt wird. Der Rumpf ist am unteren Ende durch das Zusammenziehen von After und Damm und ihr Anheben vom Mūladhara aus versiegelt. Dann wird der Sādhaka von Feuer *(tejas)* und Glanz *(ojas)* erfüllt.

z) Anfänger brauchen sich nicht mit Uddīyāna Bandha und Mūla Bandha abzugeben, bevor sie nicht ihren Atemrhythmus beherrschen. Fortgeschrittene, die alle Bandhas einzeln beherrschen, sollten sie alle während des Luftanhaltens ausführen.

Die Technik von Bāhya Kumbhaka

a) Es gibt zwei Arten von Bāhya Kumbhaka (dem Luftanhalten nach vollständiger Ausatmung), nämlich die besinnliche und die dynamische Form. Die besinnliche wird ohne Uddīyāna ausgeübt. Sie dient dazu, den Übenden ruhig zu halten, und kann jederzeit ausgeführt werden, selbst nach dem Essen. Die dynamische ist mit Uddīyāna Bandha verbunden, wodurch die unteren Organe und das Herz massiert werden und das Verströmen von Energie verhindert wird.

b) Fangen Sie mit besinnlichem äußeren Luftanhalten an. Danach konzentrieren Sie sich auf äußeres Luftanhalten mit Uddīyāna Bandha.

c) Lassen Sie am Anfang nach jedem dynamischen äußeren Luftanhalten etwas Zeit verstreichen, damit sich die Lungen und die unteren Organe wieder normalisieren können.

d) Äußeres Luftanhalten mit Uddīyāna sollte nie erzwungen werden. Wird es erzwungen, so schnappt man nach Luft, gibt den Halt der unteren Organe auf und empfindet eine Trockenheit in den Lungen.

e) Beginnen Sie ganz allmählich mit dem äußeren Luftanhalten mit Uddīyāna, und bewahren Sie in jedem Zyklus einen gleich langen Uddīyāna-Halt. Führen Sie sechs bis acht Zyklen am Tag aus.

f) Machen Sie ein paar Zyklen mit normaler oder tiefer Atmung und einen mit äußerem Luftanhalten mit Uddīyāna. So kann beispielsweise auf drei oder vier Zyklen mit normaler Atmung einmal äußeres Luftanhalten mit Uddīyāna folgen. Wiederholen Sie die Sequenz, und reduzieren Sie mit wachsender Sicherheit in der Übung die Anzahl der normalen Atemzyklen.

g) Befolgen Sie während des Übens die Techniken in Absatz b, d, e, f, h, l, m, p, s, t, u und w von Antara Kumbhaka, und setzen Sie an allen entsprechenden Stellen »Bāhya Kumbhaka« für »Antara Kumbhaka« ein.

h) Wie man eine Pinzette benutzt, um einen Stachel zu entfernen, und sich gleich darauf schmerzfrei fühlt, so benutzen Sie Ihre Intelligenz als Pinzette, um falsche Halte und Bewegungen zu beseitigen, die Ihr Üben wie Stacheln behindern.
i) Wie die Augenlider instinktiv Fremdkörper am Eindringen in die Augen hindern, so sollte der Sādhaka immer vor falschen Halten, Bewegungen und Angewohnheiten auf der Hut sein und verhindern, daß diese sich bei seinen Prānāyāma-Übungen einschleichen.
j) Kumbhaka, das zu Rötung des Gesichts, Augenbrennen und Gereiztheit führt, ist fehlerhaft. Üben Sie Kumbhaka nie mit offenen Augen und auch nicht, wenn Sie Herz- oder Brustbeschwerden haben oder sich unwohl fühlen.
k) Der Körper ist das Königreich. Die Haut ist die Grenze. Sein Herrscher ist der Ātmā, dessen allsehendes Auge *(jñāna chakshu)* während Prānāyāma über jede Einzelheit wacht.
l) Sturzbäche in den Bergen reißen Felsen mit sich und höhlen Schluchten aus. Wenn jedoch die Energie des fließenden Wassers beruhigt und in ein Gleichgewicht zu der der Felsen gebracht ist, so verlieren beide ihre unterschiedliche Identität. Als Ergebnis bildet sich ein See, der die majestätische Schönheit der umliegenden Berge widerspiegelt. Gefühle sind die Sturzbäche, während der beständige Intellekt den Felsen darstellt. In Kumbhaka werden beide in ein Gleichgewicht gebracht und spiegeln die Seele in ihrem ursprünglichen Zustand wider.
m) Das Bewußtsein *(chitta)* schwankt mit dem Atem hin und her, während Kumbhaka es beruhigt und von Begierden freimacht. Die Wolken lösen sich auf, und das Selbst scheint wie die Sonne.
n) Entspannen Sie sich nach dem Üben von Prānāyāma und Kumbhaka in Shavāsana (siehe Kapitel XXX).

XVI. RANGSTUFEN UNTER DEN SĀDHAKAS

1. Sādhakas werden je nach den Fortschritten, die sie in den Prāṇāyāma-Übungen machen, in drei Hauptgruppen unterteilt. Es sind dies: die niedere *(adhama)*, bei der die Atmung grob und rauh ist, die durchschnittliche *(madhyama)*, bei der sie halb weich ist, und die hohe *(uttama)*, bei der sie weich und fein ist.
2. Jede dieser Gruppen wird wiederum unterteilt, um die feinen Abstufungen sichtbar zu machen. Die Gruppe der Anfänger spaltet sich auf in die niederste der »niederen« *(adhamādhama)*, die durchschnittliche unter den »niederen« *(adhamamadhyama)* und die beste unter den »niederen« *(adhamottama)*. Die »durchschnittliche« Gruppe *(madhyama)* und die »hohe« *(uttama)* werden in gleicher Weise aufgeteilt. Aber das letztliche Ziel jedes Sādhaka ist es, in die höchste der »hohen« *(uttamottama)* aufzusteigen.
3. Ein Anfanger in Prāṇāyāma *(adhama)* setzt Körperkraft ein, und es fehlt ihm an Rhythmus und innerer Sicherheit. Sein Körper und sein Gehirn sind starr, und sein Atem ist zwanghaft, stoßartig und oberflächlich. Ein durchschnittlicher *(madhyama)* Sādhaka besitzt ein wenig Kontrolle in der Kunst des Sitzens und eine größere Lungenkapazität als der Anfänger. Es mangelt ihm an Geschick, eine Stellung beständig zu halten oder rhythmisch zu atmen. Er führt seine Übungen mäßig aus, während der vollkommenere *(uttama)* Sādhaka dies diszipliniert tut und aufrecht und wachsam dasitzt. Seine Lungen sind in der Lage, Prāṇāyāma für eine längere Zeit durchzuhalten. Sein Atem ist rhythmisch, weich und fein, während sein Körper, »Denken« und Intellekt ruhig und gelassen sind. Er ist stets darauf bedacht, seine Haltung zu berichtigen und seine Fehler zu korrigieren.
4. Sehr oft gehen Verständnis und Übung nicht Hand in Hand. Einem Sādhaka fällt das Verstehen leichter, während ein anderer geschickter im Üben ist. Beide müssen sie ein Gleichmaß von Geschick und Intelligenz entwickeln und diese harmonisch zur besseren Übung von Prāṇāyāma einsetzen.

5. Patañjali erwähnt die Bedeutung, die Ort *(desha)*, Dauer *(kāla)* und Zählung *(samkhyā)*, ob innerlich oder äußerlich, in Prānāyāma für den Sādhaka haben. Sie lassen sich regulieren, wodurch die Atmung verlängert oder verfeinert wird. (*Yoga Sūtra,* II, 50)
6. Der Anfänger mag vielleicht nur den oberen Teil seiner Lungen benutzen, während der Durchschnittliche sich auf sein Zwerchfell oder seinen Nabel konzentriert und der Geübte auf seinen Beckenbereich. Man muß lernen, den ganzen Rumpf in die Übung von Prānāyāma einzubeziehen.
7. Die Dauer ist die Länge einer jeden Ein- und Ausatmung und gibt den Rahmen für den kontrollierten Fluß und die entsprechende Feinheit des Atems ab.
8. Die Zählung bezieht sich auf Anzahl und Länge von Einatmung, Luftanhalten, Ausatmung und zweitem Luftanhalten. Der Sādhaka muß ihre Anzahl und ihre Länge für einen bestimmten Tag festsetzen und muß sich an einen regelmäßigen Zeitplan halten, um so zu einem möglichst weichen und zarten Atemfluß zu gelangen.
9. Der Sādhaka kann einen Zyklus von zehn Sekunden, einen von zwanzig und einen dritten von dreißig Sekunden durchlaufen. Er kann auf drei Ebenen üben: der rein körperlichen, auf der er seinen Leib als Werkzeug benutzt; der gefühlsmäßigen, wo er seine inneren Fähigkeiten verwendet; und der intellektuellen, auf der er seinen Atem mit Vernunft kontrolliert. Ein Anfänger kann Vollkommenheit erfahren, wenn sein Zyklus sehr kurz, aber sein Atem weich und fein ist. Auf der andern Seite wird ein Geübter, der sich auf die Länge seines Zyklus etwas einbildet, dabei aber einen groben und rauhen Atem hat, auf das Niveau eines Anfängers zurückgeworfen.
10. Der Sādhaka sollte körperliche Beständigkeit entwickeln, »Denken« und Fühlen in Gleichgewicht und seinen Intellekt nüchtern halten. Dann ist er dazu in der Lage, den feinen Fluß seines Atems zu beobachten und zu spüren, wie dieser von seinem Organismus aufgesogen wird. Sein Körper, Atem, »Denken«, Intellekt und Selbst werden eins und verlieren ihre Identität. Erkanntes, Erkenner und Erkennen werden eins (*Yoga Sūtra,* I, 41).
11. Ein Musiker geht ganz in Ekstase auf, während er alle Feinheiten der Rāga (Stimmung, Melodie und Harmonie) offenbart, auf die er spezialisiert ist, und er erlebt das höchste Bewußtsein. Er mag gewahr sein oder nicht, daß das Publikum Anteil an seiner Erfahrung hat. Dies ist das Streben nach dem Klang *(nādānusandhāna)*. Ebenso geht

auch der Sādhaka in Ekstase auf, doch seine Erfahrung von Prāṇāyāma ist rein subjektiv. Er allein lauscht auf den feinen und sanften Ton seines eigenen Atems und genießt den absoluten geräuschlosen Zustand von Kumbhaka. Dies ist das Streben nach dem Selbst *(ātmānusandhāna)*.

12. Atemholen *(pūraka)* ist Aufsaugen von kosmischer Energie. Luftanhalten nach dem Einatmen *(antara kumbhaka)* ist die Vereinigung des Allselbst mit dem Einzelselbst. Der Ausstrom *(rechaka)* ist die Hingabe der individuellen Energie, der das Luftanhalten nach dem Ausatmen *(bāhya kumbhaka)* folgt, in dem Einzel- und Allselbst miteinander verschmelzen. Dies ist der Zustand des Nirvikalpa Samādhi.

XVII. BĪJA PRĀNĀYĀMA

Was ist Japa?

1. Obwohl die Seele frei von Ursache und Wirkung, Freude und Leid ist, wird sie vom geschäftigen Treiben des »Denkens« mitgerissen. Mantra Japa zielt darauf, das wirre »Denken« zu bezähmen und es in einen Punkt zu sammeln, und es ist mit einem einzigen Gedanken verbunden. Mantra ist eine vedische Hymne oder eine musikalische Strophe, deren Wiederholung Japa oder Gebet heißt. Dies muß mit Aufrichtigkeit, Liebe und Hingabe erfolgen, wodurch sich die Beziehung zwischen dem Menschen und seinem Schöpfer entwickelt. Ist das Mantra nicht länger als eine bis vierundzwanzig Silben, so ist es ein Bīja-Mantra (*bīja* = Keim), das Schlüsselwort, das die Seele aufschließt. Der erleuchtete Guru, der sich die Gnade Gottes verdient hat, weiht seinen würdigen Shishya ein und gibt ihm das Schlüsselwort, das seine Seele aufschließt. Dies ist der Keim, von dem ausgehend der Shishya sich selbst erforscht und in alle Glieder des Yoga eingeweiht wird.

2. Das »Denken« nimmt die Form seiner Gedanken an und wird entsprechend gestaltet, so daß gute Gedanken ein gutes »Denken« erzeugen und schlechte Gedanken ein schlechtes. Japa (die Wiederholung eines Mantra) dient dazu, das »Denken« von müßigem Gerede, neidischen Gedanken und Klatsch abzuziehen, so daß es sich Gedanken über die Seele und Gott zuwendet. Es ist die Sammlung eines umherschweifenden, erregten »Denkens« auf einen einzigen Gedanken, eine Handlung oder ein Gefühl.

3. Ein Mantra wird dem Übenden gegeben, auf daß er es ständig sinnerfüllt und überlegt vor sich hersagt. Ständige Wiederholung *(japa)* eines Mantra bei gleichzeitigem Nachdenken über seine Bedeutung (*artha-bhāvana;* von: *artha* = Bedeutung, *bhāvana* = Nachdenken) führt zur Erleuchtung. Durch solche ständige Wiederholung und Vertiefung werden die Gedanken des Sādhaka in feste Form gebracht,

gereinigt und geklärt. Das stille Wasser seines »Denkens« spiegelt seine Seele wider.
4. Dieses Japa verändert den Sādhaka, verwandelt sein Ich und macht ihn demütig. Er erlangt innere Stille und wird zu einem Bezwinger der Sinne *(jitendriya)*.
5. Wiederholen Sie während des Übens von Prānāyāma das Mantra, und stimmen Sie sich innerlich auf sein stilles Fließen ein, ohne den Mund oder die Zunge zu bewegen. Dies hält den Geist wach und trägt dazu bei, die Dauer der drei Atemvorgänge – Einatmung, Ausatmung und Luftanhalten – zu verlängern. Der Fluß des Atems und das Wachstum der Einsicht gehen glatt und beständig vor sich.
6. Es gibt zwei Weisen, Prānāyāma zu üben: Sabīja (mit Keim) und Nirbīja (ohne Keim). Sabīja Prānāyāma beinhaltet die Wiederholung eines Mantra und wird vier Arten von Sādhakas gelehrt, die sich durch ihre geistige Entwicklungsstufe voneinander unterscheiden: Mūdha, Kshipta, Vikshipta und Ekāgra (siehe Kapitel II).
7. Das Mantra sollte nicht hastig aufgesagt werden, damit man einen Prānāyāma-Zyklus abschließen kann. Es sollte rhythmisch sein und den Atemstrom gleichmäßig in Einatmung, Ausatmung und Luftanhalten überführen. Dann schweigen die Sinne. Ist die Vollendung erlangt, so wird der Sādhaka auch ohne die Unterstützung durch das Mantra frei und rein.
8. Nirbīja Prānāyāma wird den Sādhaka der fünften Art gelehrt, der innerlich am weitesten entwickelt ist und Niruddha genannt wird. Es geschieht ohne Zuhilfenahme eines Mantra, und der Sādhaka eratmet, erlebt und erfährt den Zustand, der mit den Worten »Das bist du« *(tat tvam asi)* bezeichnet wird.
9. Aus Sabīja sprießen wie aus einem Keim Gedanken, Vorstellungen und Visionen hervor, während dies bei Nirbīja, das einem gerösteten Keim gleicht, nicht der Fall ist. Sabīja hat einen Anfang und ein Ende, es hat Gesicht, Gestalt und Eigenschaften, etwa wie Lampe und Licht und Licht und Flamme. Nirbīja ist durch nichts bedingt, hat weder Anfang noch Ende.
10. Sabīja Prānāyāma richtet »Denken« und Intellekt des Sādhaka auf den Herrn aus, den Keim des Allwissens und den Ursprung allen Seins. Das Wort, das Ihn nennt, ist die mystische Silbe AUM *(pranava)*. Patañjali beschreibt den Herrn als unberührt vom Auf und Ab von Aktion und Reaktion, Ursache und Wirkung, Lust und Leid.
11. In der *Chāndogya Upanishad* (II, 23, 2) heißt es, daß Prajāpati

(der Schöpfer) über den von ihm geschaffenen Welten brütete. Aus diesen traten daraufhin die drei Veden hervor: Rig-, Yajur- und Sāmaveda. Als er über diesen brütete, traten aus ihnen die drei Silben Bhūh (Erde), Bhuvah (Luftraum) und Svah (Himmel) hervor. Als er über diesen brütete, ging aus ihnen die Silbe AUM hervor. So wie ein Zweig die Blätter zusammenhält, so ist alle Rede von AUM zusammengehalten.

12. AUM vermittelt die Vorstellung der Allmacht und des Ganzen. Es enthält alles, das segensreich und ehrfurchteinflößend ist. Es ist ein Symbol der Würde und der majestätischen Macht. AUM ist der unvergängliche Geist, das höchste Ziel. Wer alle seine Eigenschaften völlig kennt, dessen ganzes Streben erfüllt sich. Es ist der sicherste Weg zur Erlösung und die höchste Hilfe. Es bedeutet die Fülle menschlichen Lebens, Denkens, Erfahrens und Anbetens. Es ist der unsterbliche Klang. Wer darin eingeht und zu ihm Zuflucht nimmt, wird unsterblich.

13. Die Upanishaden erwähnen verschiedene Triaden der Seele, denen man durch das dreifaltige AUM Verehrung bezeugt. Im geschlechtlichen Bereich symbolisiert es das Weibliche, das Männliche und das Sächliche wie auch ihren Schöpfer, der sich jenseits des Geschlechtlichen befindet. In bezug auf Kraft und Licht symbolisiert AUM Feuer, Wind und Sonne wie auch den Erzeuger dieser Kraft- und Lichtquellen. Verbunden mit dem Bild des Herrn wird das Symbol als Brahmā, der Schöpfer, Vishnu, der Bewahrer, und Rudra, der Zerstörer, verehrt, und alle Kräfte des Lebens und der Materie erscheinen darin vereint. Hinsichtlich der Zeit steht AUM für Vergangenheit, Gegenwart und Zukunft wie auch für den Allmächtigen, der über alle Zeit erhaben ist. In bezug auf den Geist stellt es das »Denken« *(manas)*, den Intellekt oder die Einsicht *(buddhi)* und das Selbst oder Ich *(ahamkāra)* dar. Das Wort AUM steht auch für die drei Zustände *(gunas)* der lichten Klarheit *(sattva)*, der Bewegtheit *(rajas)* und der Trägheit *(tamas)* wie auch für jeden, der sich von diesen freigemacht hat und zum Gunātīta wurde.

14. Die drei Buchstaben A, U und M sind Symbole der Suche des Menschen nach Wahrheit auf den drei Pfaden des Wissens, des Handelns und der Hingabe, sie symbolisieren die Entwicklung einer großen Seele hin zur Erlangung von Seelenfrieden und geistiger Stabilität – zu einem Sthita Prajñā. Folgt er dem Pfad der Weisheit *(jñāna mārga)*, so sind Wille *(ichhā)*, Handeln *(kriyā)* und Wissen *(vidyā)*

unter seiner Kontrolle. Folgt er dem Pfad des Handelns *(karma mārga)*, so wird er schwere Bußen *(tapas)* auf sich nehmen, um sein Lebensziel zu erreichen, Selbststudium *(svādhyāya)* betreiben und wird dann die Früchte seiner Handlungen dem Herrn darbringen *(īshvara-pranidhāna)*. Verfolgt er den Pfad der Hingabe *(bhakti mārga)*, so wird er sich in das Lauschen *(shravana)* auf den Namen des Herrn versenken, über seine Eigenschaften nachsinnen *(manana)* und an seine Herrlichkeit denken *(nididhyāsana)*. Sein Zustand ist jenseits von Schlaf *(nidrā)*, Traum *(svapna)* oder Wachen *(jāgrat)*, denn obwohl sein Körper wie im Schlaf ruht, ist sein »Denken« scheinbar träumend und sein Intellekt völlig wach. Er befindet sich im transzendentalen vierten Zustand, dem Turīyāvasthā.

15. Wer die vielfältigen Bedeutungen von AUM erkannt hat, wird frei von den Fesseln des Lebens. Körper, Atem, Sinne, »Denken«, Intellekt und die Silbe AUM verschmelzen ihm zu einem.

16. AUM ist das Wort, das alle Veden verherrlichen und das ein jedes Selbstopfer aussagt. Es ist das Ziel aller heiligen Studien und das Symbol eines geweihten Lebens. Feuer schlummert im trockenen Holz und kann stets durch Reibung hervorgebracht werden. Ebenso wird die schlummernde Göttlichkeit im Sādhaka durch das Wort AUM zum Erscheinen gebracht. Indem er sein erkennendes Bewußtsein am heiligen Wort AUM reibt, sieht er die verborgene Göttlichkeit in sich selbst.

17. Meditiert der Sādhaka über AUM, so bleibt er gefestigt, rein und glaubensstark, und er wird groß. Wie eine Kobra ihre alte Haut ab streift, so streift er alles Böse ab. Er findet den Frieden des höchsten Geistes, in dem es keine Furcht, keine Auflösung und keinen Tod gibt.

18. Da das Wort AUM von höchster und majestätischer Macht ist, muß seine Kraft verteilt werden, indem man es dem Namen einer Gottheit zufügt und diese Zusammenstellung zu einem Bīja Mantra für das Üben von Prānāyāma macht, wie beispielsweise die acht Silben AUM NAMO NĀRĀYANĀYA, die sechs Silben AUM NAMAH SHIVĀYA, die zwölf Silben AUM NAMO BHAGAVATE VĀSUDEVĀYA oder das Gāyatrī Mantra mit vierundzwanzig Silben.

XVIII. VRITTI PRĀNĀYĀMA

1. *Vritti* heißt »Handlung, Bewegung, Verhaltensweise« oder »Methode«.
2. Es gibt zwei Arten von Vritti Prānāyāma: Samavritti und Vishamavritti. Beim ersteren ist die Dauer jedes Einatmens, Ausatmens und Luftanhaltens gleich, und beim letzteren wird die Dauer abgewandelt und unterscheidet sich je nach der Phase.

Samavritti Prānāyāma

3. *Sama* bedeutet »gleich, identisch, in derselben Weise«. In Samavritti Prānāyāma wird der Versuch unternommen, zu gleicher Dauer in den vier Atemphasen zu gelangen, also in der Einatmung *(pūraka)*, dem Luftanhalten *(antara kumbhaka)*, der Ausatmung *(rechaka)* und dem abermaligen Luftanhalten *(bāhya kumbhaka)*. Sagen wir, die Dauer von Pūraka betrage fünf oder zehn Sekunden, so sollten Rechaka und die Kumbhakas dieselbe Dauer haben.
4. Beginnen Sie mit Samavritti Prānāyāma, indem Sie nur die gleiche Dauer von Einatmung *(pūraka)* und Ausatmung *(rechaka)* beachten.
5. Erlangen Sie ein zeitliches Gleichmaß und behalten Sie den vollkommenen sanften Rhythmus von Pūraka und Rechaka bei.
6. Versuchen Sie erst dann, die Luft nach der Einatmung anzuhalten *(antara kumbhaka)*. Zunächst werden Sie nicht in der Lage sein, sich beim inneren Luftanhalten an dasselbe Zeitmaß zu halten wie bei Pūraka und Rechaka.
7. Beginnen Sie langsam mit dem inneren Luftanhalten. Halten Sie die drei Phasen zunächst im zeitlichen Verhältnis von 1:¼:1. Steigern Sie langsam auf 1:½:1. Wenn Sie darin sicher sind, gehen Sie auf 1:¾:1. Fällt Ihnen dies leicht, so verlängern Sie Antara Kumbhaka, so daß das Verhältnis 1:1:1 beträgt.
8. Versuchen Sie nicht, den Atem nach der vollen Ausatmung anzu-

halten *(bāhya kumbhaka)*, bevor Sie nicht dieses Verhältnis erreicht haben.

9. Beginnen Sie dann langsam mit dem äußeren Luftanhalten *(bāhya kumbhaka)*. Zu Anfang sei das Zeitverhältnis zwischen Einatem, innerem Luftanhalten, Ausatem und äußerem Luftanhalten 1:1:1:¼. Gehen Sie langsam höher auf 1:1:1:½. Nachdem Sie darin sicher sind, versuchen Sie 1:1:1:¾, und steigern Sie sich endlich bis zum Verhältnis 1:1:1:1.

10. Üben Sie zuerst das innere Luftanhalten *(antara kumbhaka)* selbständig, wobei Sie einen Antara-Zyklus zwischen drei oder vier normale Atemzyklen einschieben. Wiederholen Sie den Antara-Zyklus fünf- oder sechsmal. Wenn Ihnen dies einfach und problemlos erscheint, so verringern Sie die Abstände zwischen den Antara-Zyklen. Wenn Ihnen auch dies leichtfällt, so führen Sie Pūraka, Antara Kumbhaka und Rechaka ohne Aussetzen aus.

11. Sind Sie im Verhältnis von Pūraka, Antara Kumbhaka und Rechaka zu einem sicheren Gleichmaß gelangt, so nehmen Sie alle drei oder vier Zyklen Bāhya Kumbhaka hinzu.

12. Reduzieren Sie langsam die Anzahl der dazwischen liegenden Zyklen. Üben Sie endlich Pūraka, Antara Kumbhaka, Rechaka und Bāhya Kumbhaka ohne auszusetzen.

Vishamavritti Prānāyāma

13. *Vishama* heißt »ungleichmäßig«. Vishamavritti Prānāyāma wird so genannt, weil die Dauer von Pūraka, Antara Kumbhaka, Rechaka und Bāhya Kumbhaka wechselt. Dies führt zu einem differenzierten Rhythmus, wobei der Unterschied im Verhältnis dem Schüler schwer und gefährlich wird, wenn er nicht mit starken Nerven und guten Lungen ausgestattet ist.

14. Beginnen Sie zunächst damit, daß Sie lediglich Einatmung, Antara Kumbhaka und Ausatmung im Verhältnis 1 : 2 : 1 vornehmen. Steigern Sie langsam auf 1 : 3 : 1 und dann auf 1 : 4 : 1. Wandeln Sie dann das Verhältnis allmählich zu 1 : 4 : 1¼, 1 : 4 : 1½, 1 : 4 : 1¾ und 1 : 4 : 2 um. Wenn Sie dies geschafft haben, und nur dann, so nehmen Sie langsam Bāhya Kumbhaka im Verhältnis 1 : 4 : 2 : ¼, 1 : 4 : 2 : ½, 1 : 4 : 2 : ¾ und 1 : 4 : 2 : 1 hinzu. Diese vier Verhältnisse stellen je einen Zyklus von Vishamavritti Prānāyāma dar.

15. Zuerst wird es dem Schüler schwerfallen, während Rechaka, Bāhya Kumbhaka und Pūraka einen Rhythmus einzuhalten, und er wird nach Luft schnappen. Aber bei langer und ununterbrochener Übung legt sich das.

16. In Vishamavritti Prānāyāma sieht das ideale Verhältnis so aus: fünf Sekunden für die Einatmung, zwanzig Sekunden wird die Luft angehalten *(antara kumbhaka)*, zehn Sekunden für die Ausatmung und fünf Sekunden für Bāhya Kumbhaka, so daß das Verhältnis 1:4:2:1 ist.

17. Haben Sie dies erreicht, so kehren Sie den Vorgang um. Atmen Sie zehn Sekunden ein, halten Sie zwanzig Sekunden die Luft an, und atmen Sie fünf Sekunden aus, wobei das Verhältnis 2:4:1 ist. Nehmen Sie dann langsam Bāhya Kumbhaka im Verhältnis 2:4:1:¼ dazu und steigern Sie die Dauer von Bāhya Kumbhaka allmählich, so daß Sie zu 2:4:1:½, 2:4:1:¾ und 2:4:1:1 kommen.

18. Die Länge der Zeit kann geändert werden. Beträgt beispielsweise die Einatmung zwanzig Sekunden, das Luftanhalten zehn Sekunden und die Ausatmung fünf Sekunden, so verringern Sie Bāhya Kumbhaka auf zweieinhalb Sekunden, damit sich das Verhältnis 4:2:1:½ ergibt.

19. Die Länge der Zeit kann in Vishamavritti Prānāyāma in verschiedenen Verhältnissen geändert werden, beispielsweise zu 1:2:4:½, 2:4:½:1, 4:½:2:1, ½:1:4:2. Die Vertauschungen und Verbindungen in Vishamavritti Prānāyāma sind zahlreich, und kein Sterblicher kann alle möglichen Verbindungen in seinem Leben durchprobieren. Ein Beispiel für solche Vertauschungen und Verbindungen ist in der Anmerkung zu den Sūrya und Chandra Bhedana Prānāyāmas in Kapitel XXVII gegeben.

Anmerkung

20. Der Pfad von Vishamavritti Prānāyāma ist gefahrvoll. Üben Sie also nicht allein ohne die persönliche Überwachung durch einen erfahrenen Guru.

21. Aufgrund der verschiedenen Verhältnisse, in die Einatmung, inneres Luftanhalten, Ausatmung und äußeres Luftanhalten gebracht werden, sind alle Systeme des Körpers, vor allem die Atmungsorgane, das Herz und die Nerven, überfordert und belastet. Dies kann zu Anspannung im Gehirn und in den Blutgefäßen führen, was wiederum erhöhten Blutdruck, Aufgeregtheit und Gereiztheit hervorruft.

22. Die Vorsicht in bezug auf Samavritti Prānāyāma und das Üben der Kumbhakas gilt in noch größerem Maße für Vishamavritti Prānāyāma. Prägen Sie sich Svātmārāmas Worte in seinem *Hatha Yoga Pradīpikā* ein, wo es heißt, daß Prāna behutsamer gezähmt werden sollte als Löwen, Elefanten und Tiger. Andernfalls wird er den Übenden umbringen.

Dritter Teil:

DIE TECHNIKEN DES PRĀNĀYĀMA

XIX. UJJĀYĪ PRĀNĀYĀMA

Die Vorsilbe *ud-* heißt »aufwärts, nach außen«. Sie hat auch die Bedeutung der Vorherrschaft und der Macht. *Jaya* heißt »Eroberung, Erfolg« sowie von einem anderen Gesichtspunkt aus »Bezähmung«. In Ujjāyī sind die Lungen voll ausgedehnt und die Brust ist vorgeschoben wie die eines mächtigen Eroberers.

Alle Stufen dieses Prānāyāma, bei denen nicht die Luft angehalten wird *(kumbhaka)*, können jederzeit ausgeführt werden. Wenn sich jedoch das Herz schwer, eng oder schmerzend anfühlt oder das Zwerchfell hart ist, und wenn Sie aufgeregt sind oder der Herzschlag nicht normal ist, so legen Sie sich auf den Boden, und nehmen sich zwei Holzbohlen dazu (jede etwa dreißig Zentimeter im Quadrat und vier Zentimeter dick), die Sie übereinander legen. Ruhen Sie mit dem Rücken auf den Bohlen, und stützen Sie den Kopf mit einem zusätzlichen Holzklotz ab. Das Gesäß befindet sich dabei unterhalb der Bohlen und die Arme sind auf dem Boden ausgestreckt (Abb. 95 und 96). Sie können die Unterlage auch polstern wie auf Abbildung 97. Das Gewicht sollte zur Bequemlichkeit und Entspannung auf den Beinen ruhen, wie auf Abbildung 98 gezeigt. Statt Holzbohlen können auch zwei Kissen genommen werden (Abb. 99). Können Sie die Beine aufgrund von Gebrechlichkeit oder Krankheit nicht ausstrecken, so beugen Sie die Knie, und legen Sie die Unterschenkel auf ein Polster oder einen Hocker (Abb. 100 und 101).

Wenn sich der Rücken in dieser Ruhelage befindet, so geht die Einatmung von den Beckenmuskeln aus. Dies löst jegliche Spannung und macht das Zwerchfell weich. Die Lungen und die Atemmuskeln arbeiten reibungslos, und der Atem wird tief. Das Üben dieses Prānāyāma verschafft Patienten, die an Erweiterung der Herzkammern und angeborenen Herzfehlern leiden, erstaunliche Erleichterung. Zudem nimmt es Herzkranken die Angst davor, daß sie vielleicht eine, wenn auch noch so geringfügige Bewegung zuviel machen und dadurch ihren Zustand verschlimmern könnten.

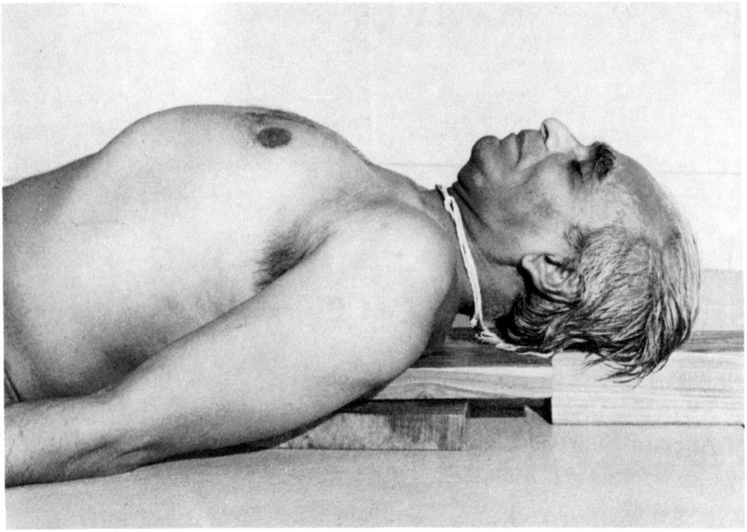

Abb. 95

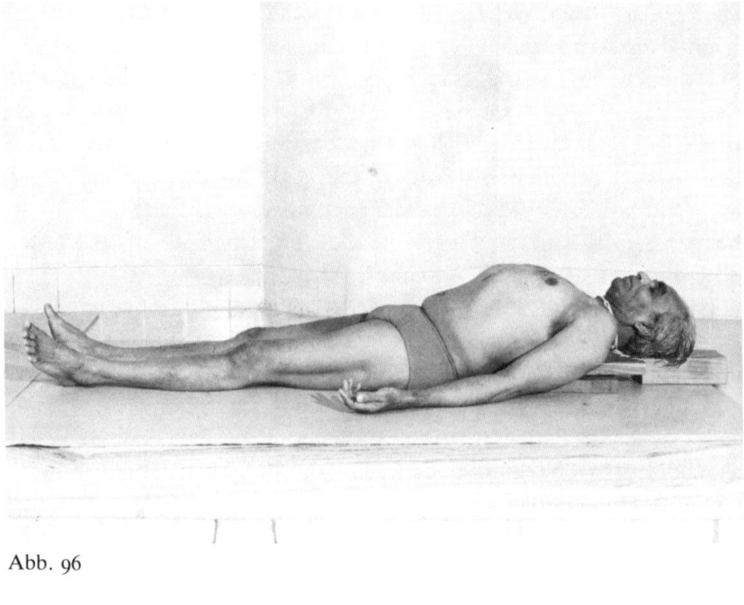

Abb. 96

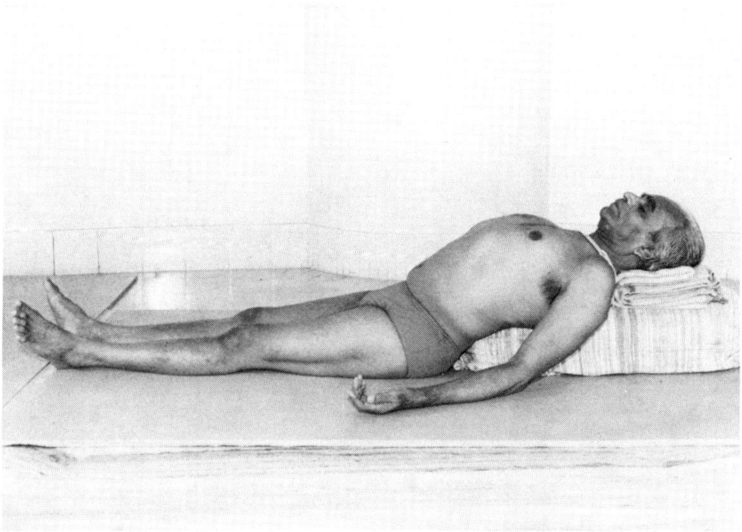

Abb. 97

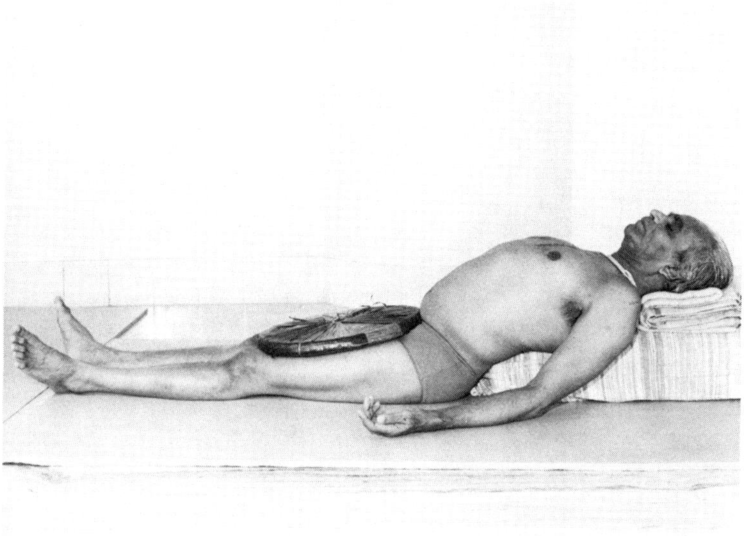

Abb. 98

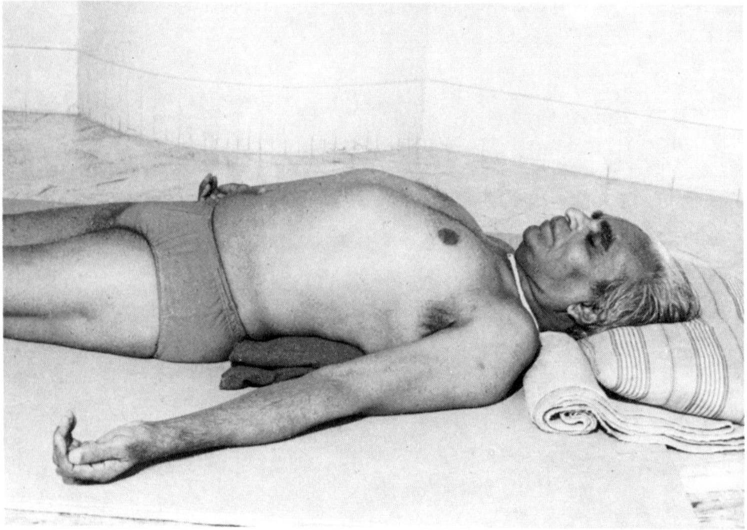

Abb. 99

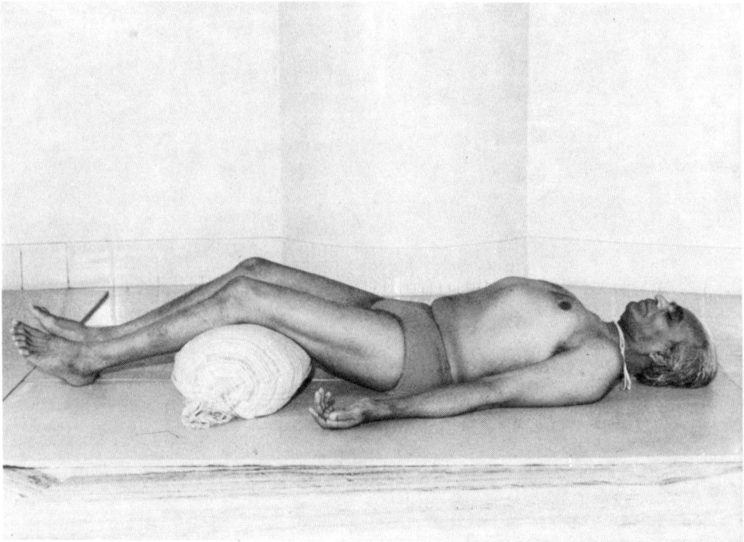

Abb. 100

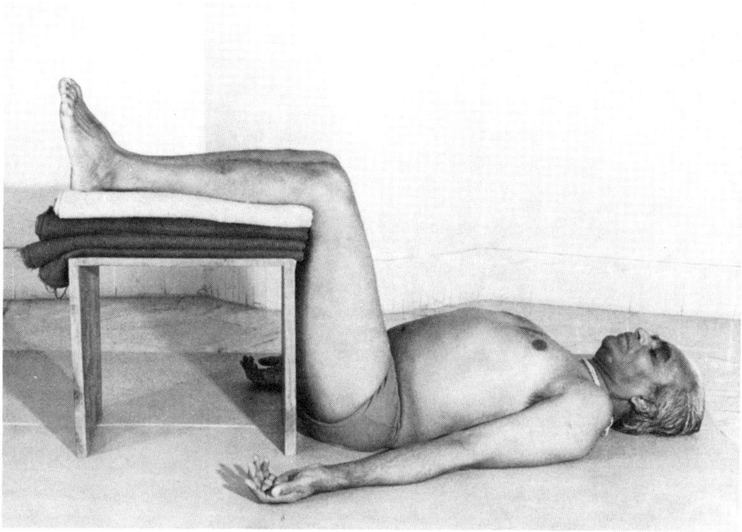

Abb. 101

Anmerkung

1. Alle Stufen aller Prānāyāmas beginnen mit der Ausatmung *(rechaka)* und enden mit der Einatmung *(pūraka)*. Zunächst müssen Sie alle in den Lungen befindliche Luft ausatmen, um darauf mit Prānāyāma anzufangen. Hören Sie nicht mit der Ausatmung auf, da dies das Herz belastet, sondern beenden Sie jede Stufe von Prānāyāma mit einem normalen Atemzug. Wenden Sie keinen Zwang an.
2. Die Wege des Ein- und des Ausatems trennen sich in der Nasenhöhle. Bei der Einatmung streicht der Atem über den Grund der Innenwand der Nasenhöhle (Abb. 102). Bei der Ausatmung streicht er über die obere Außenwand (Abb. 103).
3. Jedes Einatmen wird von dem Zischlaut »Ssss« und jede Ausatmung von dem Hauchlaut »Hhhh« begleitet.
4. Wenn Sie sich als Anfänger zu Prānāyāma hinsetzen, so lehnen Sie sich zur Unterstützung an, wie in Kapitel XI, Absatz 30, erklärt (Abb. 58 und 59).
5. Obwohl Shavāsana nach jedem Prānāyāma empfohlen ist, sollten Sie es für den Fall, daß Sie mehr als eine Stufe oder verschiedene Prānāyāmas hintereinander ausführen wollen, nur am Ende der Übung vollziehen.

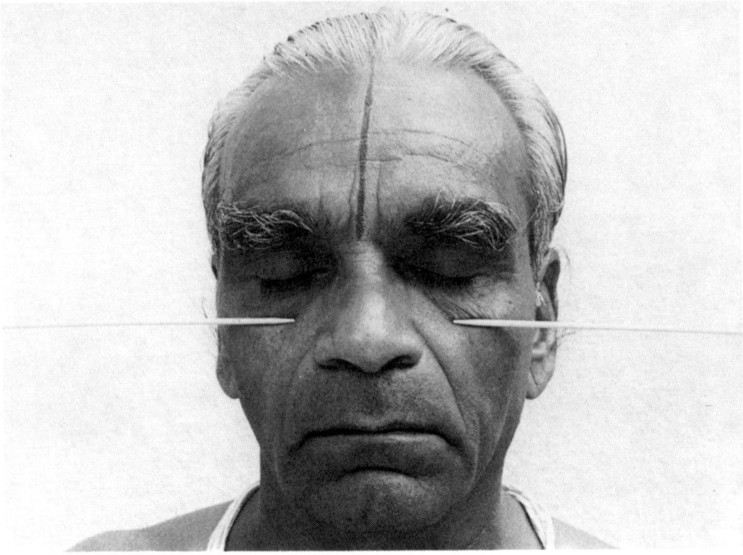

Abb. 102

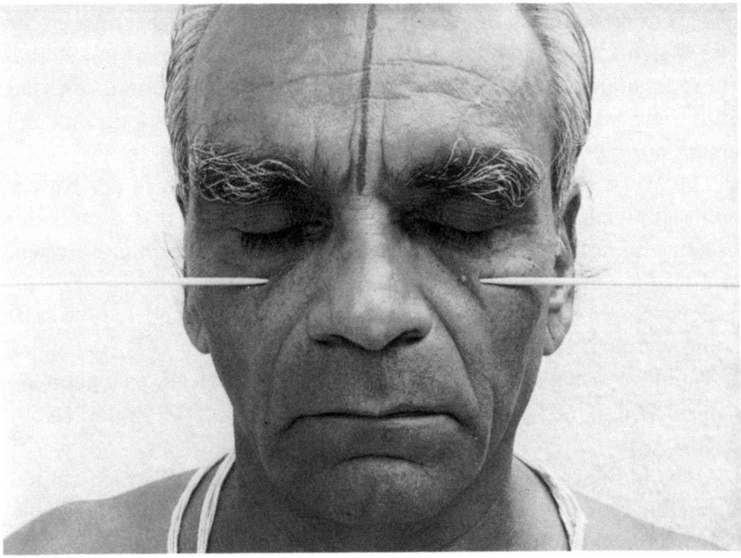

Abb. 103

Stufe I

Diese Vorbereitungsstufe schult den Übenden in der Kunst, die Lungen bewußt zu empfinden, und führt zu gleichmäßiger Atmung.

Technik

1. Breiten Sie eine längs zusammengefaltete Decke auf dem Boden aus. Legen Sie eine weitere Decke darüber genau an der Kante des Kopfendes an, und falten Sie diese drei- bis viermal, so daß der Hinterkopf und der Rücken darauf ruhen (Abb. 104).
2. Legen Sie sich mit dem Rücken flach auf die zusammengefaltete Decke, und halten Sie den Körper gerade. Ziehen Sie nicht den Brustkorb ein. Schließen Sie die Augen, und liegen Sie ein bis zwei Minuten still da (Abb. 66). Zur schnellen Entspannung der Gesichtsmuskulatur bedecken Sie die Augen mit einem weichen Tuch (Abb. 105).

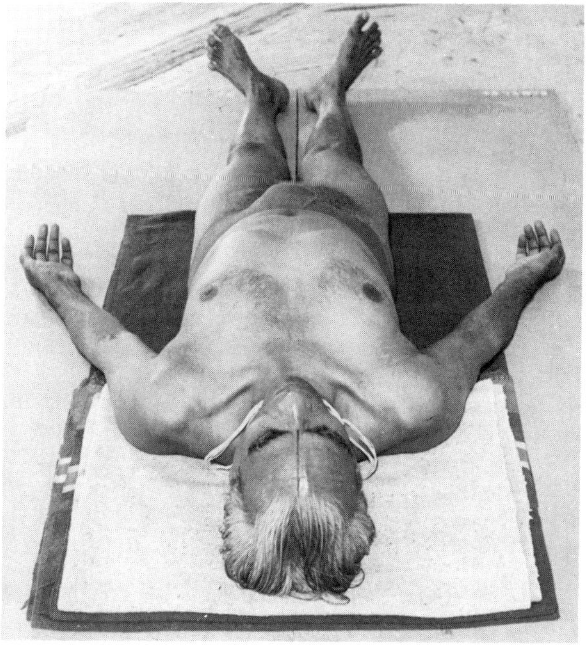

Abb. 104

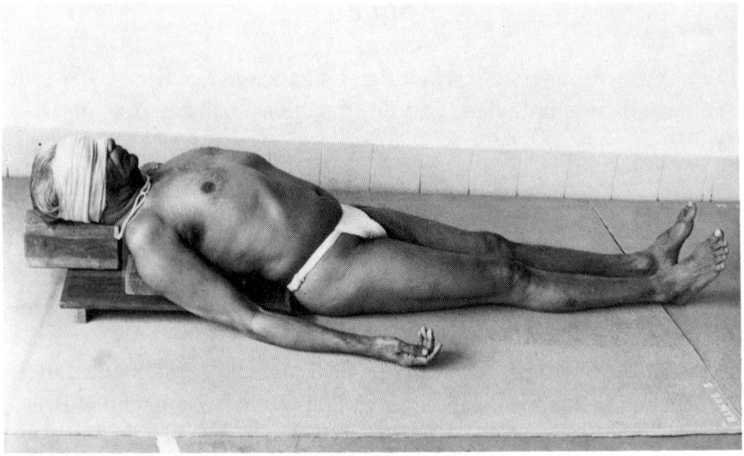

Abb. 105

3. Atmen Sie normal. Beobachten Sie und empfinden Sie während der ganzen Zeit bewußt den Fluß des Atems.
4. Vergewissern Sie sich, daß sich beim Einatmen beide Lungen gleichmäßig füllen. Fühlen Sie, wie sich die Brust nach oben und nach außen dehnt. Stimmen Sie die beiden Bewegungen aufeinander ab.
5. Atmen Sie ruhig aus, und entleeren Sie beide Lungen gleichmäßig. Korrigieren Sie Unebenmäßigkeiten in der Bewegung der Lungen.
6. Führen Sie dies über zehn Minuten fort, und halten Sie die Augen die ganze Zeit über geschlossen.

Auswirkungen

Die obige Übung macht den Übenden aufmerksam, stärkt die Nerven, lockert jede Härte in den Lungen und macht sie bereit zur Tiefenatmung.

Stufe II

Diese Vorbereitungsstufe schult den Übenden darin, die Dauer jedes Ausatems zu verlängern und die Kunst der Ausatmung zu erlernen.

Technik

1. Legen Sie sich hin, und befolgen Sie die in Absatz 1 und 2 der Stufe I gegebenen Anweisungen (Abb. 104).
2. Schließen Sie die Augen, ohne die Augäpfel anzuspannen, halten Sie sie passiv und aufnahmebereit, und richten Sie den Blick nach innen (Abb. 70).
3. Halten Sie das Ohrinnere wach und aufnahmebereit.
4. Atmen Sie zunächst ruhig aus, bis sich die Lungen leer anfühlen, aber ohne einen Druck auf die unteren Organe auszuüben (Abb. 106).
5. Atmen Sie normal durch die Nase ein. Dies ist die Einatmung *(pūraka)*.
6. Atmen Sie langsam, tief und stetig aus, bis sich die Lungen leer anfühlen. Dies ist die Ausatmung *(rechaka)*.
7. Setzen Sie dies zehn Minuten fort, und entspannen Sie sich dann. Das Schwergewicht liegt hierbei auf der langsamen, tiefen und stetigen Ausatmung.

Auswirkungen

Diese Stufe besänftigt die Nerven und beruhigt das Gehirn. Die langsamen, stetigen und tiefen Ausatmungen sind ideal für Menschen, die an Herzbeschwerden und überhöhtem Blutdruck leiden.

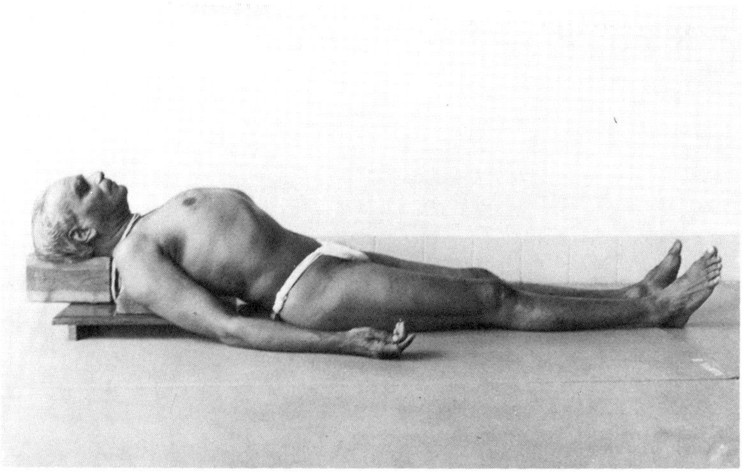

Abb. 106

Stufe III

Diese Vorbereitungsstufe schult den Übenden darin, die Dauer jedes Einatems zu verlängern und die Kunst der Einatmung zu erlernen.

Technik

1. Liegen Sie wie in Stufe I, Absatz 1 und 2 beschrieben. Befolgen Sie dann die in Stufe II, Absatz 2 bis 4 gegebenen Anweisungen.
2. Entspannen Sie das Zwerchfell, und dehnen Sie es beim Einatmen seitlich, ohne den Bauch aufzublähen (Abb. 107). Um dies zu verhindern, dürfen Sie nicht zulassen, daß sich das Zwerchfell über die fliegenden Rippen rollt oder schiebt (Abb. 108 und 109).
3. Holen Sie mit Bedacht langsam, tief, stetig und zischend durch die Nase Atem. Vergewissern Sie sich, daß sich beide Lungen gleichmäßig füllen.
4. Lauschen Sie aufmerksam auf den Ton, und behalten Sie den Rhythmus die ganze Zeit über bei.
5. Füllen Sie die Lungen ganz, bis das Geräusch der Einatmung unhörbar wird.
6. Bei tiefem Einatmen bewegen sich die Augäpfel gern mit nach oben (Abb. 110). Richten Sie sie bewußt nach unten, und schauen Sie in Ihre Lungen hinein (Abb. 70).
7. Stellen Sie zu Beginn der Ausatmung das Zwerchfell ruhig, und

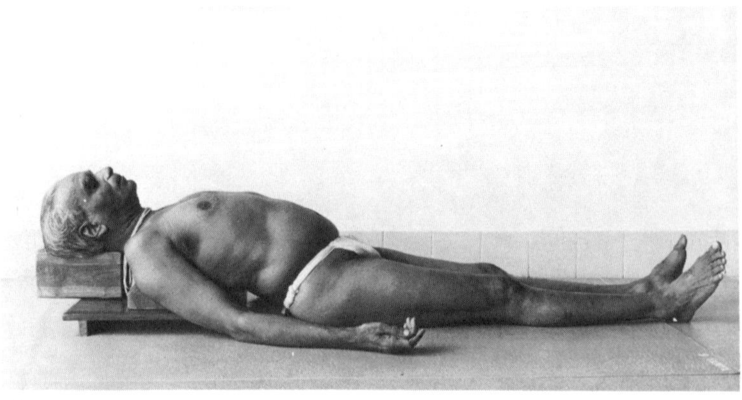

Abb. 107

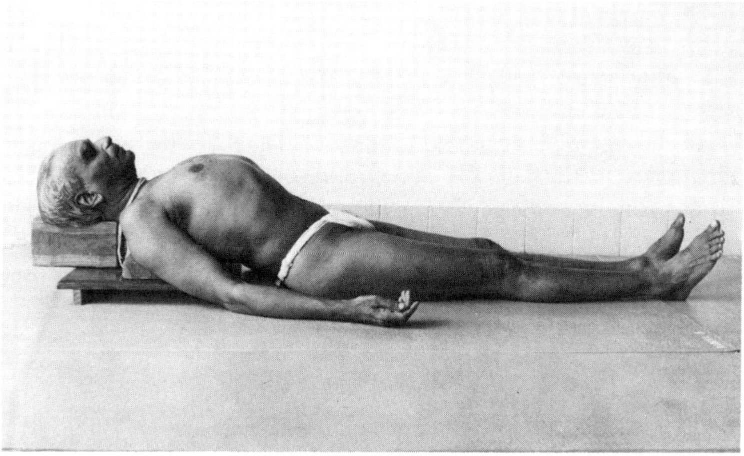

Abb. 108

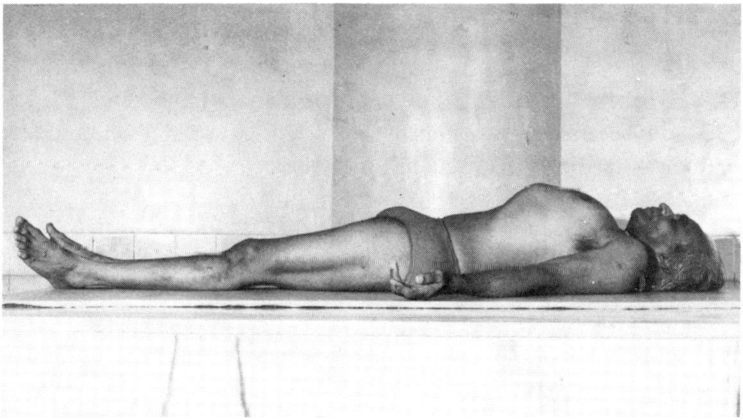

Abb. 109

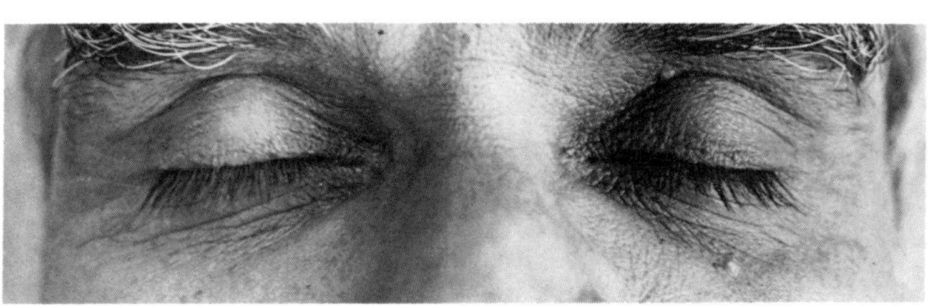

Abb. 110

atmen Sie dann langsam, aber nicht tief aus. Hierbei wird der Ausatem etwas länger als normal sein.
8. Fahren Sie in derselben Weise zehn Minuten lang fort, und entspannen Sie sich dann.
Das Schwergewicht liegt hier auf den langsamen, tiefen und stetigen Einatmungen. Noch einmal: lauschen Sie auf den Ton, und bewahren Sie den Rhythmus die ganze Zeit über. Um zu einer besseren rhythmischen Tiefenatmung zu gelangen, ist es geraten, zwei Holzbohlen für den Rücken zu verwenden, wie es am Anfang dieses Kapitels beschrieben wurde (siehe Abb. 95 bis 101).

Auswirkungen

Diese Vorübung ist gut für Menschen, die an zu niedrigem Blutdruck, Asthma und Depressionen leiden. Sie kräftigt das Nervensystem und flößt Vertrauen ein.

Stufe IV

Diese Vorbereitungsstufe schult den Übenden darin, die Länge jedes Ein- und Ausatems auszudehnen. Sie hilft, die Kunst der tiefen Einatmung wie der tiefen Ausatmung zu meistern.

Technik

1. Liegen Sie wie in Stufe I, Absatz 1 und 2 beschrieben. Befolgen Sie dann die in Stufe II, Absatz 2 bis 4 gegebenen Anweisungen.
2. Atmen Sie jetzt ein, und folgen Sie den in Absatz 2 bis 5 der Stufe III angegebenen Techniken.
3. Halten Sie das Zwerchfell, und lassen Sie es dann nach und nach los, wobei Sie langsam, tief und stetig ausatmen, bis sich die Lungen leer anfühlen.
4. Dies beschließt einen Zyklus. Wiederholen Sie solche Zyklen zehn bis fünfzehn Minuten, und entspannen Sie sich dann.

Auswirkungen

Diese Stufe verleiht Energie und beruhigt und stärkt die Nerven. Die Stufen I bis IV dienen zur Vorbereitung auf Ujjāyī Prānāyāma und werden im Liegen ausgeführt.

Stufe V

Die Atmung hierbei ist ähnlich wie in Stufe I, geschieht aber im Sitzen. Dies trainiert die Beobachtungskunst und führt zu gleichmäßigem Atem.

Technik

1. Sitzen Sie in Padmāsana, Siddhāsana, Svastikāsana oder Vīrāsana oder in irgendeiner angenehmen und bequemen Haltung.
2. Sitzen Sie eine Weile ruhig, halten Sie Rücken und Wirbelsäule aufrecht, aber die Rückgratmuskeln weich und beweglich, um die Rumpfhaltung korrigieren zu können. Der Festigkeit des Rückgrats muß die Beweglichkeit der Rückenmuskeln entsprechen, die sich mit dem Fließen des Ein- und Ausatems ausdehnen und zusammenziehen. Das Einsaugen des Atems sollte auf die Beweglichkeit der Rückenmuskeln abgestimmt sein. Je langsamer deren Bewegung, desto besser das Einsaugen des Atems.
3. Neigen Sie den Kopf zum Rumpf, und heben Sie die Brust dem sinkenden Kinn entgegen. Lassen Sie das Kinn in der Mulde über dem Brustbein ruhen. Dies ist der Kinnhalt (*jālandhara bandha,* Abb. 73). Wenn Sie diesen nicht voll ausführen können, so halten Sie den Kopf so tief sie können, ohne sich zu überanstrengen, und üben Sie weiter (Abb. 79).
4. Die Arme bleiben unten, und die Rücken der Handgelenke liegen auf den Knien (Abb. 47), oder legen Sie die Kuppen von Zeigefinger und Daumen an jeder Hand zusammen, und lassen Sie die anderen Finger ausgestreckt (*jñāna mudrā,* Abb. 28).
5. Spannen Sie nicht die Augäpfel an wie auf Abbildung 110, sondern halten Sie sie passiv und aufnahmebereit. Schließen Sie die Augen, und richten Sie den Blick nach innen (Abb. 70).
6. Halten Sie das Ohrinnere wach und aufnahmebereit.
7. Atmen Sie zunächst ruhig so weit wie möglich aus, ohne einen Druck auf die unteren Organe auszuüben (Abb. 111 und 112). Achten Sie auf die Punkte am Rumpf, die die Hautbewegungen für Ausatem, Einatem und Luftanhalten anzeigen.
8. Halten Sie sich an die in Absatz 3 bis 6 der Stufe I angegebenen Techniken, und beobachten Sie den Fluß des Atems. Tun Sie dies zehn Minuten lang, und ruhen Sie sich dann in Shavāsana (Abb. 197) ein paar Minuten lang aus.

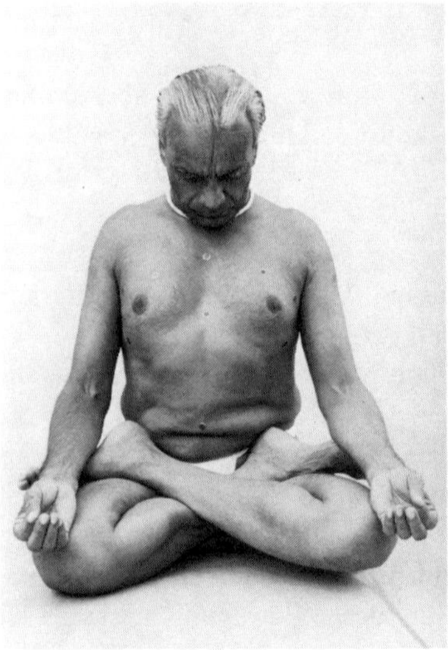

Abb. 111

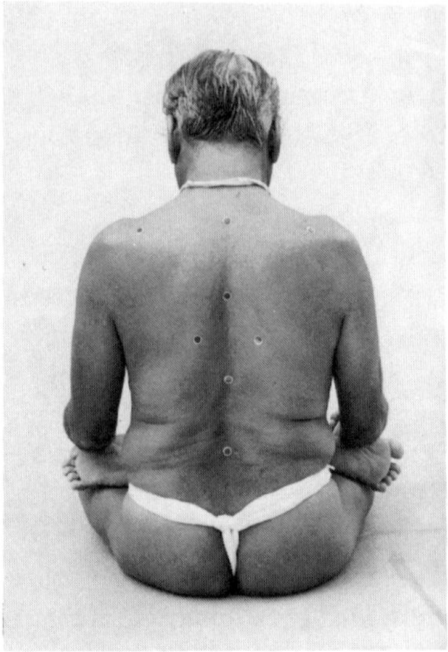

Abb. 112

Stufe VI

Hierbei ist das Atmen ähnlich wie das in Stufe II, wird aber im Sitzen ausgeführt. Dies schult den Übenden darin, die Dauer eines jeden Ausatems zu verlängern und die Kunst der Ausatmung zu erlernen.

Technik

1. Sitzen Sie in irgendeiner bequemen Haltung, und befolgen Sie die in Absatz 1 bis 7 der Stufe V gegebenen Anweisungen. Atmen Sie alle Luft in den Lungen aus (Abb. 111).
2. Atmen Sie normal durch die Nase ein.
3. Atmen Sie langsam, tief und stetig aus, bis sich die Lungen leer anfühlen.
4. Achten Sie beim Ausatmen auf Ihre Haltung, und lauschen Sie genau auf den Hauchton des Atems. Bewahren Sie dessen Rhythmus und Flüssigkeit die ganze Zeit über.
5. Dies beschließt einen Zyklus. Wiederholen Sie solche Zyklen zehn Minuten lang, atmen Sie ein, und ruhen Sie sich dann in Shavāsana aus (Abb. 197).

Das Schwergewicht liegt hierbei auf langsamen, tiefen und stetigen Ausatmungen.

Stufe VII

Die Atmung ist hierbei ähnlich wie in Stufe III, geschieht aber im Sitzen. Dies schult den Übenden darin, die Dauer jedes Einatems zu verlängern und die Kunst der Einatmung zu erlernen.

Technik

1. Sitzen Sie in irgendeiner bequemen Haltung, befolgen Sie die in Absatz 1 bis 7 der Stufe V gegebenen Anweisungen, und atmen Sie aus (Abb. 111).
2. Atmen Sie mit Bedacht langsam und tief durch die Nase ein, und folgen Sie den in Absatz 3 bis 7 der Stufe III angegebenen Techniken.
3. Atmen Sie langsam, aber nicht tief aus, wobei Sie die Ausatmung etwas länger als normal machen.
4. Dies beschließt einen Zyklus. Wiederholen Sie solche Zyklen zehn Minuten lang, atmen Sie ein, und ruhen Sie sich dann in Shavāsana aus (Abb. 182).

Die Stufen V bis VII dienen zur Vorbereitung auf die Übungen von Ujjāyī Prānāyāma, werden aber im Sitzen ausgeführt.

Stufe VIII

Beginnen Sie nun mit dem eigentlichen Ujjāyī Prānāyāma, mit tiefem Ein- und Ausatmen.

Technik

1. Sitzen Sie in irgendeiner bequemen Haltung, folgen Sie den in Absatz 1 bis 7 der Stufe V gegebenen Anweisungen, und atmen Sie alle Luft in den Lungen aus (Abb. 111).
2. Atmen Sie langsam, tief und stetig durch die Nase ein.
3. Lauschen Sie auf das zischende Geräusch des Atems. Kontrollieren Sie Fluß, Ton und Rhythmus, berichtigen Sie sie, und stimmen Sie sie aufeinander ab. Der Fluß wird durch die Tonresonanz kontrolliert und der Ton durch den Fluß. Dies ist der Schlüssel zum Erfolg in Prānāyāma.

4. Füllen Sie die Lungen vom Grund bis zur Spitze, bis zu den Schlüsselbeinen. Versuchen Sie bewußt, den Atem in die entlegensten Teile der Lungen zu lenken (Abb. 113: Vorderansicht; Abb. 114: Rückenansicht; Abb. 115: Seitenansicht).
5. Seien Sie sich des Einstroms des Atems stets bewußt.
6. Während Sie einatmen, sollten Körper, Lungen, Gehirn und Bewußtsein eher empfangend als aktiv sein. Der Atem wird als ein göttliches Geschenk empfangen und sollte nicht gewaltsam eingezogen werden.
7. Blähen Sie beim Einatmen nicht den Bauch auf. Lassen Sie das Zwerchfell immer unterhalb der Rippen. Darauf sollten Sie bei allen Formen von Prānāyāma achten. Wird das Zwerchfell über die fliegenden Rippen gehoben, so wird der Bauch statt der Brust aufgebläht.
8. Die in Absatz 4, 6 und 7 beschriebenen Bewegungen werden ausgeführt, indem man den ganzen Bauchbereich vom Schambein bis zum Brustbein zum Rückgrat zieht und dann nach oben in Richtung Kopf. Dies massiert automatisch die inneren Organe.
9. Bei der tiefen Einatmung werden die inneren Interkostalmuskeln vorn angehoben. Kurz vor der Ausatmung werden diese Muskeln noch einmal gehoben, wodurch man sich zum Ausatmen bereit macht.

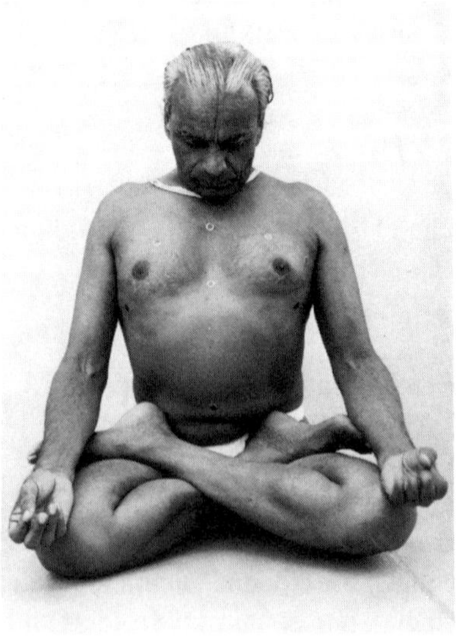

Abb. 113

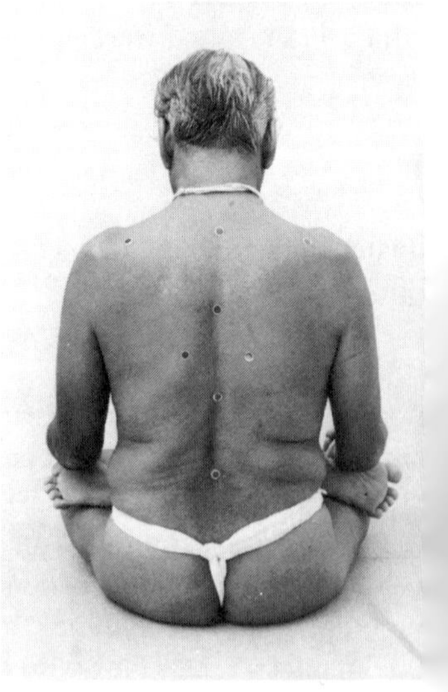

Abb. 114

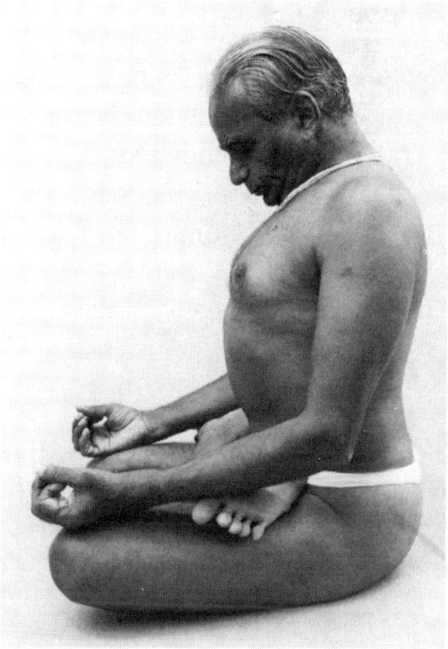

Abb. 115

10. Nun setzt der Vorgang der tiefen Ausatmung ein, worin der Rumpf und das Zwerchfell eine aktive Rolle spielen.
11. Behalten Sie die Hebung der Interkostalmuskeln sowie die des Zwerchfells bei, und beginnen Sie, auszuatmen. Lassen Sie den Atem langsam, tief und stetig aus.
12. Nach ein paar Sekunden entspannt sich der Halt des Rumpfes allmählich von selbst, bis die passiv bleibenden Lungen entleert worden sind. Bleiben Sie sich während des Ausstroms des Atems unentwegt Ihres Tuns bewußt.
13. Dies beschließt einen Zyklus. Wiederholen Sie diesen zehn Minuten lang, wobei Sie die Augen geschlossen und die Glieder entspannt halten. Atmen Sie ein, legen Sie sich hin, und ruhen Sie sich in Shavāsana aus (Abb. 197).
14. Atmen Sie mit Wärme, Mut und Freude ein, als ob Sie die Lebenskraft als ein Geschenk von Gott empfangen. Atmen Sie mit einem Gefühl der Dankbarkeit aus, worin Sie still Ihre Demut zum Ausdruck bringen und sich dem Herrn hingeben.
15. Bei jeder Ein- und Ausatmung kommt es zu einer kurzen Unterbrechung, wenn die Rumpfmuskeln sich neu einstellen. Lernen Sie, darauf zu achten.

Auswirkungen

Dieses Prānāyāma versorgt die Lungen reichlich mit Sauerstoff und beruhigt und stärkt das Nervensystem. Als ein Ergebnis des tiefen Atemvorgangs trägt das Blut den Vorrat an lebenspendender Energie bis in die winzigsten Gewebeteilchen. Das vermindert die Schleimsekretion, lindert Schmerzen in der Brust, und die Stimme wird melodisch.

Stufe IX

Dies ist eine Stufe für Anfänger, bei der zusätzlich die Luft angehalten wird, wenn die Lungen voll sind. Es ist ein willentliches inneres Luftanhalten *(sahita antara kumbhaka)*.

Technik

1. Sitzen Sie in irgendeiner bequemen Haltung, folgen Sie den in Absatz 1 bis 7 der Stufe V gegebenen Anweisungen, und atmen Sie aus (Abb. 111).
2. Atmen Sie ein, und halten Sie den Atem an. Halten Sie den Rumpf aufrecht und gespannt (Abb. 116: Vorderansicht; Abb. 117: Rückenansicht; Abb. 118: Seitenansicht).
3. Heben Sie während des Luftanhaltens weder den Nasenrücken noch die Augen oder den Kopf (Abb. 94).
4. Fühlen Sie, wie der Atem in die entlegensten Poren der Rumpfhaut einsickert, und werden Sie sich dieses Vorgangs bewußt.
5. Nach ein paar Sekunden läßt dieses Bewußtsein nach. Sobald dies geschieht, atmen Sie normal aus. Dies ist ein Zyklus, üben Sie ihn derart zehn bis fünfzehn Minuten lang.
6. Treten während dieser Übung Ermüdungserscheinungen auf, so können abwechselnd auch Zyklen mit normaler Atmung ausgeführt werden.
7. Wenn diese Übung Ihnen leicht wird, so steigern Sie sie, bis Sie bequem den Atem für zehn bis fünfzehn Sekunden anhalten können. Um das Luftanhalten zu verlängern, heben Sie das Zwerchfell in Richtung auf die Lungen an, halten Sie es fest, und ziehen Sie den Bauch ein und nach oben zur Wirbelsäule hin. Halten Sie dann den Atem an, ohne den Nasenrücken anzuheben (Abb. 94).

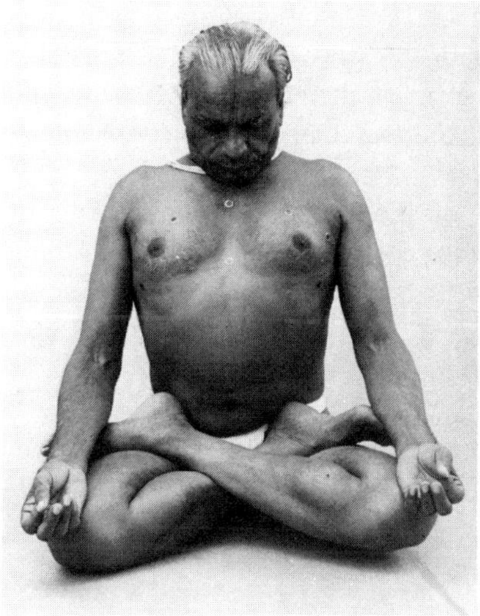

Abb. 116

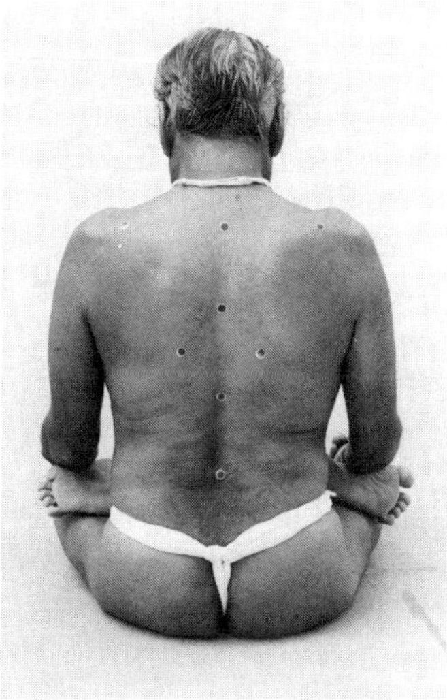

Abb. 117

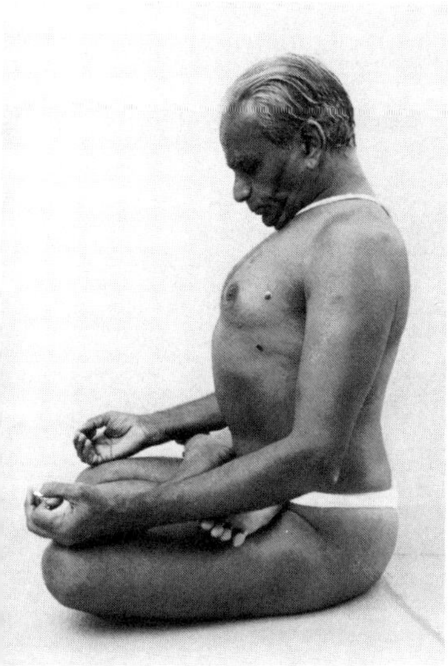

Abb. 118

8. Fühlen sich die Lungen hart an oder empfinden Sie Anspannung in den und um die Schläfen oder im Kopf, so ist dies ein Zeichen dafür, daß Sie Ihre Leistungsfähigkeit überschreiten. Verkürzen Sie in dem Fall dann das innere Luftanhalten. Der Übergang zur Ausatmung sollte flüssig sein.
9. Atmen Sie langsam aus, ohne die Kontrolle über Rumpf, Zwerchfell und Lungen zu verlieren. Holen Sie nach Beendigung der Übung ein paarmal tief Atem, und ruhen Sie sich dann in Shavāsana aus (Abb. 197).

Anmerkung
Inneres Luftanhalten kann auch im Liegen ausgeführt werden, wenn Sie sich Kissen unter den Kopf packen, um Jālandhara Bandha nachzuahmen (Abb. 93).

Auswirkungen

Das Üben von Sahita Antara Kumbhaka entwickelt Harmonie zwischen dem Atem und den Lungen sowie zwischen den Nerven und dem »Denken«. Wird es richtig ausgeführt, so versetzt es den Übenden in einen dynamischen Zustand, in dem der Körper sich randvoll mit Energie fühlt. Es steigert die Arbeitsfähigkeit, beseitigt Verzweiflung und schafft Hoffnung. Durch die Erzeugung von Energie belebt es das Nervensystem und entwickelt Ausdauer. Es ist ideal für Menschen, die an zu niedrigem Blutdruck, Mattheit, Faulheit und Verzagtheit leiden.

Antara Kumbhaka ist jedoch nicht ratsam für jene, die an zu hohem Blutdruck und Herzbeschwerden leiden.

Stufe X

Dies ist eine Stufe für Anfänger, bei der die Luft angehalten wird, wenn die Lungen leer sind. Sie nennt sich willentliches äußeres Luftanhalten *(sahita bāhya kumbhaka)*.

Technik

1. Sitzen Sie in irgendeiner bequemen Haltung, folgen Sie den in Absatz 1 bis 7 der Stufe V beschriebenen Techniken, und atmen Sie alle Luft in den Lungen aus (Abb. 111).
2. Atmen Sie normal ein und stetig und langsam aus, wobei Sie die Lungen so weit entleeren, wie es Ihnen ohne Überanstrengung möglich ist.
3. Bleiben Sie passiv, und halten Sie den Atem so lange wie möglich an (Abb. 111), worauf Sie normal einatmen. Dies ist ein Zyklus. Wiederholen Sie zehn bis zwölf davon, oder fahren Sie zehn Minuten damit fort.
4. Einschnüren des Bauches, Druck auf den Schläfen oder Schnappen nach Luft deuten darauf hin, daß Sie beim äußeren Luftanhalten *(bāhya kumbhaka)* die Grenze Ihrer Leistungsfähigkeit erreicht haben und die Dauer herabsetzen sollten. Der Übergang zur Einatmung sollte flüssig vor sich gehen. Treten während der Übung irgendwelche Ermüdungserscheinungen auf, so können Sie die Zyklen dieser Stufe mit normalem Atmen abwechseln.
5. Holen Sie ein paarmal tief Atem, und legen Sie sich zu Shavāsana hin (Abb. 197).

Anmerkung

Äußeres Luftanhalten kann auch im Liegen mit Kissen unter dem Kopf ausgeführt werden (Abb. 93).

Auswirkungen

Bāhya Kumbhaka ist besonders gut für Menschen, die unter übermäßiger Anspannung und zu hohem Blutdruck leiden, denn es entspannt die Nerven. Es führt zu einem passiven Zustand, einem Gefühl der Ruhe, als wäre man eine leere Flasche, die auf dem Wasser treibt. Es ist jedoch nicht für die geraten, die mit Depression, Melancholie und zu niedrigem Blutdruck zu tun haben.

Stufe XI

Dies ist inneres Luftanhalten *(antara kumbhaka)* für Fortgeschrittene.

Technik

1. Sitzen Sie in irgendeiner bequemen Haltung, folgen Sie den in Absatz 1 bis 7 der Stufe V beschriebenen Techniken, und atmen Sie aus (Abb. 111).
2. Holen Sie kräftig und tief Luft, jedoch nicht zwanghaft, ruckartig oder gepreßt, und halten Sie den Rumpf gespannt.
3. Halten Sie zehn oder fünfzehn Sekunden lang den Atem an (Abb. 116 und 118).
4. Nach wenigen Augenblicken verliert der Körper seinen Halt. Heben Sie die Seitenrippen, um ihn zu halten. Ziehen Sie nun den Unterleib vom Schambein, Damm und After aus zusammen, und heben Sie ihn entlang der Wirbelsäule nach oben auf die Brust zu. Dies ist Mūla Bandha (Abb. 85).
5. Dieses Rumpfanheben erzeugt Spannung im Kopf. Senken Sie den Kopf, wobei Sie den Hals an der Nackenwurzel abknicken. Dies verhilft zu einem besseren Jālandhara Bandha und lindert die Spannung im Kopf.
6. Fühlen Sie, wie der Atem in die entlegensten Poren der Rumpfhaut einsickert und überall bewußtes Empfinden weckt.
7. Halten Sie Augen, Ohren und Zunge passiv und das Gehirn ruhig.
8. Ist die Dauer des Luftanhaltens zu lang, so zieht es im Hals, und Gesichtsmuskeln und Schläfen werden straff. Dies bedeutet, daß Sie Ihren Halt verlieren. Laden Sie also den Rumpf mit neuer Energie auf, wie in Absatz 4 angegeben.
9. Spüren Sie noch immer eine Anspannung in Kopf und Rumpf und fühlt sich das Gesicht glühend an, so heißt das, daß Sie nicht den rechten Halt bewahren oder Ihre Leistungsfähigkeit überschritten haben. Dies kann zur Beeinträchtigung des Nervensystems führen, in welchem Falle Sie das Luftanhalten nicht fortsetzen sollten.
10. Atmen Sie normal oder tief aus, ohne dabei Rumpf, Zwerchfell und Lungen loszulassen.
11. Dies ist ein Zyklus mit Luftanhalten. Üben Sie zehn bis zwölf solcher Zyklen, wobei Sie die ganze Zeit über dieselbe Wachheit bewahren wie beim ersten Zyklus. Da die Fähigkeit, die Luft anzuhalten,

bei jedem einzelnen verschieden ist, ist es nicht möglich, eine genaue Zeitspanne dafür anzugeben. Es ist ratsam, die Luft in einem Abstand von drei bis vier Atemzügen einmal anzuhalten.

12. Atmen Sie nach Beendigung der Übung ein, und liegen Sie in Shavāsana (Abb. 197).

Auf dieser Stufe liegt das Schwergewicht auf dem Luftanhalten und weniger auf der Ein- und Ausatmung.

Auswirkungen

Diese Stufe ist gut für Personen, die an Trägheit, Übelkeit und körperlicher Erschlaffung leiden. Sie hält den Körper warm, beseitigt Schleim und wirkt aufheiternd und ermutigend. Sie führt zu besserer Konzentration. Fehlerhaftes Üben bewirkt Gereiztheit, Herzklopfen, Aufbrausen und Erschöpfung.

Stufe XII

Dies ist äußeres Luftanhalten *(bāhya kumbhaka)* für Fortgeschrittene.

Technik

1. Sitzen Sie in irgendeiner bequemen Haltung, folgen Sie den in Absatz 1 bis 7 der Stufe V gegebenen Anweisungen, und atmen Sie aus (Abb. 111).
2. Atmen Sie normal ein und stetig und kräftig aus. Entleeren Sie die Lungen so weit, wie Sie dies ohne Zwingen, Rucken oder Pressen können.
3. Ist die Einatmung abgeschlossen, so atmen Sie nicht ein, sondern machen Sie eine Pause, und ziehen Sie den ganzen Bauchbereich nach hinten zur Wirbelsäule und nach oben zur Brust. Dies ist Uddīyāna Bandha (Abb. 119).
4. Bewahren Sie diesen Halt, solange Sie können. Wenn Sie ein Ankrampfen spüren, so entspannen Sie den Bauch, lassen Sie ihn in seine normale Form zurückkehren, und atmen Sie dann ein.
5. Dies ist ein Zyklus. Wiederholen Sie acht bis zehn solcher Zyklen, dann atmen Sie ein und liegen in Shavāsana (Abb. 197).
6. Steigern Sie die Dauer des Luftanhaltens nach der Ausatmung in

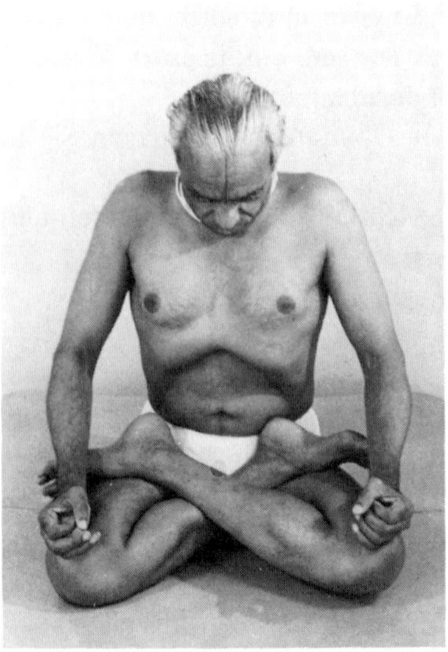

Abb. 119

dem Maß, wie Ihr Üben sich verbessert. Die Dauer ist bei jedem verschieden. Beobachten Sie Ihre eigene Leistungsfähigkeit, um sie zu steigern.

7. Atmen Sie während Uddīyāna Bandha niemals ein, da dies dazu führen kann, daß Sie nach Luft schnappen und daß Ihr Herz belastet wird.

8. Am Anfang ist es geraten, das äußere Luftanhalten in einem Abstand von drei bis vier tiefen Atemzügen vorzunehmen.

Auswirkungen

Diese Stufe reinigt die unteren Organe und verhindert, daß sie nach vorn fallen und heraustreten.

Stufe XIII

Diese Stufe für Fortgeschrittene verbindet inneres *(antara)* und äußeres *(bāhya)* Luftanhalten *(kumbhaka)* mit zwei oder drei Ein- und Ausatmungen.

Technik

1. Atmen Sie hierbei zunächst aus (Abb. 111).
2. Atmen Sie tief ein. Halten Sie nach der vollen Einatmung den Atem zehn Sekunden lang an (*antara kumbhaka*, Abb. 116).
3. Atmen Sie tief aus. Halten Sie nach der vollen Ausatmung den Atem mit Uddīyāna Bandha (Abb. 119) fünf Sekunden lang an *(bāhya kumbhaka)*, und atmen Sie tief ein. Dies beschließt einen Zyklus.
4. Atmen Sie aus und anschließend zwei- oder dreimal tief ein und aus. Wiederholen Sie dann den Zyklus mit den Kumbhakas, und lassen Sie ihm wieder zwei oder drei tiefe Ein- und Ausatmungen folgen.
5. Führen Sie fünf bis sechs Zyklen aus, und hören Sie mit der Einatmung auf. Legen Sie sich dann zu Shavāsana hin (Abb. 197).

Tabelle für Ujjāyī Prānāyāma

Stufe	*Pūraka*		*Antara Kumbhaka*		*Rechaka*		*Bāhya Kumbhaka*	
	N	T	Ohne MB	MB	N	T	Ohne UB	UB
Liegend:								
I	●				●			
II	●					●		
III		●			●			
IV		●				●		
Sitzend:								
V	●				●			
VI	●					●		
VII		●			●			
VIII		●				●		
IX	●		EPS		●			
X	●					●	SLWM	
XI		ST		10-15 Sek.	N oder T			
XII	●					ST		SLWM
XIII		ST		10-15 Sek.	N oder T			SLWM

EPS	= Ein paar Sekunden	N	= Normal
SWLM	= So lange wie möglich	UB	= Uddīyāna Bandha
T	= Tief	ST	= Stark tief
MB	= Mūla Bandha		

XX. VILOMA PRĀNĀYĀMA

Loma heißt »Haar«, das *vi-* zeigt Trennung oder Verneinung an. *Viloma* heißt also »gegen das Haar«, gegen die natürliche Ordnung der Dinge.

In Viloma Prānāyāma ist die Ein- und Ausatmung kein fortlaufender Vorgang, sondern von mehreren Pausen unterbrochen. Dauert beispielsweise eine volle Einatmung fünfzehn Sekunden, so würde sie in Viloma alle zwei bis drei Sekunden unterbrochen werden, so daß die Dauer des Einatmens demnach fünfundzwanzig bis dreißig Sekunden betragen würde. In gleicher Weise wird die unterbrochene Ausatmung auf fünfundzwanzig bis dreißig Sekunden verlängert. Dieses Prānāyāma kann man mit dem Auf- und Absteigen auf einer hohen Leiter vergleichen, wobei auf jeder Sprosse eine Pause eingelegt wird. Achten Sie darauf, daß es während der Pausen kein unbewußtes Aus- oder Einatmen gibt. Die im folgenden angegebenen Techniken umfassen neun Stufen.

Stufe I

Diese Stufe ist eine Einführung in das unterbrochene Einatmen *(pūraka)* im Liegen. Es ist für Anfänger und Invaliden geeignet oder für Menschen, die an Müdigkeit, Schwäche, Streß oder zu niedrigem Blutdruck leiden.

Technik

1. Liegen Sie ein paar Minuten lang ruhig wie in Ujjāyī, Stufe I, wozu Sie am besten Holzbohlen oder Kissen benutzen, wie am Anfang von Kapitel XIX erklärt.
2. Folgen Sie den in Absatz 2, 3 und 4 von Ujjāyī, Stufe II, gegebenen Anweisungen, und atmen Sie alle Luft in den Lungen aus (Abb. 106).
3. Beginnen Sie nun mit der unterbrochenen Einatmung, und zwar

wie folgt. Atmen Sie zwei oder drei Sekunden lang ein, pausieren Sie und halten Sie den Atem zwei oder drei Sekunden lang an, worauf Sie dies wiederholen. Bei der Pause wird das Zwerchfell leicht gehalten. Wenn Sie wieder einatmen, so lassen Sie das Zwerchfell nicht nach jeder Pause wieder los. Fahren Sie so fort, bis die Lungen ganz gefüllt sind, wozu vier oder fünf Pausen nötig sein mögen. Während der ganzen Übung sollte keine Anstrengung empfunden werden.

4. Atmen Sie nun langsam und tief aus, so wie in Ujjāyī, Stufe II, und lösen Sie nach und nach den Halt des Zwerchfells.

5. Dies beschließt einen Zyklus Viloma, Stufe I. Wiederholen Sie diesen sieben bis zehn Minuten lang oder so lange, wie Sie keine Müdigkeit verspüren. Atmen sie zwei- oder dreimal normal, und ruhen Sie sich dann in Shavāsana aus (Abb. 197).

Stufe II

Dies ist eine Einführung in das unterbrochene Ausatmen *(rechaka)* im Liegen. Es ist für Anfänger, schwache Personen und Invaliden geeignet oder für Menschen, die an Müdigkeit, Streß, zu hohem Blutdruck oder einem Herzfehler leiden.

Technik

1. Liegen Sie ein paar Minuten lang ruhig wie in Ujjāyī, Stufe I, und folgen Sie dann den in Absatz 2, 3 und 4 von Ujjāyī, Stufe II, gegebenen Anweisungen. Atmen Sie alle Luft in den Lungen aus (Abb. 106).

2. Holen Sie wie in Ujjāyī lang und tief Atem ohne Pause, und füllen Sie die Lungen ganz, jedoch ohne sich zu überanstrengen.

3. Atmen Sie zwei oder drei Sekunden lang aus, machen Sie eine Pause, halten Sie den Atem zwei oder drei Sekunden lang an, und wiederholen Sie dies. Fahren Sie so fort, bis sich die Lungen völlig leer anfühlen, wozu vier oder fünf Pausen nötig sein mögen. Lösen Sie nach und nach den Halt des Bauches.

4. Dies beschließt einen Zyklus Viloma, Stufe II. Wiederholen Sie diesen sieben bis zehn Minuten lang oder so lange, wie Sie keine Müdigkeit verspüren. Atmen Sie ein, und machen Sie dann Shavāsana (Abb. 197).

Auswirkungen

Diese Übung erzeugt ein Gefühl der körperlichen Leichtheit und Unbeschwertheit.

Stufe III

Diese Stufe ist eine Kombination der Stufen I und II und erfolgt im Liegen.

Technik

1. Liegen Sie ein paar Minuten lang ruhig wie in Ujjāyī, Stufe I, folgen Sie dann den in Absatz 2, 3 und 4 von Ujjāyī, Stufe II, gegebenen Anweisungen, und atmen Sie aus (Abb. 106).
2. Beginnen Sie nun mit der unterbrochenen Einatmung, wie in Absatz 3 der Stufe I beschrieben.
3. Halten Sie den Atem ein oder zwei Sekunden lang an.
4. Beginnen Sie nun mit der unterbrochenen Ausatmung, folgen Sie den in Absatz 3 der Stufe II gegebenen Anweisungen, und lösen Sie nach und nach den Halt des Zwerchfells.
5. Dies beschließt einen Zyklus Viloma, Stufe III. Wiederholen Sie diesen acht bis zwölf Minuten lang oder so lange, wie Sie sich dabei nicht anstrengen. Atmen Sie ein, und ruhen Sie sich dann in Shavāsana aus (Abb. 197).

Stufe IV

Diese Stufe ist eine Einführung in das unterbrochene Einatmen *(pūraka)* im Sitzen. Sie ist für Anfänger geeignet.

Technik

1. Sitzen Sie in irgendeiner bequemen Haltung, und folgen Sie den in Absatz 1 bis 7 von Ujjāyī, Stufe V, gegebenen Anweisungen. Atmen Sie aus, ohne sich anzustrengen (Abb. 111).
2. Beginnen Sie nun mit der unterbrochenen Einatmung, und zwar wie folgt. Atmen Sie zwei oder drei Sekunden lang ein, machen Sie eine Pause, und halten Sie den Atem zwei oder drei Sekunden lang an. Atmen Sie erneut zwei oder drei Sekunden lang ein, machen Sie eine

Pause, und halten Sie den Atem zwei oder drei Sekunden lang an. Bei der Pause wird das Zwerchfell leicht gehalten. Lassen Sie das Zwerchfell nicht nach jeder Pause beim Einatmen wieder los. Fahren Sie so fort, bis die Lungen ganz voll sind, wozu vier oder fünf Pausen nötig sein mögen. Die ganze Zeit über sollte keine Anstrengung empfunden werden.

3. Ziehen Sie die unteren Organe behutsam zum Rückgrat und nach oben. Atmen Sie darauf langsam und tief aus, so wie in Ujjāyī, Stufe VI, und lösen Sie allmählich den Halt des Bauches.

4. Dies beschließt einen Zyklus Viloma, Stufe IV. Wiederholen Sie solche Zyklen sieben bis zehn Minuten lang oder so lange, wie Sie keine Müdigkeit verspüren. Atmen Sie zwei- oder dreimal normal, und ruhen Sie sich dann in Shavāsana aus (Abb. 197).

Stufe V

Diese Stufe ist eine Einführung in das unterbrochene Ausatmen *(rechaka)* im Sitzen. Es ist für Anfänger mit normaler Gesundheit geeignet.

Technik

1. Sitzen Sie in irgendeiner bequemen Haltung, und folgen Sie den in Absatz 1 bis 7 von Ujjāyī, Stufe V, gegebenen Anweisungen. Atmen Sie aus, ohne sich anzustrengen (Abb. 111).

2. Holen Sie lang und tief in einem Zug Atem, ohne eine Pause zu machen. Füllen Sie die Lungen bis zum Rand.

3. Beginnen Sie nun mit der unterbrochenen Ausatmung wie auf Stufe II, aber halten Sie dabei das Zwerchfell. Atmen Sie zwei Sekunden lang aus, pausieren Sie, halten Sie den Atem mit dem Zwerchfellhalt zwei oder drei Sekunden lang an, und wiederholen Sie das Ganze. Fahren Sie so fort, bis sich die Lungen ganz leer anfühlen, wozu vier oder fünf Pausen nötig sein mögen. Danach lösen Sie den Zwerchfellhalt allmählich.

4. Dies beschließt einen Zyklus Viloma, Stufe V. Wiederholen Sie ihn acht bis zehn Minuten lang oder so lange, wie Sie keine Anstrengung verspüren. Holen Sie zwei- oder dreimal normal Atem, und liegen Sie dann in Shavāsana (Abb. 197).

Auswirkungen

Diese Übung verbreitet ein Gefühl der Heiterkeit und Ruhe.

Stufe VI

Diese Stufe ist eine Kombination der Stufen IV und V im Sitzen.

Technik

1. Sitzen Sie in irgendeiner bequemen Haltung, und folgen Sie den in Absatz 1 bis 7 von Ujjāyī, Stufe V, angegebenen Techniken. Atmen Sie aus, ohne sich anzustrengen (Abb. 111).
2. Beginnen Sie nun mit der unterbrochenen Einatmung, wobei Sie der Technik von Absatz 2 der Stufe IV folgen.
3. Halten Sie den Atem zwei oder drei Sekunden lang an. Halten Sie den Bauch, und beginnen Sie dann mit der unterbrochenen Ausatmung, wobei Sie der Technik von Absatz 3 der Stufe V folgen.
4. Dies beschließt einen Zyklus Viloma, Stufe VI. Wiederholen Sie diesen zehn bis fünfzehn Minuten lang oder so lange, wie Sie keine Anstrengung verspüren. Holen Sie zwei- oder dreimal Atem, und liegen Sie dann in Shavāsana (Abb. 197).

Auswirkungen

Auf dieser Stufe werden Ausdauer und ein Gefühl der Heiterkeit entwickelt.

Stufe VII

Hier wird das innere Luftanhalten *(antara kumbhaka)* nach dem unterbrochenen Einatmen eingeführt. Es ist für Lernende mit mittlerem Können und größerem Einsatz geeignet, die in ihrem Üben bereits etwas Stärke und Sicherheit erlangt haben.

Technik

1. Sitzen Sie in irgendeiner bequemen Haltung, und folgen Sie den in Absatz 1 bis 7 von Ujjāyī, Stufe V, gegebenen Anweisungen. Atmen Sie tief aus, ohne sich anzustrengen (Abb. 111).
2. Beginnen Sie mit der unterbrochenen Einatmung, wie in Absatz 2 der Stufe IV beschrieben.
3. Halten Sie nun den Atem zehn bis fünfzehn Sekunden lang an. Dies ist das innere Luftanhalten (*antara kumbhaka*, Abb. 116). Halten Sie das Zwerchfell, und atmen Sie dann langsam und tief aus, wobei Sie allmählich das Zwerchfell entspannen.
4. Dies beschließt einen Zyklus Viloma, Stufe VII. Wiederholen Sie ihn fünfzehn bis zwanzig Minuten lang oder länger, so lange, wie Sie keine Müdigkeit oder Anstrengung verspüren. Holen Sie zwei- oder dreimal Atem, und liegen Sie dann in Shavāsana (Abb. 197).

Auswirkungen

Diese Stufe hilft denen, die an zu niedrigem Blutdruck leiden. Den Lungenzellen wird reichlich Luft zugeführt, die Lungen werden elastisch, und die Kunst der Tiefenatmung wird genau, einfach und bequem erlernt.

Stufe VIII

Hier wird das äußere Luftanhalten *(bāhya kumbhaka)* nach dem unterbrochenen Ausatmen eingeführt. Es ist dies für jene geeignet, die es in ihrem Üben zu Stärke und Sicherheit gebracht haben.

Technik

1. Sitzen Sie eine Zeitlang, und folgen Sie den in Absatz 1 bis 7 von Ujjāyī, Stufe V, gegebenen Anweisungen. Atmen Sie langsam aus, bis sich die Lungen leer anfühlen, ohne sich anzustrengen (Abb. 111).
2. Holen Sie ohne Pause lang und tief Atem. Füllen Sie die Lungen ganz, aber überanstrengen Sie sich nicht.
3. Halten Sie den Atem zwei oder drei Sekunden lang an.
4. Führen Sie nun die unterbrochene Ausatmung aus, wie in Absatz 3 der Stufe V beschrieben.

5. Halten Sie den Atem fünf oder sechs Sekunden lang an, bevor Sie einatmen.
6. Dies beschließt einen Zyklus Viloma, Stufe VIII. Wiederholen Sie diesen fünfzehn bis zwanzig Minuten lang oder so lange, wie Sie keine Müdigkeit verspüren. Holen Sie zwei- oder dreimal normal Atem, und liegen Sie dann in Shavāsana (Abb. 197).

Auswirkungen

Diese Stufe bringt die Nerven zur Ruhe und besänftigt das Gehirn.

Stufe IX

Diese Stufe verbindet die Stufen VII und VIII miteinander und umfaßt a) unterbrochenes Ein- und Ausatmen, b) inneres und äußeres Luftanhalten und c) die Bandhas. Sie ist nur für Fortgeschrittene geeignet, die schon viele Jahre Yoga üben.

Technik

1. Sitzen Sie in irgendeiner bequemen Haltung, und folgen Sie den in Absatz 1 bis 7 von Ujjāyī, Stufe V, gegebenen Anweisungen. Atmen Sie aus, bis sich die Lungen leer anfühlen, ohne sich anzustrengen (Abb. 111).
2. Beginnen Sie mit der unterbrochenen Einatmung, wie in Absatz 2 der Stufe IV beschrieben.
3. Halten Sie dann den Atem mit Mūla Bandha zehn bis fünfzehn Sekunden lang an oder so lange, wie Sie können (Abb. 116).
4. Beginnen Sie nun mit der unterbrochenen Ausatmung, wie in Absatz 3 der Stufe V beschrieben.
5. Wenn sich die Lungen leer anfühlen, halten Sie den Atem fünf oder sechs Sekunden lang an. Führen Sie Uddīyāna Bandha aus, wie in Absatz 3 der Stufe XII von Ujjāyī beschrieben, aber achten Sie darauf, daß Sie sich nicht überanstrengen (Abb. 119).
6. Dies beschließt einen Zyklus Viloma, Stufe IX. Wiederholen Sie diesen fünfzehn bis zwanzig Minuten lang oder so lange, wie Sie keine Müdigkeit verspüren. Holen Sie zwei- oder dreimal normal Atem, und liegen Sie dann in Shavāsana (Abb. 197).

Auswirkungen

Diese Stufe verbindet die Auswirkungen der Stufen VII und VIII.

Tabelle für Viloma Prānāyāma

Stufe	*Pūraka*		*Antara Kumbhaka*		*Rechaka*		*Bāhya Kumbhaka*	
	Ohne P	P	Ohne MB	MB	Ohne P	P	Ohne UB	UB
Liegend:								
I		●			●			
II	●					●		
III		●				●		
Sitzend:								
IV		●			●			
V	●					●		
VI		●				●		
VII		●	10-15 Sek.		●			
VIII	●					●	5-6 Sek.	
IX		●		10 Sek.		●		5-6Sek.

MB = *Mūla Bandha*
P – *Pausen*
UB – *Uddīyāna Bandha*

XXI. BHRĀMARĪ, MŪRCHHĀ UND PLĀVINĪ PRĀNĀYĀMA

Bhrāmarī Prānāyāma

Bhrāmara ist der Name einer großen schwarzen Hummel, und dieses Prānāyāma heißt so, weil man während der Ausatmung einen sanften Summton wie eine Hummel macht. Die beste Zeit für diese Übung ist in der Stille der Nacht. Bhrāmarī Prānāyāma kann in zwei Stufen vollzogen werden, nämlich im Liegen oder im Sitzen.

Technik

Hier wird wie in Ujjāyī Prānāyāma tief eingeatmet und mit einem Summton oder einer Art Murmeln ausgeatmet. Es ist jedoch nicht geraten, in diesem Prānāyāma den Atem anzuhalten *(kumbhaka)*. Bhrāmarī kann außerdem mit Shanmukhī Mudrā ohne Jālandhara Bandha verbunden werden, weil die Luft hierbei nicht angehalten wird.

Shanmukhī Mudrā

Führen Sie die Hände zum Gesicht, und heben Sie die Ellbogen in Schulterhöhe. Stecken Sie die Daumenkuppen in die Ohren, um äußere Geräusche auszuschalten. Tut der Druck mit den Daumenkuppen weh, so vermindern Sie den Druck, oder drücken Sie die kleinen Knorpelhöcker über der Gehöröffnung nach innen.

Schließen Sie die Augen. Bringen Sie die Zeige- und Mittelfinger über die Augenlider. Ziehen Sie die oberen Augenlider mit der Spitze der Mittelfinger nach unten und bedecken Sie den Raum darüber mit den Zeigefingern, um das Licht auszuschließen. Die Augäpfel sollten dabei passiv und empfänglich bleiben, und Sie sollten mit den Fingern sanften Druck auf sie ausüben.

Drücken Sie jetzt mit den Ringfinger-Kuppen auf den Nasenflügel,

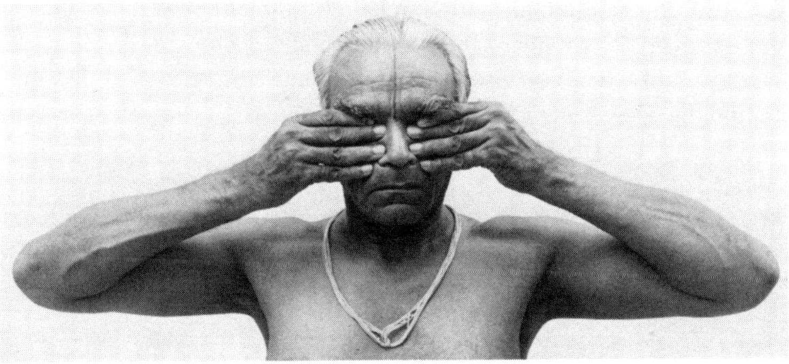

Abb. 120

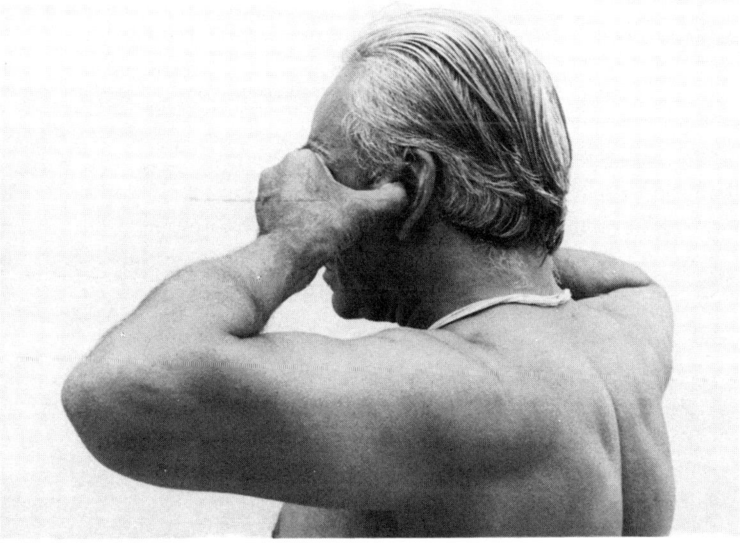

Abb. 121

um die Nasenlöcher zu verengen und einen langsamen, stetigen, rhythmischen und feinen Atem zu erzielen. Die kleinen Finger liegen auf der Oberlippe und fühlen den Atemstrom.

Der Sādhaka kann den inneren Ton hören, da die Ohren von den Daumen abgedichtet sind. Durch den Druck auf die Augäpfel sieht er außerdem blendende Lichterscheinungen in verschiedenen Farben, mitunter wie um eine Sonne gesammelt. Wenn es Ihnen Schwierigkeiten bereitet, Shanmukhī Mudrā zu halten, so binden Sie sich ein Tuch um den Kopf sowie über Ohren und Schläfen (Abb. 122).

Nach dem Üben von Bhrāmarī Prānāyāma atmen Sie ein und machen dann Shavāsana (Abb. 197).

Anmerkung
Man kann Kumbhakas versuchen, wobei man ein Tuch um den Kopf bindet und wie in allen andern Prānāyāmas Jālandhara Bandha ausführt (Abb. 123).

Auswirkungen

Der Summton macht schläfrig und ist gut für Menschen, die an Schlaflosigkeit leiden.

Mūrchhā Prānāyāma

Mūrchhā bedeutet »Ohnmacht«. Dieses Prānāyāma ist wie Ujjāyī, und die Luft wird innen gehalten, bis man eine Ohnmacht kommen fühlt. Es bringt das »Denken« zum Stillstand und beruhigt die Sinne.

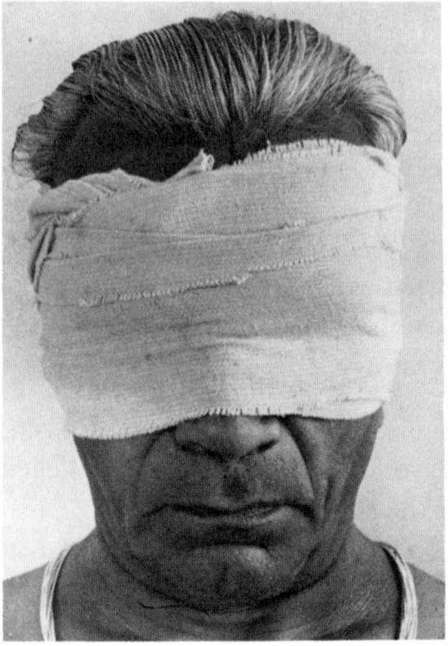
Abb. 122

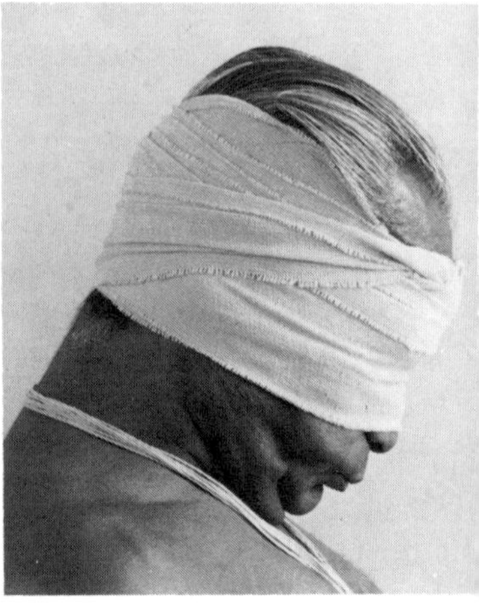
Abb. 123

Plāvinī Prānāyāma

Plāva heißt »schwimmen, treiben«. Über dieses Prānāyāma ist sehr wenig bekannt. Es heißt, es verhelfe dem Sādhaka dazu, leicht auf dem Wasser dahinzutreiben.

Mūrchhā und Plāvinī Prānāyāma werden heute kaum noch ausgeübt.

Tabelle für Brāmarī Prānāyāma

Stufe		*Pūraka* N	*Pūraka* T	*Rechaka* T/ST	*Shanmukhī Mudrā*
Liegend:					
I	A	●		●	
I	B	●		●	●
II	A		●	●	
II	B		●	●	●
Sitzend:					
III	A	●		●	
III	B	●		●	
IV	A		●	●	
IV	B		●	●	●

T = *Tief*
ST = *Summton*
N = *Normal*

XXII. FINGER-PRĀNĀYĀMA UND DIE KUNST, DIE FINGER AN DER NASE ANZUSETZEN

Die Nase

1. Die Nase ist eine kegelförmige, durch Knochen und Knorpel gestützte Kammer, die außen von Haut und innen von Schleimhäuten eingekleidet ist, während die Nasenlöcher von der Nasenscheidewand gebildet und geteilt werden. Die Innenseiten der Nasenlöcher sind ungleichmäßig und durch kleine Öffnungen mit den Höhlen im Schädel verbunden.
2. Die durch die Nasenlöcher einströmende Luft wird gefiltert und durch die Luftröhre zu den Lungen hinunterbefördert. Der Fluß wird etwas verlangsamt, wenn die Luft in den weiteren Durchgang in der oberen Hälfte der Nase vordringt. An den Seiten der Nasenhöhle im Schädel befinden sich drei gewundene und poröse Knochen, die man Nasenmuscheln nennt. Sie haben die Gestalt von Vogelflügeln und bringen die Luftströme dazu, sich spiralig zu drehen, so daß sie in vielerlei und wechselnden Weisen über die Schleimhäute streichen. Drückt man mit dem Daumen und zwei Fingern auf die Nase, so werden die Nasenwege entweder weiter oder enger. Dies trägt zur Kontrolle von Form, Richtung und Fluß der Luftströme bei. Die für die Überwachung dieses Stromes erforderliche Aufmerksamkeit führt zur Entwicklung innerer Bewußtheit. Diese Bewußtheit wird außerdem dadurch gesteigert, daß man die feinen Schwingungen hören lernt, die durch den Luftstrom entstehen. Daher die wichtige Rolle, die den Ohren in Prānāyāma zukommt.
3. Die Luftströme wirken auch durch das Siebbein am Nasendach auf die Riechorgane. Das Siebbein hat kleine Löcher für die Fasern des Riechnervs, der das für die Umwandlung von Wahrnehmung in Gefühl zuständige limbische System des Gehirns anregt.
4. Eingeatmete Luft zirkuliert im Bereich der Schleimhäute. Wenn diese nicht richtig arbeiten, ist die Atmung angestrengt und ungleichmäßig. Durch Witterungsumschwung kann es hier zu Verstopfungen

kommen, wie auch ihre Sekretabsonderung von verschiedenen Faktoren wie Tabak, Rauch, Infektionen, Gefühlszuständen und so weiter beeinflußt werden kann. Der Luftstrom wird periodisch aufgrund von Änderungen im Blutkreislauf wie auch durch Verletzungen, Krankheiten oder eine Erkältung von einem Nasenloch aufs andere umgeleitet. Solche Wechsel verändern Form und Größe der Nase, der Nasenlöcher und der Atemwege.

5. Hilfsmuskeln, die an den Knorpeln ansetzen, erweitern oder verengen die Nasenlöcher. Da sie zum System der Gesichtsmuskulatur gehören und mit den Lippen und Augenbrauen verbunden sind, können sie Gefühlszustände wie Ärger, Verachtung oder Angst ausdrücken und das innere Wesen enthüllen.

6. Nach dem *Shiva Svarodaya*, einem Yoga-Text, lassen sich die fünf Grundelemente Erde *(prithivī)*, Wasser *(ap)*, Feuer *(tejas)*, Luft *(vāyu)* und Äther *(ākāsha)* in der Nase lokalisieren (Abb. 124). In Prānāyāma kommt der Fluß der Lebensenergie *(prāna)* im Atem mit diesen Elementen in Berührung, wenn er über oder durch ihre jeweiligen Orte streicht, und beeinflußt so das Verhalten des Übenden. Die Orte oder Bereiche, die berührt werden, wechseln alle paar Minuten. Wenn beispielsweise der Luftstrom im rechten Nasenloch den Ort der Erde streift, so streift er im linken Nasenloch den Ort des Wassers. Die Verteilung sieht so aus:

Rechtes Nasenloch	*Linkes Nasenloch*
Erde	Wasser
Wasser	Feuer
Feuer	Luft
Luft	Äther
Äther	Erde

Der Übergang von einem Ort zum anderen geschieht allmählich. Es bedarf vieler Jahre der Übung, um diese Orte oder Bereiche der fünf Elemente oder Energien sowie das Wann und Wo der Luftberührung in jedem Nasenloch auszumachen und zu unterscheiden. Unter der Anleitung eines erfahrenen Lehrers kann es weniger Zeit in Anspruch nehmen, diese Bereiche zu lokalisieren. Genaues und feinfühliges Behandeln der Nase mit Daumen, Ring- und kleinem Finger der rechten Hand bewirkt, daß der Atem zugleich in beiden Nasenlöchern über den gleichen Ort fließt, was Klarheit im Gehirn und Festigkeit im

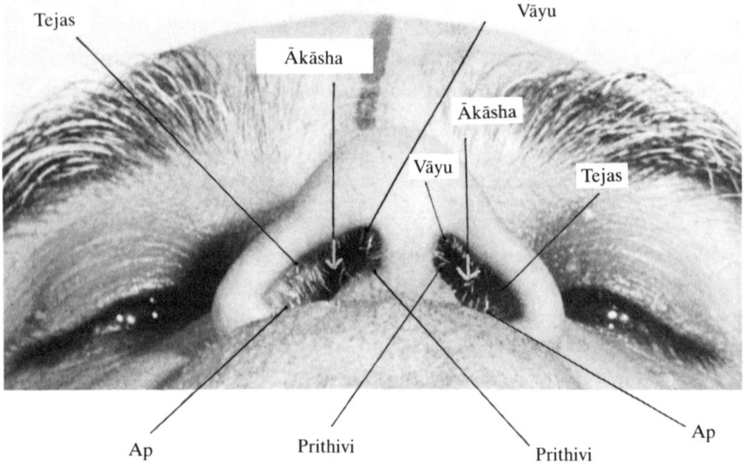

Abb. 124

»Denken« erzeugt. Der Text führt weiter aus, daß die beste und ideale Zeit zur Meditation *(dhyāna)* dann ist, wenn der Atem bei beiden Nasenlöchern in der Mitte fließt – dem Ort des Elements Äther.

Die Kunst des Fingerspiels

7. Die Schulung, die von einem Sādhaka für Prānāyāma verlangt wird, kann mit der eines werdenden Meisters in der Musik verglichen werden. Krishna, der göttliche Kuhhirt, bezauberte die Gopis und gewann sich ihre Herzen durch sein Flötenspiel, wobei er mit der Bewegung seiner Hände eine Welt mystischer Töne schuf. Beim Üben von Prānāyāma bezwingt und erobert der Sādhaka seine Sinne, indem er auf seiner Nase »spielt« wie auf einer Flöte und behutsam mit den Fingern die Nasenlöcher abdrückt, um entsprechende Atemfiguren zu erzeugen.

Blasinstrumente haben mehrere Löcher, die Nase hingegen hat nur zwei, so daß der Sādhaka mehr Geschick als der Flötenspieler benötigt, um die unendlich feinen und zarten Tönungen und Schattierungen seines Atems zu kontrollieren.

Ein guter Musiker studiert Bau, Form, Griffe und andere Eigenheiten seines Instruments, wie auch den Einfluß der Witterungsbedingungen darauf. Indem er seine Finger unablässig übt, schult er ihre virtuose Fähigkeit, die feinsten Veränderungen vorzunehmen. Er schult auch seine Ohren dazu, auf die geringfügigste Klangverschiebung zu lauschen, und er lernt so, die Geschicklichkeit seiner Finger mit seinen Ohren in Einklang zu bringen. Erst dann kann er damit anfangen, sich Melodik und Harmonik der Musik anzueignen – Stimmung, Tonhöhe, Resonanz und Takt.

Auch der Sādhaka studiert Form und Bau seiner Nase, die Beschaffenheit ihrer Außenhaut, die besonderen Eigenheiten seiner eigenen Nase wie zum Beispiel die Weite der Nasenlöcher, Abweichungen der Nasenscheidewand und dergleichen wie auch die Auswirkungen der Witterung auf die Haut und die Atemwege, ob diese austrocknen und so weiter. Er macht regelmäßig mit dem Handgelenk und den Fingern Bewegungsübungen, bis er darin geschickt wird und diese verfeinert. Er setzt die Fingerspitzen an der äußeren Nasenhaut an, wo sie die Orte der fünf Elemente (Erde, Wasser, Feuer, Wind und Äther) in den Nasenlöchern bedeckt. Diese fünf Orte sind wie Griffe auf einem Instrument. Er stellt Fluß, Rhythmus und Resonanz des Atems ein, indem er die Nasenwege an diesen Stellen durch behutsame Behandlung mit den Fingern und durch aufmerksames Lauschen auf den von ihm veränderten und abgewandelten Atemton verengt und erweitert.

Die Türhüter *(dvārapālas)* eines Tempelheiligtums regulieren den Strom der Gläubigen, die Finger regulieren Menge und Fluß des Atems und filtern durch das Verengen der Nasenwege während des Atems Unreinheiten aus.

Aufgrund der kontrollierten Einatmung durch die verengten Nasenwege haben die Lungen mehr Zeit, den Sauerstoff aufzunehmen, während bei der kontrollierten Ausatmung der unverbrauchte Sauerstoff abermals umgesetzt wird und die Abfallstoffe ausgestoßen werden.

Durch das Verengen der Nasenwege mittels der Fingerkontrolle entwickelt der Sādhaka mehr Empfindungsvermögen und Bewußtheit. Durch das Üben der Ujjāyī und Viloma Prānāyāma wird das Wissen des Sādhaka um Prānāyāma vertieft, während sein Körper praktischen Nutzen aus dem zieht, was er erfahren hat.

Übt der Sādhaka Prānāyāma mit Fingerkontrolle, so vereint er sein theoretisches mit seinem praktischen Wissen. Diese Koordination schürt sein Wissen, bis die Flamme der höheren Einsicht voller Entschiedenheit und Energie *(vyavasāyātmika buddhi)* daraus hervorlodert.

8. Prānāyāma läßt sich grob in zwei Kategorien einteilen:

a) Prānāyāma ohne Fingerkontrolle der Nasenlöcher.

b) Prānāyāma mit Regulierung und Kontrolle des Atemstroms durch die Nase mittels des Daumens und zweier Finger der rechten Hand. Auch dieses Prānāyāma hat zwei Formen:
   i) Einatmung und Ausatmung erfolgen durch beide Nasenlöcher, wobei diese teilweise geschlossen werden, damit Daumen und Finger lernen, im rechten Verhältnis zueinander zu drücken, so daß der Atem durch beide Nasenlöcher gleichmäßig fließt (Abb. 125).
   ii) Hierbei wird ein Nasenloch mit den Fingerspitzen zugedrückt, während der Atem durch das auf der Daumenseite fließt und umgekehrt. Wenn beispielsweise der Atem rechts eingesogen wird, so sollten der Ring- und der kleine Finger das linke Nasenloch verschließen, ohne daß die Stellung der Nasenscheidewand verändert wird (Abb. 126) und umgekehrt (Abb. 127). Es ist darauf zu achten, daß kein Atem durch das zugedrückte Nasenloch fließt.

In der ersten Kategorie (a) ist nur der physische Leib einbezogen. Die

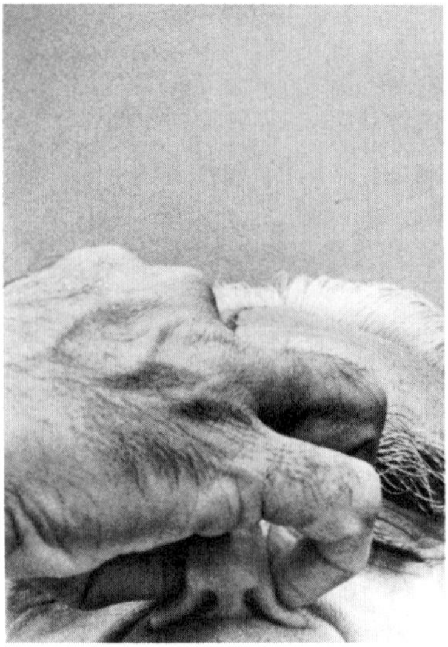

Abb. 125

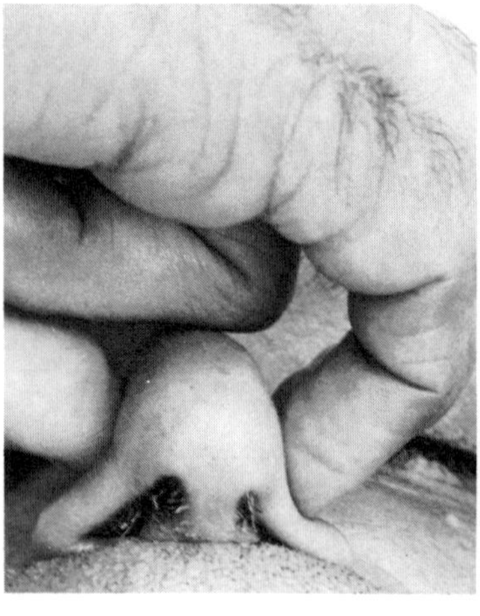

Abb. 126

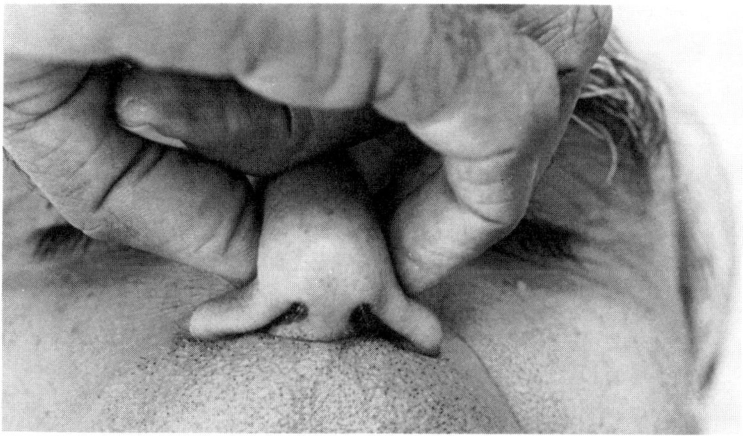

Abb. 127

zweite (b) ist ein Prānāyāma für weiter Fortgeschrittene; in ihr wird die Luftbewegung mit Geschick, Feinfühligkeit und sachter Kontrolle der Finger von Hand reguliert.

9. Im alten Indien wurden wie in den meisten älteren Kulturen die guten und segenspendenden Rituale und Zeremonien mit der rechten Hand ausgeführt. Alle linkshändigen Handlungen und Zeremonien wurden als unheilvoll angesehen. Daher darf die linke Hand in Prānāyāma nur gebraucht werden, wenn rechte Hand oder rechter Arm handlungsunfähig sind (Abb. 128).

10. Yoga-Texte wie die *Gheranda Samhitā* empfehlen die Verwendung von Daumen, Ring- und kleinem Finger der rechten Hand zum Umgang mit der Nase, ohne jedoch ihre genauen Ansatzpunkte anzugeben (Abb. 129). Sie betonen, daß Zeige- und Mittelfinger nicht gebraucht werden sollten. Gebrauchte man Zeige- und Mittelfinger, so würden Unterarm und Handgelenk schräg liegen und schwer werden (Abb. 130). Außerdem könnte kein richtiger und genauer Druck auf die Nasenlöcher ausgeübt werden, da die Finger die Nase nach unten ziehen würden und die Genauigkeit beim Üben von Prānāyāma dahin wäre. Würde man Zeige- und Mittelfinger auf die Stirnmitte legen (Abb. 131) oder mit ihnen nach außen deuten (Abb. 132), so würde dies ebenso zu unterschiedlichem Druck auf Daumen, Ring- und kleinem Finger führen, was wiederum ungleichmäßige Krümmung der Kuppen und unregelmäßigen Atemfluß zur Folge hätte.

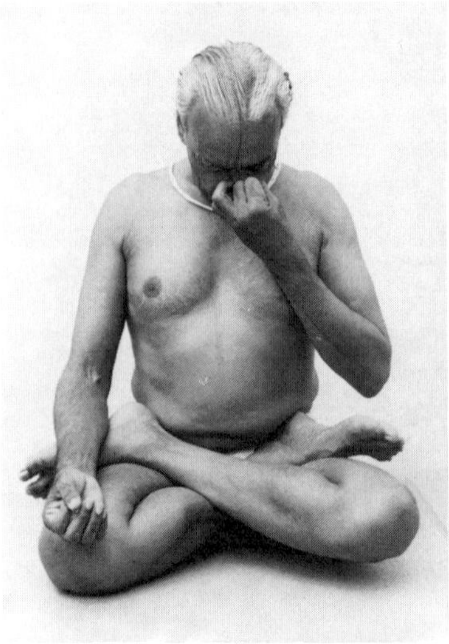

Abb. 128

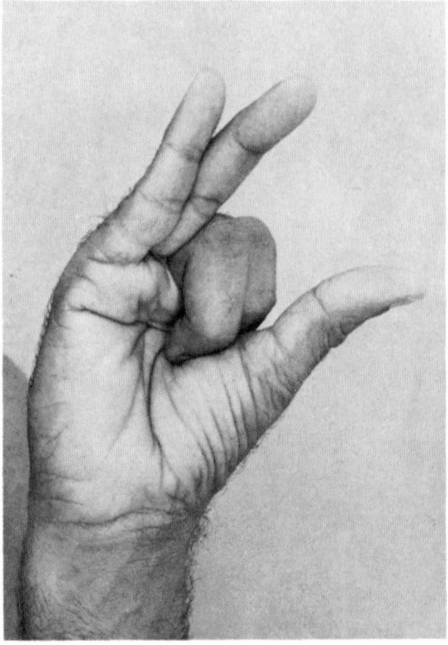

Abb. 129

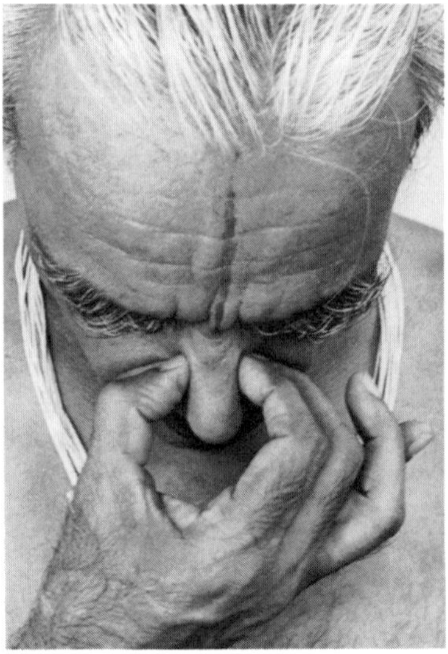

Abb. 130

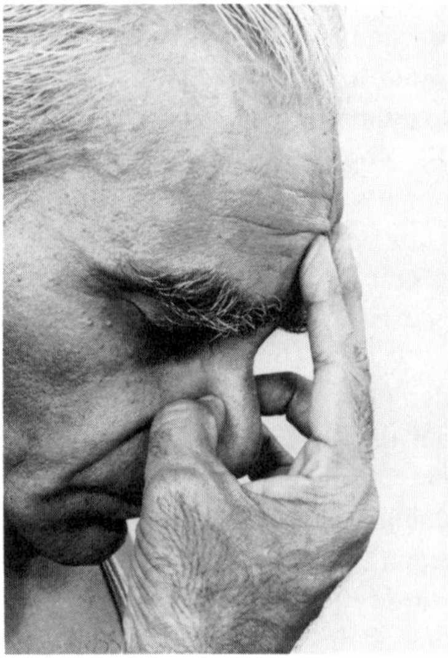

Abb. 131

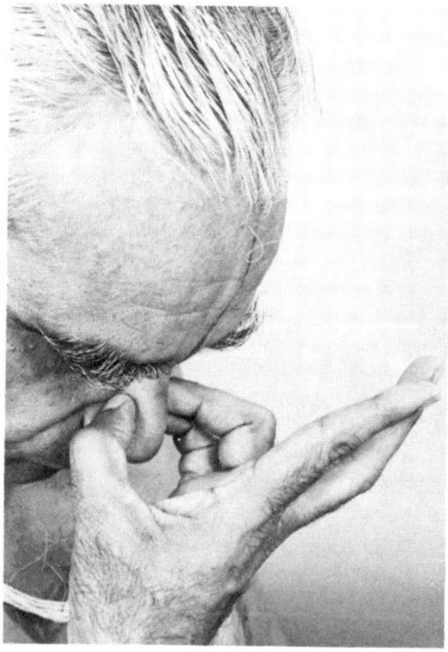

Abb. 132

11. Werden Zeige- und Mittelfinger in die Handwölbung eingebogen, so ist der Daumen an der rechten Nasenseite (Abb. 133) und Ring- und kleiner Finger sind an der linken (Abb. 134), während sich das Handgelenk in der Mitte befindet (Abb. 135). Dies ermöglicht es Daumen, Ring- und kleinem Finger, sich auf beiden Seiten frei und ungehindert zu bewegen, während die Handfläche so ebenfalls gut ausbalanciert ist. Die Nerven und Muskeln im Mittelteil des rechten Unterarms machen sie zur entscheidenden Stelle bei der Fingerkontrolle des Atems durch die Nase. Von hier aus werden der Mittelteil des rechten Unterarms sowie die Bewegungen des Handgelenks und der Finger reguliert.

12. Wenn Sie sich hingesetzt haben, um Finger-Prānāyāma zu üben, so achten Sie darauf, daß die Schultern gleich hoch und parallel zum Boden sind und daß das Kinn in der Mulde zwischen den Schlüsselbeinen ruht (Abb. 73).

13. Legen Sie die linke Hand auf das linke Knie, und beugen Sie den rechten Arm im Ellbogen, ohne Bizeps, Unterarm oder Handgelenk anzuspannen (Abb. 136 und 137). Festigkeit, Geschicklichkeit und Feinfühligkeit sind nötig, um den Öffnungsgrad der Nasenwege zu kontrollieren, nicht aber Kraft und Anspannung.

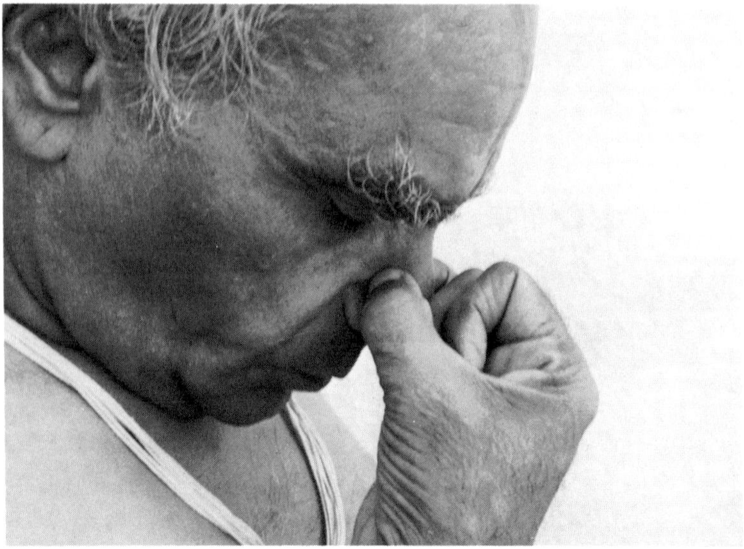

Abb. 133

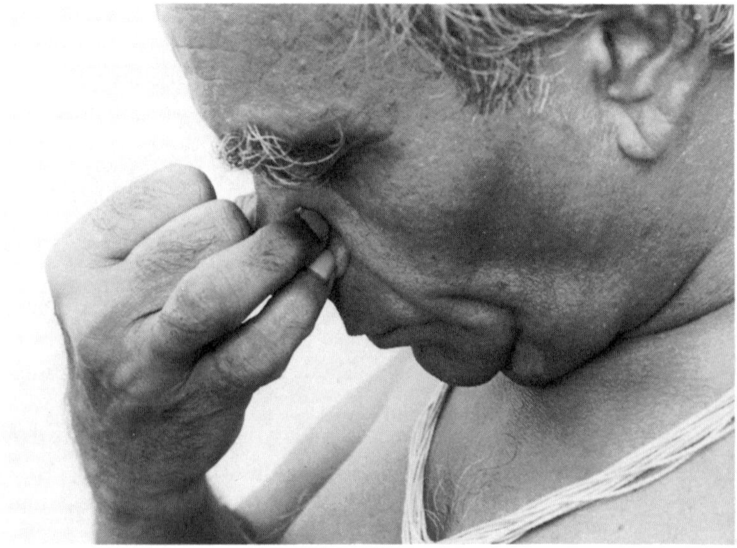

Abb. 134

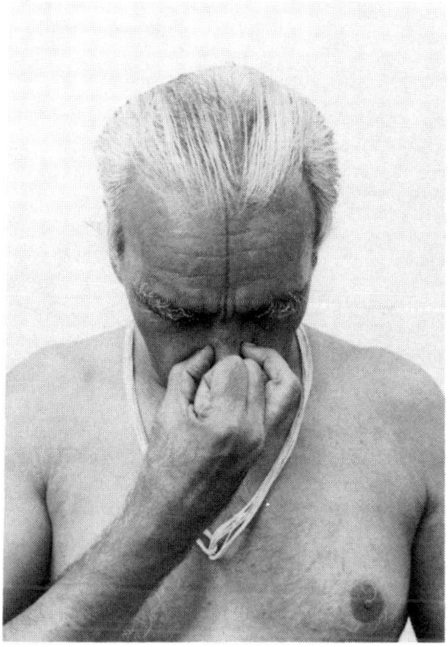
Abb. 135

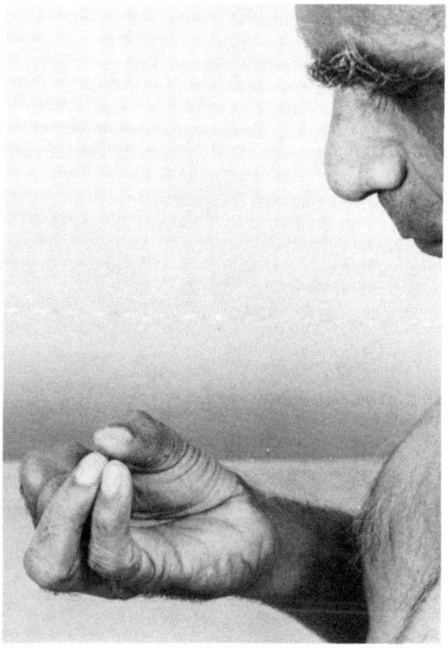
Abb. 136

14. Die gebeugte rechte Hand sollte nicht die Brust berühren (Abb. 138). Klemmen Sie nicht die Achseln zusammen, und drücken Sie mit den Armen nicht auf die Brust. Halten Sie die Schultern unten und die Arme passiv und leicht, mit Ausnahme der Kuppen des Daumens, des Ring- und des kleinen Fingers (Abb. 135).
15. Biegen Sie Zeige- und Mittelfinger in die Handwölbung ein (Abb. 139). So kommen die Kuppen des Ring- und des kleinen Fingers richtig auf der Daumenkuppe zu liegen, und die Handfläche wird weich.
16. Die Kuppen des Ring- und des kleinen Fingers sind viel schmaler als die Daumenkuppe. Um dies auszugleichen, beugen Sie die Finger dem Daumen entgegen, legen Sie die Kuppen zusammen, und bewahren Sie dabei einen Abstand zwischen den Fingerknöcheln (Abb. 140). Wenn Ihnen dies schwerfällt, so stecken Sie einen runden Gegenstand wie etwa ein ein Zentimeter dickes Stück Kork zwischen die Knöchel (Abb. 141). Die Finger werden sich dann an ihre neue Stellung gewöhnen. Die Mitte des Daumens sollte den aneinander liegenden zwei Fingerspitzen gegenüber stehen (Abb. 142). Normalerweise ist die Haut an der Daumenkuppe härter und dicker als die an den Fingerkuppen. Drücken Sie die Daumenkuppe sacht gegen die

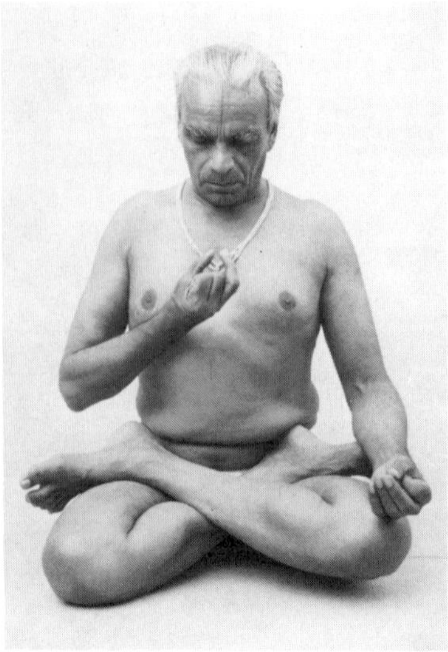

Abb. 137

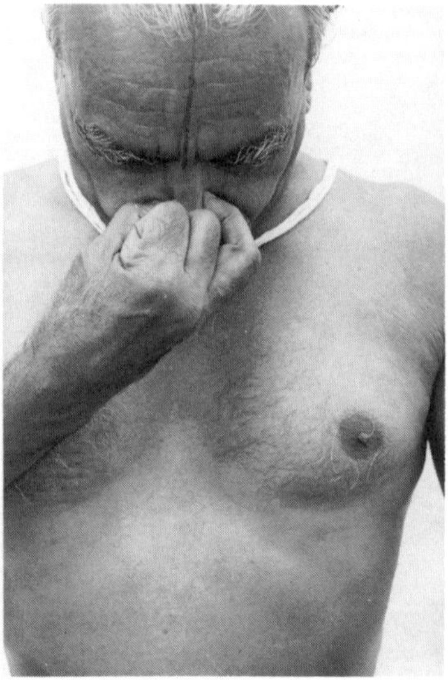

Abb. 138

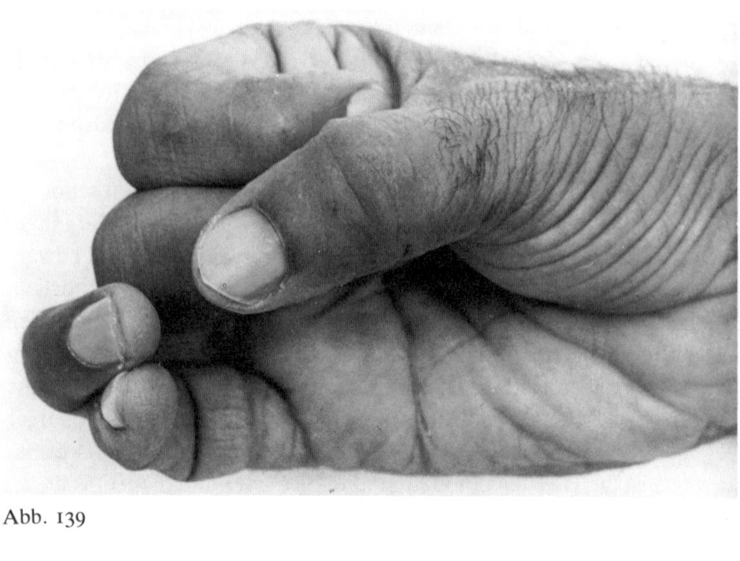

Abb. 139

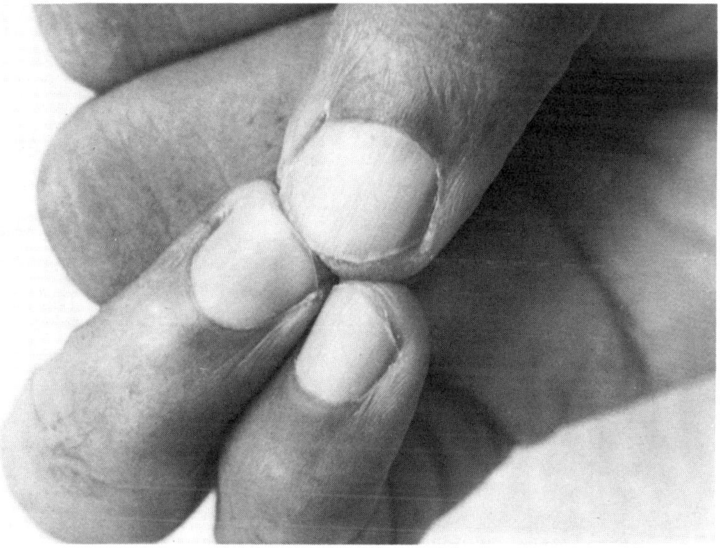

Abb. 140

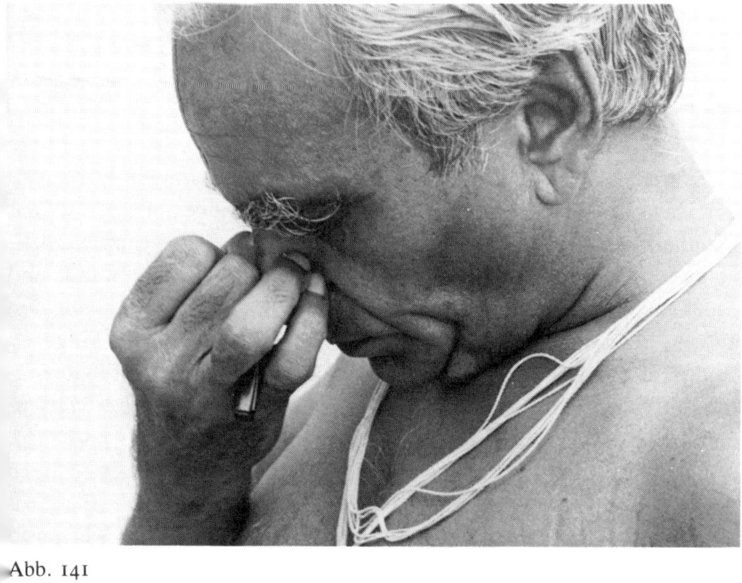

Abb. 141

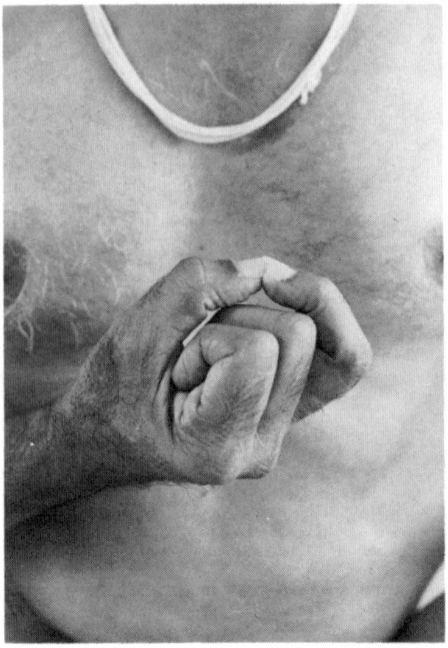

Abb. 142

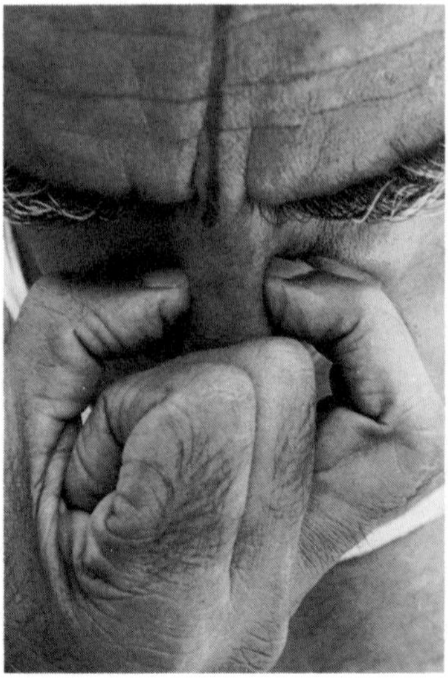

Abb. 143

Kuppen des Ring- und des kleinen Fingers, damit sie weich wird.
17. Heben Sie das rechte Handgelenk an, bis sich die Kuppen von Daumen, Ring- und kleinem Finger gegenüber der Nase befinden. Halten Sie das innere Handgelenk vom Kinn fern, und setzen Sie die Kuppen von Daumen, Ring- und kleinem Finger waagerecht an der Nase an (Abb. 143).
18. Zwischen dem Nasenbein und dem Knorpel befinden sich winzige V-förmige Kerben. Die Haut unterhalb dieser V-förmigen Kerben an der Nase ist konkav. Die Fingerspitzen sind konvex. Daher sollten Daumen und Finger gleichmäßig dort (Abb. 144) angesetzt werden. Halten Sie die Seitenwände der Nase parallel zur Scheidewand, und drücken Sie beim Üben von Prānāyāma stets waagerecht mit den äußersten Daumen- und Fingerspitzen zu. Halten Sie nie die Finger so an die Nase, wie auf Abbildung 145, sondern lassen Sie die Fingerspitzen sanft an der Nasenwurzel in Richtung auf die Nasenlöcher kreisen, damit Sie das Durchziehen des Atems spüren (Abb. 146 und 147). Drücken Sie beide Nasenlöcher teilweise zu, um den gleichmäßigen Atemfluß darin abzuschätzen (Abb. 125). Wenn die Finger nicht ruhig bleiben, so wird der Atemfluß ungleichmäßig, was das Nervensystem belastet und Schwere im Gehirn erzeugt. Feineinstellung der

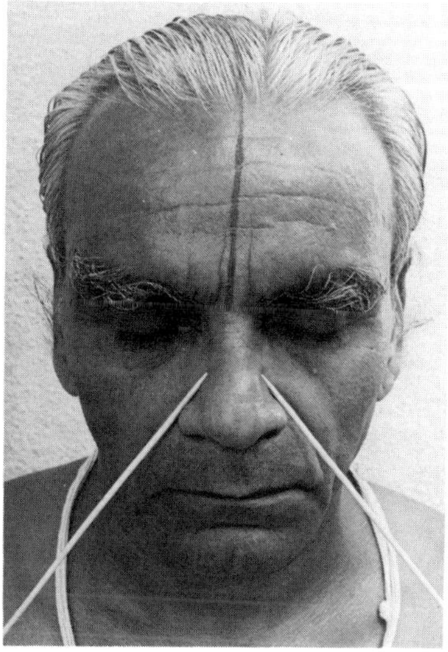
Abb. 144

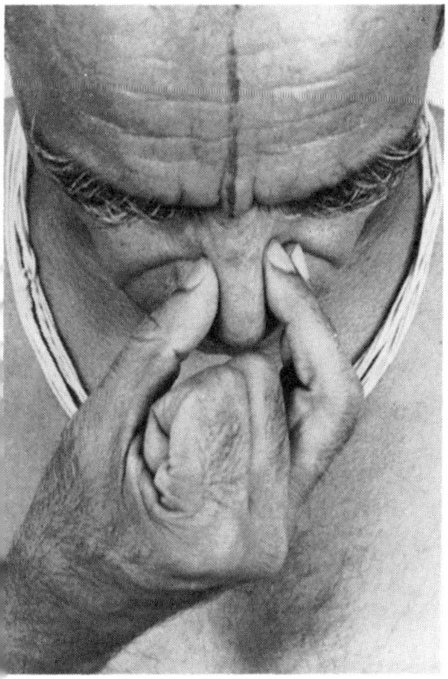
Abb. 145

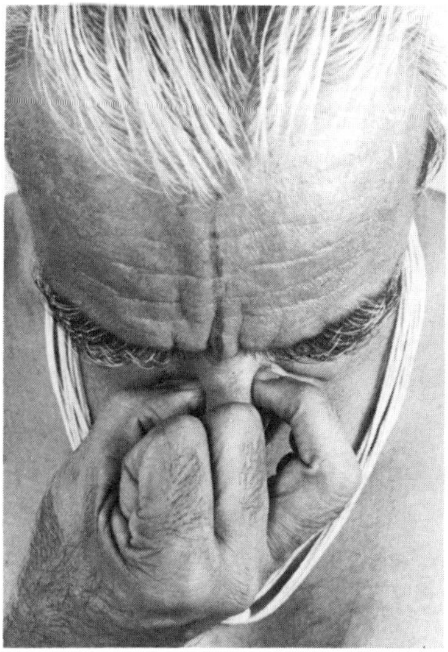
Abb. 146

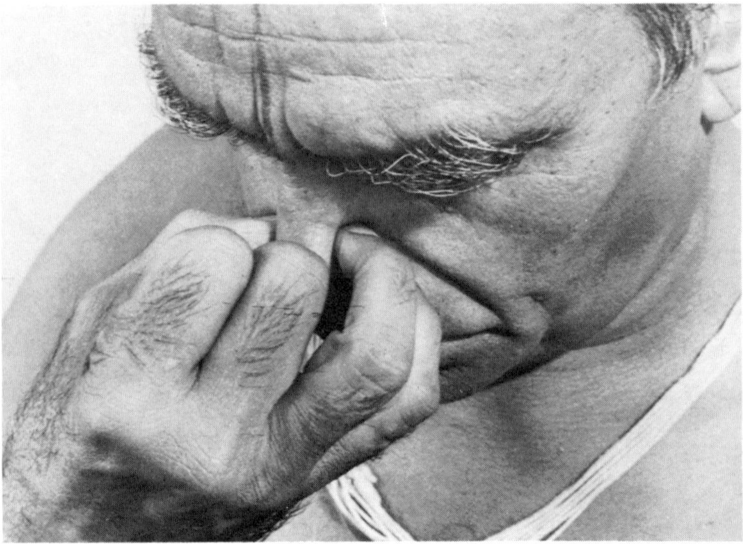

Abb. 147

Fingerspitzen ist notwendig, um die Nasenwege ganz nach den individuellen Erfordernissen in jedem Moment erweitern oder verengen zu können. Das Erweitern oder Verengen der Nasenwege mittels der Fingerkontrolle läßt sich mit der Feineinstellung der Irisblende einer Kameralinse zur richtigen Belichtung eines Farbfilms vergleichen. Ist die Einstellung der Blende ungenau, so wird die Farbwiedergabe mangelhaft sein. In gleicher Weise werden die Ergebnisse von Prānāyāma entstellt, wenn die Öffnung der Nasenwege nicht mit Feingefühl gehandhabt wird. Durch die richtige Einstellung der Nasenwege wird der Fluß des Atems vom äußeren, berechenbaren Bereich der Nasenlöcher bis zu den unberechenbaren inneren Tiefen kontrolliert.

19. Beim Finger-Prānāyāma werden der Daumen und die ihm entgegenstehenden Finger der rechten Hand wie ein Paar Greifer verwandt (Abb. 127). Die Kontrolle wird am rechten Nasenloch von der Daumenkuppe und am linken Nasenloch von den Kuppen des Ring- und des kleinen Fingers ausgeübt. Man benutzt diese drei Finger zum Üben von Prānāyāma, um die besten Ergebnisse zu erzielen.

20. Normalerweise ist die Haut auf der Nase weicher als die auf den Fingerkuppen. Diese werden noch gespannter, wenn die Finger an der Nase angesetzt werden. Um diese Spannung zu verringern, schieben

Sie die Haut an den Fingern der rechten Hand von den Knöcheln zu den Kuppen mit der linken Hand nach vorn (Abb. 148 und 149). Sehen Sie darauf, daß die Haut der Nase und die der Fingerkuppen gleich weich ist. Dadurch werden die Schleimhäute passiv und reizempfindlich. Der Ein- und Ausstrom des Atems streicht sanft und weich über die Schleimhäute. Diese Reizempfindlichkeit der Schleimhäute hilft Daumen und Fingern dabei, den Fluß des Atems wie auch seine Zeitdauer kennenzulernen, zu fühlen, zu überprüfen, zu kontrollieren und zu verlängern. Für einen reibungslosen und weichen Fluß des Atems über die Schleimhäute müssen Sie die Finger behutsam auf der Nasenhaut ansetzen.

21. Je weicher und empfindlicher die Haut auf den Fingerkuppen, desto genauer kann der Atem kontrolliert werden. Durch sehr leichten, vorsichtigen Druck werden die Nasenlöcher erweitert oder verengt, wodurch der Fluß des Atems und der mit ihm verbundenen feinstofflichen Energieformen reguliert wird.

22. Kneifen Sie die Nase nicht zusammen (Abb. 150), und verändern Sie nicht die Stellung der Nasenscheidewand (Abb. 151). Dadurch wird nicht nur der Fluß des Atems an den Nasenseiten beeinträchtigt, sondern auch das Kinn neigt sich zur stärkeren Seite. Machen Sie mit

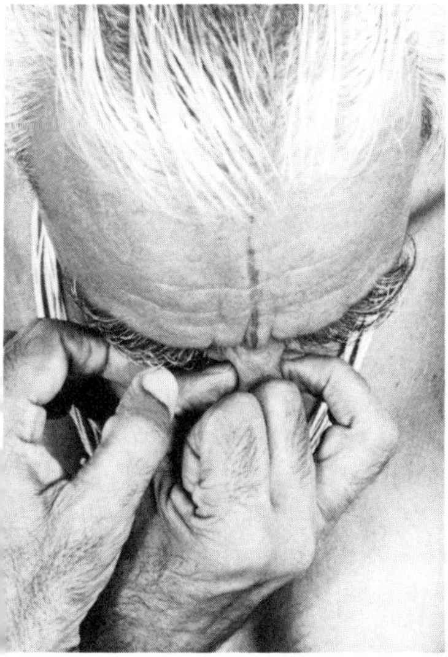

Abb. 148

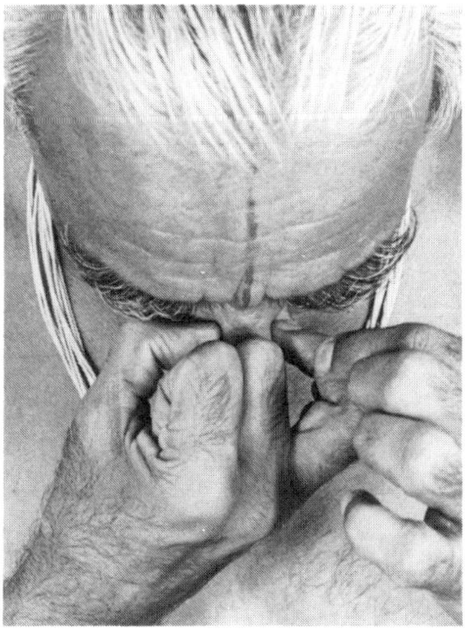

Abb. 149

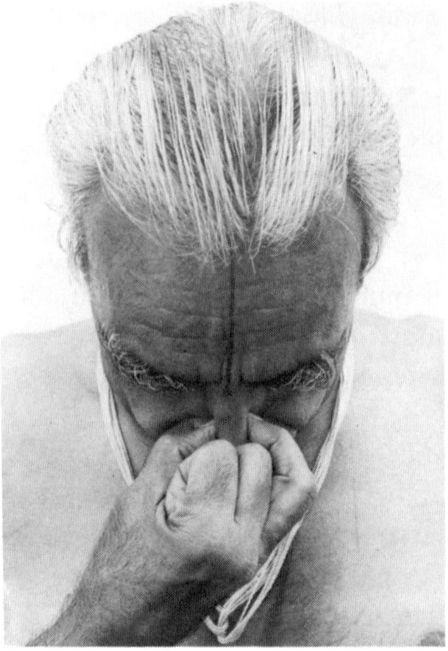

Abb. 150

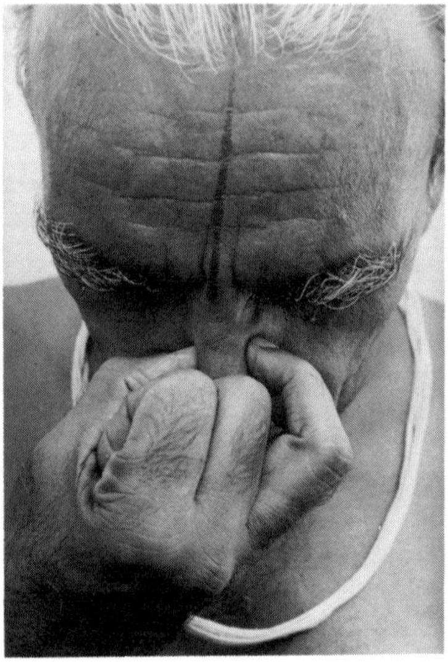

Abb. 151

den Fingern oder dem Daumen keine ruckartigen Bewegungen. Sie sollten behutsam und zugleich beweglich genug bei den Feineinstellungen zur Erweiterung oder Verengung der Nasenwege sein.

23. Fühlen sich die Schleimhäute trocken oder gereizt an, so verringern Sie den Druck der Finger auf sie, ohne den Kontakt zu verlieren, der die Durchblutung anregt. So bleibt die Haut an Nase und Fingerspitzen frisch, sauber und feinfühlig. Wenn mitunter die Außenhaut der Nase fettig ist, so sollte man sie mit der linken Hand herunterziehen (Abb. 152 und 153).

24. Achten Sie darauf, daß sich das Kinn nicht nach rechts bewegt, wenn Sie die Hand zur Nase führen.

25. Wer die rechte Hand benutzt, neigt dazu, Kinn und Kopf zur Rechten zu neigen und dabei den Druck der Finger von links nach rechts zu verschieben. Wer die linke Hand benutzt, dem wird es umgekehrt gehen. Sie sollten lernen, die Kinnmitte mit der Mitte des Brustbeins auf einer Achse zu halten.

26. Während der Einatmung bewegt sich der Luftstrom über die Nasenschleimhäute nach oben und bei der Ausatmung nach unten. Unbewußt folgen die Finger dem Atem. Richten und bewegen Sie die Finger dem Atemstrom entgegen.

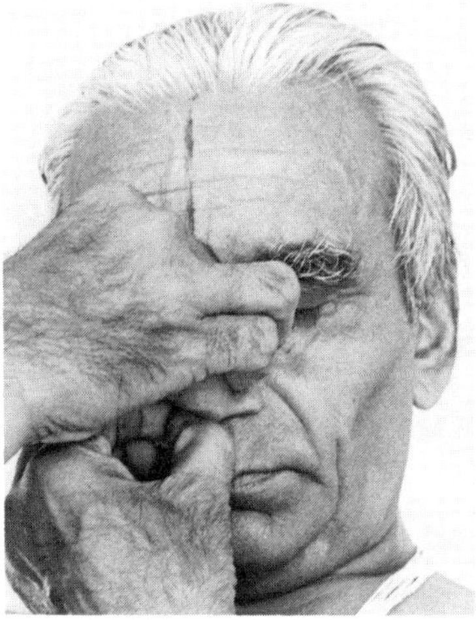

Abb. 152

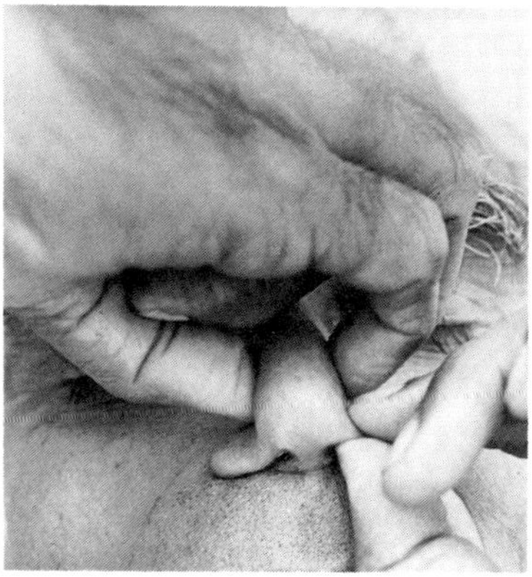

Abb. 153

27. In Prānāyāma tritt der Atem in der Mitte der Nase nahe der Scheidewand ein, gleitet mühelos darüber hin und zieht dann zu den Lungen hinunter. Er tritt an der Außenseite der Nasenlöcher nahe der Wangen aus. Gebrauchen Sie die Daumen- und Fingerspitzen bei der Ein- und Ausatmung verschieden.

28. Unterteilen Sie die Kuppen dreifach in einen äußeren, einen mittleren und einen inneren Teil (Abb. 154). Während der Einatmung wird die äußere Fingerkuppe zur Kontrolle des einströmenden Atems verwandt, die mittlere, um ihn zu stabilisieren, und die innere, um ihn in die Bronchien zu kanalisieren.

29. Bei der Einatmung wird der Oberteil der Fingerspitze (innen) leicht gedrückt, um den Durchgang an der Nasenwurzel zu verengen. Die hierbei erforderliche Fingertätigkeit kann mit der Verteilung von Wasser aus einem Sammelreservoir an umliegende Felder verglichen werden. Die Luft ist wie das Reservoir, und die Fingerspitzen sind wie die Schleusen, durch die das Wasser in die Bewässerungskanäle geleitet wird, die Bronchien. Der Fluß wird von den Schleusen kontrolliert, die die Gewalt der Strömung brechen und den Wasserpegel im Kanal konstant halten. Die Kanäle verzweigen sich in Bewässerungsgräben, die das Wasser für das Wachstum der Frucht zu den Feldern bringen. Die Bronchien verästeln sich in die Bronchiolen, die die eingeatmete Luft in die hintersten Winkel der Alveolen bringen.

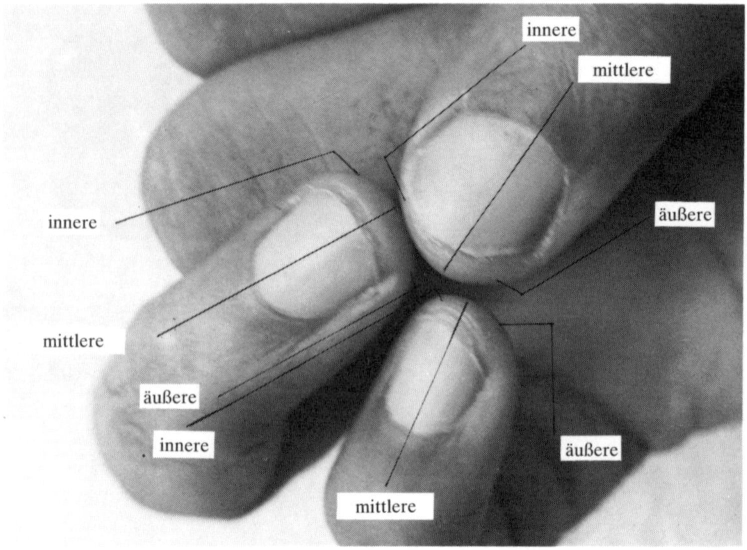

Abb. 154

30. Bei der Ausatmung werden die inneren Fingerspitzen zur Kontrolle, die mittleren zum Stabilisieren und Brechen der Kraft und die äußeren zum Kanalisieren des Atems verwandt. Wenn bei der Ausatmung die inneren Fingerkuppen wie bei der Einatmung verwandt werden, so wird dies ein Erstickungsgefühl hervorrufen. Vermindern Sie den Druck der äußeren Fingerkuppen, und erzeugen Sie mit den äußeren eine konstante Enge. Dies wird das Ausströmen des Atems weich machen. Die Ausatmung läßt sich einem Fluß vergleichen, der zum Meer strömt. Von den Alveolen aus gleicht der Atemfluß den Gebirgsbächen, die in kleinen Wasserläufen zusammenstreben, den Bronchiolen. Die Wasserläufe einen sich zu Nebenflüssen, und schließlich breitet sich ein großer Fluß zu einem Delta aus und mündet ins Meer. Die Luft in den Bronchiolen fließt in die Bronchien und von dort in die Nasenhöhle, das Delta, um sich im Ozean der Atmosphäre zu verströmen.

31. Ist das Geräusch des Atems rauh oder die Atmung hastig, so liegt das daran, daß die Nasenwege zu weit sind. Der Fluß wird weicher, wenn der Durchgang verengt wird. Ist der Fluß richtig und ebenmäßig, so werden die Fingerspitzen ein sanftes Vibrieren spüren. Lauschen Sie auf die Schwingung des Atems, und verfeinern Sie sie. Ist der Ton

nicht schwingend, sondern rauh, so ist dies ein Zeichen dafür, daß die Fingerspitzen senkrecht zu den Nasenlöchern liegen (Abb. 145). Setzen Sie sie sofort so an, daß sie waagerecht zur Nase stehen.

32. Erzielen Sie eine bruchlose Verständigung zwischen den Fingerspitzen und den Nasenschleimhäuten. Nur Kontakt, Gleichgewicht und anhaltender Druck der Fingerspitzen beim Erspüren des Atemflusses führen zur Vervollkommnung im Finger-Prānāyāma.

33. Wie wir behutsam den zarten Duft einer Blume einsaugen, so üben Sie Prānāyāma, als ob Sie den Duft der Luft einzögen.

34. Ist die Einatmung länger als die Ausatmung, so heißt das, daß die Nasenwege während der Einatmung mehr verengt wurden als bei der Ausatmung. Wollen Sie die Dauer der Ausatmung verlängern, so verringern Sie den Fingerdruck bei der Einatmung sanft und verstärken ihn bei der Ausatmung. Wollen Sie die Dauer der Einatmung verlängern, so verfahren Sie umgekehrt. Haben Sie über eine gewisse Zeit ein Gleichmaß erzielt, verengen Sie die Nasenwege, um die Atmung tief und lang wie auch weich und fein zu machen. Zuviel oder kein Fingerdruck macht die Fingerspitzen gefühllos. Richtiges Feingefühl kann nur durch Training und Erfahrung gewonnen werden.

35. Achten Sie auf Reibungslosigkeit und Dauer Ihrer ersten Einatmung, und versuchen Sie, diese beizubehalten, wenn Sie ausatmen. Der erste Atemzug ist immer das Richtmaß. Das gleiche gilt, wenn Sie die Dauer verlängern, wie überhaupt für Ihre gesamte Prānāyāma-Praxis, denn Rhythmus und Gleichgewicht sind das Geheimnis des Yoga.

36. Unbewußt atmen wir das Gebet *»So'ham«*: »Er *(sah)*, der unsterbliche Geist, bin ich *(aham)* im Atem.« Die Einatmung strömt mit dem Laut *»sah«* dahin und die Ausatmung mit *»aham«*. Dies unbewußte Gebet *(japa)* sagt man, ohne seine Bedeutung *(artha)* und Stimmung *(bhāvana)* zu erkennen. Wenn Sie Prānāyāma üben, so lauschen Sie auf Sinn und Gefühl dieses Gebetes, so daß es Ihnen zu Nādānusandhāna (*nāda* = Klang, *anusandhāna* = Streben) wird, während Sie sich in den Ton Ihres eigenen Atems versenken. Dies macht es dem Sādhaka möglich, den einströmenden Atem als Lebenselixier und eine Segnung des Herrn zu empfangen und den ausströmenden Atem als eine Hingabe an Ihn zu erleben.

37. Halten Sie Augen, Kiefer, Wangen und die Haut um die Schläfen weich und entspannt. Ziehen Sie beim Atemholen nicht die Augenbrauen hoch.

38. Gewaltsames Ein- und Ausatmen nährt das Ich. Ist der Fluß sanft und dem Sādhaka fast unhörbar, so erfüllt ihn dies mit Demut. Dies ist der Anfang der Selbsterziehung *(ātmā-sādhana)*.

39. Ist Ihr Nasenbein gebrochen oder die Scheidewand nicht gerade, so setzen Sie die Finger etwas anders an. Finden Sie die Öffnung am Nasenbein, und halten Sie die Fingerspitzen auf der Haut direkt oberhalb der Öffnung. Geht die Krümmung oder Abweichung nach rechts, so sollte die Mittelkuppe des Daumens mit der Nasenhaut nach oben geführt werden (Abb. 155), geht sie nach links, dann sollte die Spitze des Ringfingers mit der Nasenhaut nach oben geschoben werden (Abb. 156).

40. Die Nasenflügel sind fleischige Wölbungen am unteren Ende der Nase, durch die die Nasenlöcher offen gehalten werden. Manchmal ist die Haut dort sehr weich, weshalb sich dann die Nasenlöcher beim leichtesten Druck schließen. Wenn Sie dies beim linken Nasenloch spüren, so führen Sie den kleinen Finger ein, um es auszudehnen (Abb. 157), wenn aber beim rechten Nasenloch, so bewegen Sie die innere Daumenkuppe nach oben zur Nasenwurzel hin (Abb. 155).

41. Fühlt sich die Nasenhaut sehr trocken an, so heben Sie sie mit den Fingerspitzen, und schieben Sie sie behutsam zur Scheidewand, während Sie einatmen. Fühlen sich die Nasenlöcher trocken an, so verringern Sie den Druck darauf. Reagieren die Fingerspitzen nicht auf den Fluß des Atems, so hören Sie für den Rest des Tages auf zu üben.

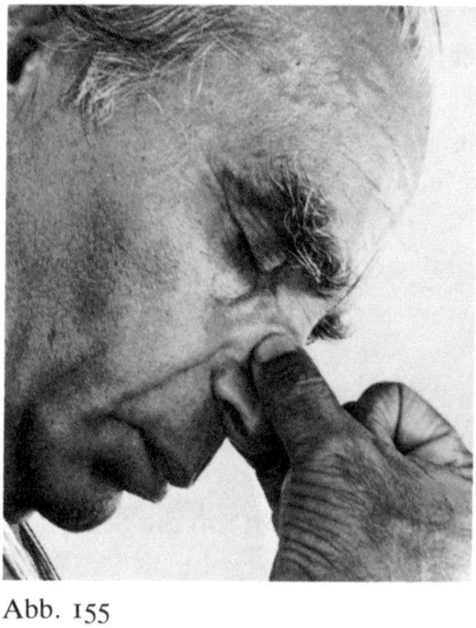
Abb. 155

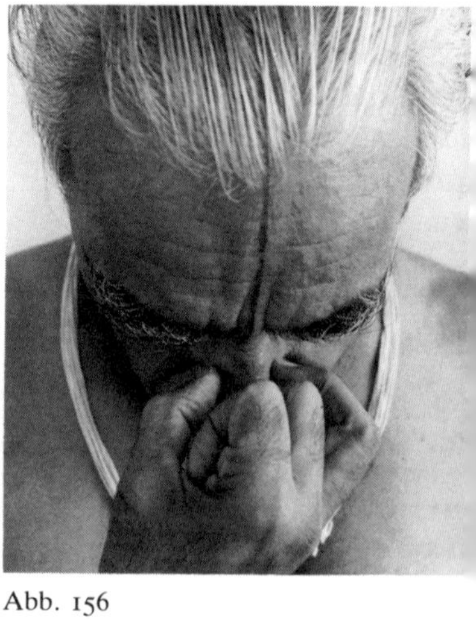
Abb. 156

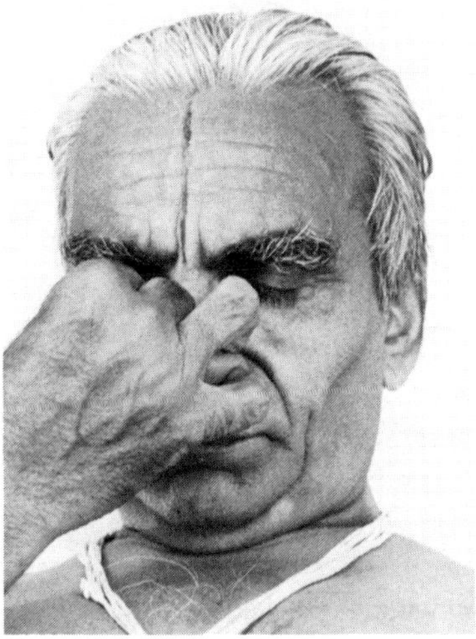

Abb. 157

42. Wägen Sie zu Beginn Ausmaß und Feinheit des Atems ab. Wenn sich die Menge oder die Länge des Atems zu ändern beginnt oder wenn die äußeren Nasenlöcher hart und rauh werden, so hören Sie für den Rest des Tages auf zu üben.

43. Üben Sie Finger-Prānāyāma niemals bei Kopfschmerzen, wenn Sie sich betrübt, ängstlich oder ruhelos fühlen, wenn die Nase verstopft ist oder läuft oder wenn Sie Fieber haben oder kürzlich hatten. Üben Sie zu solchen Zeiten Shavāsana (Abb. 197), und atmen Sie normal ein und langsam und tief aus.

XXIII. BHASTRIKĀ UND KAPĀLABHĀTI PRĀNĀYĀMA

Bhastrikā Prānāyāma

Bhastrikā heißt »Blasebalg«: Die Luft wird heftig eingezogen und ausgestoßen, als ob man einen Blasebalg bediente. Bei allen anderen Formen von Prānāyāma bestimmt die Einatmung Geschwindigkeit, Weise und Rhythmus der Ausatmung, aber in Bhastrikā bestimmt die Ausatmung den Druck und die Geschwindigkeit. Hierbei sind sowohl Aus- als auch Einatem kraftvoll und heftig. Das Geräusch gleicht dem eines Blasebalgs in einer Schmiede.

Stufe I

Die Nasenlöcher bleiben hierbei geöffnet.

Technik

1. Sitzen Sie in irgendeiner bequemen Haltung, und folgen sie den in Absatz 1 bis 7 von Ujjāyī, Stufe V, gegebenen Anweisungen. Atmen Sie alle Luft in den Lungen aus (Abb. 111).
2. Holen Sie kurz und kräftig Atem, und stoßen Sie die Luft mit einem schnellen, kräftigen Schnauben aus. Wiederholen Sie dies, und Sie werden entdecken, daß das zweite Einatmen schneller und heftiger vor sich geht als das erste, und zwar aufgrund der Heftigkeit der vorausgegangenen Ausatmung.
3. Ein schnelles Ein- und Ausatmen ergibt zusammen einen Bhastrikā-Schnaufer.
4. Machen Sie vier bis acht solcher Schnaufer hintereinander, um einen Zyklus zu beschließen, und hören Sie mit einem Ausatem auf.
5. Holen Sie nun ein paarmal langsam und tief wie in Ujjāyī Atem oder wenn Sie das möchten, können Sie auch den Atem mit Mūl

Bandha fünf bis acht Sekunden lang innen halten (Abb. 116). Atmen Sie dann langsam und tief aus wie in Ujjāyī. Dies verschafft den Lungen und dem Zwerchfell etwas Ruhe und macht sie bereit für neue Bhastrikā-Schnaufer.

6. Wiederholen Sie zwei oder drei solcher mit Ujjāyī durchsetzter Bhastrikā-Zyklen, mit oder ohne Luftanhalten. Holen Sie dann tief Atem, und liegen Sie in Shavāsana (Abb. 197).

7. Mit wachsender Standfestigkeit können Sie die Anzahl der Schnaufer in jedem Zyklus wie auch die Anzahl der Zyklen selbst steigern. Sobald sich jedoch das Geräusch der Atmung ändert, hören Sie sofort auf.

Stufe II

Beide Nasenlöcher werden die ganze Zeit über teilweise zugedrückt.

Technik

1. Sitzen Sie in irgendeiner bequemen Haltung, und folgen Sie den Anweisungen in Absatz 1 bis 7 von Ujjāyī, Stufe V. Atmen Sie alle Luft in den Lungen aus (Abb. 111).

2. Führen Sie die rechte Hand zur Nase, wie es in Absatz 12 bis 22 von Kapitel XXII über Finger-Prānāyāma erklärt wurde.

3. Drücken Sie beide Nasenlöcher mit den Kuppen von Daumen, Ring und kleinem Finger teilweise zu. Vergewissern Sie sich, daß beide Nasenlöcher gleich weit sind (Abb. 125).

4. Führen Sie nun Bhastrikā-Schnaufer nach den in Absatz 2 bis 7 der Stufe I angegebenen Techniken aus.

5. Wiederholen Sie dies fünf- oder sechsmal, holen Sie ein paarmal tief Atem, und liegen Sie dann in Shavāsana (Abb. 197).

Stufe III

Hierbei wird Bhastrikā wechselweise durch je ein Nasenloch vorgenommen, und zwar mit Einschüben von Ujjāyī. Fortgeschrittene können auf die Einschübe verzichten.

Technik

1. Sitzen Sie in irgendeiner bequemen Haltung, und folgen Sie den in Absatz 1 bis 7 von Ujjāyī, Stufe V, gegebenen Anweisungen. Atmen Sie alle Luft in den Lungen aus (Abb. 111).
2. Führen Sie die rechte Hand zur Nase, wie es in Absatz 12 bis 22 von Kapitel XXII über Finger-Prānāyāma erklärt wurde.
3. Drücken Sie mit den Kontrollfingern das linke Nasenloch ganz und das rechte teilweise zu (Abb. 126).
4. Atmen Sie kraftvoll durch das rechte Nasenloch ein und aus, wobei Sie vier bis acht Schnaufer hintereinander tun und sich dabei vergewissern, daß der Druck jedesmal der gleiche ist. Achten Sie darauf, daß kein Atem durch das linke Nasenloch entweicht, und hören Sie mit einem schnaubenden Ausatem auf.
5. Verschließen Sie nun das rechte Nasenloch, und lassen Sie das linke teilweise offen (Abb. 127), wobei Sie die gleiche Anzahl kräftiger Schnaufer wie zuvor durch das rechte nun durch das linke Nasenloch tun und den Druck jedesmal gleich halten. Achten Sie darauf, daß kein Atem durch das rechte Nasenloch entweicht, und beenden Sie das Schnauben mit einem Ausatem.
6. Diese beiden zusammen beschließen einen Zyklus der Stufe III.
7. Wiederholen Sie diesen drei- oder viermal, holen Sie ein paarmal tief Atem, und liegen Sie dann in Shavāsana (Abb. 197).
8. Wenn Sie nicht mehrere Zyklen hintereinander ausführen können, so holen Sie nach jedem Zyklus ein paarmal wie in Ujjāyī Luft, damit sich die Lungen ausruhen können.

Stufe IV

Auf Stufe III wird ein Bhastrikā-Zyklus durch das rechte Nasenloch ausgeführt und der andere durch das linke. Auf dieser Stufe nun wechseln die Nasenlöcher beim Ein- und Ausatmen ab, wenn also rechts eingeatmet wird, so wird links ausgeatmet und dann umgekehrt. Vier oder fünf solcher Schnaufer bilden einen Halbzyklus. Die andere Hälfte beginnt mit einem Atemzug auf der Linken, woraufhin rechts ausgeatmet wird. Die Anzahl der Schnaufer ist in beiden Hälften gleich, und zusammen bilden sie einen Zyklus der Stufe IV.

Technik

1. Sitzen Sie in irgendeiner bequemen Haltung, und folgen Sie den in Absatz 1 bis 7 von Ujjāyī, Stufe V, gegebenen Anweisungen. Atmen Sie alle Luft in den Lungen aus (Abb. 111).
2. Führen Sie die rechte Hand zur Nase, wie es in Absatz 12 bis 22 von Kapitel XXII über Finger-Prānāyāma erklärt wurde.
3. Drücken Sie das linke Nasenloch zu, lassen Sie das rechte halb geöffnet (Abb. 126), und holen Sie schnell und kräftig damit Luft. Schließen Sie schnell das rechte Nasenloch, öffnen Sie das linke zur Hälfte, und atmen Sie schnell und heftig damit aus (Abb. 127). Tun Sie vier oder fünf Schnaufer in schneller Folge. Dies stellt den ersten Halbzyklus dar.
4. Machen Sie nun den anderen Halbzyklus, wobei Sie genauso vorgehen wie oben, aber links einatmen und rechts ausatmen. Dies beschließt den zweiten Halbzyklus. Führen Sie die gleiche Anzahl Schnaufer wie oben aus, und behalten Sie die ganze Zeit über denselben Rhythmus, Ton und Zug bei.
5. Machen Sie vier oder fünf solcher ganzer Zyklen, holen Sie ein paarmal Atem wie in Ujjāyī, damit sich die Lungen erholen können, und ruhen Sie sich dann in Shavāsana aus (Abb. 197).

Kapālabhati Prānāyāma

Manche nennen Kapālabhāti ein Prānāyāma, andere dagegen nennen es ein Kriyā (*kapāla* heißt »Schädel« und *bhāti* heißt »Licht, Glanz«). Es ist ähnlich wie Bhastrikā, nur etwas abgemildert. Die Einatmung ist hier langsam und die Ausatmung kraftvoll, und zudem wird nach jedem Ausatem die Luft für den Bruchteil einer Sekunde angehalten. Üben Sie Kapālabhāti, wenn Bhastrikā zu anstrengend für Sie ist.

Kapālabhāti läßt sich in Stufen unterteilen, die denen von Bhastrikā entsprechen, und wird demgemäß geübt.

Auswirkungen von Bhastrikā und Kapālabhāti

Beide aktivieren und beleben Leber, Milz, Bauchspeicheldrüse und Bauchmuskulatur und regen die Verdauung an. Sie klären die Nebenhöhlen und beenden Nasenlaufen. Sie erzeugen eine gehobene Stimmung.

Anmerkungen und Warnungen

1. Bhastrikā erzeugt Prāna, um den ganzen Körper zu aktivieren. Wie der Kessel einer Dampfmaschine durch Überheizen ausbrennt, so gefährdet ein übermäßiges Üben von Bhastrikā die Lungen und greift den Organismus an, da die Atmung so heftig betrieben wird.
2. Hören Sie auf, sobald der Ton schwächer wird, und fangen Sie neu an, oder verringern Sie die Anzahl der Schnaufer und Zyklen, oder hören Sie für den Rest des Tages ganz auf.
3. Beenden Sie die Übung, sobald Sie sich gereizt oder angestrengt fühlen.
4. Üben Sie nicht, wenn der Ton der Atmung nicht stimmt oder wenn das Schnauben nicht gelingen will. Jeder Zwang wird zu Schäden oder zu Nasenbluten führen.
5. Menschen mit schwacher Konstitution und geringer Lungenkapazität sollten sich nicht an Bhastrikā oder Kapālabhāti versuchen, da sie an den Blutgefäßen oder am Gehirn Schaden nehmen könnten.
6. Folgende Personen sollten auf diese Übungen verzichten:
a) Frauen, da das kräftige Schnauben zum Vorfall der unteren Organe und der Gebärmutter führen und die Brüste schlaff machen könnte.
b) Menschen mit Ohren- oder Augenleiden wie zum Beispiel einer Vereiterung im Ohr, Netzhautablösung oder grünem Star.
c) Menschen, die mit zu hohem oder zu niedrigem Blutdruck zu tun haben.
d) Menschen, die an Nasenbluten, Ohrensausen oder Ohrenschmerzen leiden. Tritt so etwas ein, so hören Sie auf der Stelle für ein paar Tage auf. Versuchen Sie es dann noch einmal, und sollten irgendwelche dieser Anzeichen wieder auftreten, so sind diese Übungen nichts für Sie.
7. Viele Leute gehen fälschlicherweise davon aus, daß Bhastrikā Prānāyāma die Kundalinī Shakti erweckt. Das gleiche wird auch von maßgebenden Schriften hinsichtlich vieler Prānāyāmas und Āsanas behauptet, stimmt aber keineswegs. Es gibt keinen Zweifel, daß Bhastrikā und Kapālabhāti das Gehirn erfrischen und es zur Tätigkeit anregen, aber wenn jemand die Übungen in der Annahme ausführt, daß dadurch die Kundalinī geweckt würde, so kann dies verheerende Folgen für Körper, Nerven und Gehirn haben.

Tabelle für Bhastrikā Prāṇāyāma

Stufe I	PR	PR	PR	PR	P	R	P	R					oder	PR	PR	PR	PR	P	AK	R
(ON)	BH	BH	BH	BH	U	U	U	U						BH	BH	BH	BH	U	MB	U
Stufe II	PR	PR	PR	PR	P	R	P	R					oder	PR	PR	PR	PR	P	AK	R
(BNTG)	BH	BH	BH	BH	U	U	U	U						BH	BH	BH	BH	U	MB	U
Stufe III	PR	PR	PR	PR	PR	PR	PR	PR	PR	PR	PR	PR	oder					P	AK	R
(RNTG/	BH	BH	BH	BH	BH	BH	BH	BH	U	U	U	U						U	MB	U
LNTG)	RR	RR	RR	RR	LL	LL	LL	LL												
Stufe IV	PR	PR	PR	PR	PR	PR	PR	PR	P	R	P	R	oder					P	AK	R
(RNTG/	BH	BH	BH	BH	BH	BH	BH	BH	U	U	U	U						U	MB	U
LNTG)	RL	RL	RL	RL	LR	LR	LR	LR												

AK = Antara Kumbhaka
BH = Bhastrikā (Pūraka kurz kräftig, Rechaka schnell kräftig)
BNTG = Beide Nasenlöcher teilweise geschlossen
LNTG = Linkes Nasenloch teilweise geschlossen
MB = Mūla Bandha
ON = Offene Nasenlöcher
PR = Pūraka, Rechaka
RNTG = Rechtes Nasenloch teilweise geschlossen
R = Rechts
L = Links
U = Ujjāyī

XXIV. SHĪTALĪ UND SHĪTAKĀRĪ PRĀNĀYĀMA

In diesen beiden Prānāyāmas wird die Einatmung durch den Mund und nicht durch die Nase sowie ohne Jālandhara Bandha vorgenommen.

Shītalī Prānāyāma

Dieses Prānāyāma wirkt innerlich abkühlend, daher der Name.

Stufe I

Auf dieser Stufe erfolgt die Einatmung durch die eingerollte Zunge, wobei Luftanhalten und Ausatmen wie in Ujjāyī vor sich gehen.

Technik

1. Sitzen Sie in irgendeiner bequemen Haltung, und folgen Sie den in Absatz 1 bis 7 von Ujjāyī, Stufe V, gegebenen Anweisungen. Atmen Sie alle Luft in den Lungen aus (Abb. 111).
2. Halten Sie den Kopf gerade. Öffnen Sie den Mund, und formen Sie mit den Lippen ein O.
3. Strecken Sie die Zunge heraus, und rollen Sie sie längs ein, so daß sie wie ein zusammengerolltes Blatt aussieht, das im Begriff ist, sich zu entfalten (Abb. 158).
4. Strecken Sie die eingerollte Zunge weiter heraus (Abb. 159), ziehen Sie die Luft dadurch ein, als ob Sie mit einem Strohhalm trinken würden, und füllen Sie die Lungen ganz. Indem der Atem durch die eingerollte nasse Zunge zieht, wird er feucht.
5. Ziehen Sie die Zunge nach beendeter Einatmung wieder zurück, und schließen Sie den Mund.
6. Senken Sie den Kopf, und machen Sie Jālandhara Bandha (Abb.

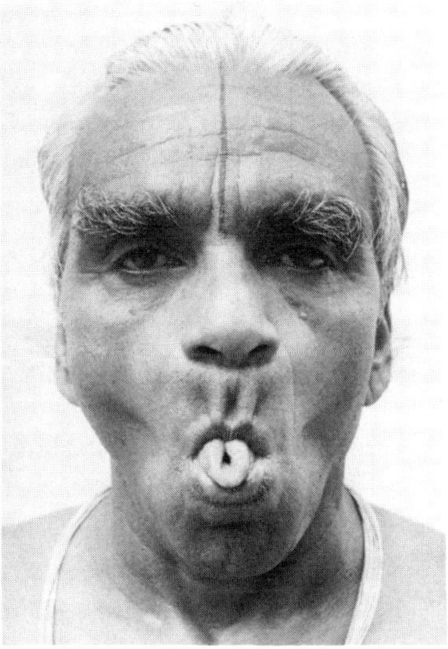

Abb. 158

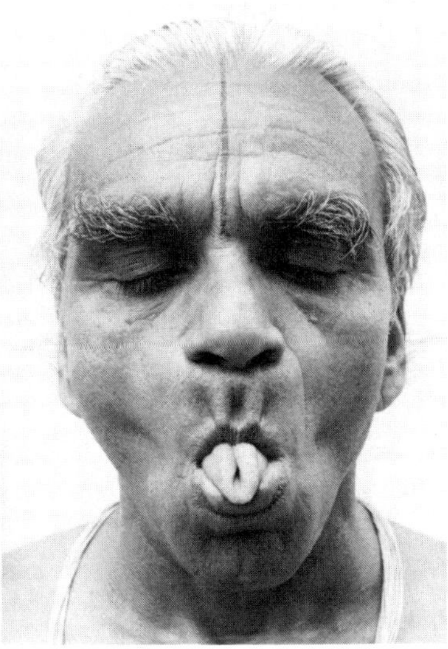

Abb. 159

73). Halten Sie den Atem fünf bis zehn Sekunden lang mit oder ohne Mūla Bandha (Abb. 116) an.

7. Atmen Sie aus wie in Ujjāyī.

8. Dies beschließt einen Zyklus Shītalī. Wiederholen Sie diesen fünf bis zehn Minuten lang ohne Unterbrechung. Atmen Sie am Ende des letzten Zyklus normal durch beide Nasenlöcher ein, und liegen Sie dann in Shavāsana (Abb. 197).

Stufe II

Auf dieser Stufe ist die Einatmung wie oben, aber bei der Ausatmung werden beide Nasenlöcher teilweise zugedrückt.

Technik

1. Sitzen Sie in irgendeiner bequemen Haltung, und folgen Sie den in Absatz 1 bis 7 von Ujjāyī, Stufe V, gegebenen Anweisungen. Atmen Sie alle Luft in den Lungen aus (Abb. 111).

2. Atmen Sie nun ein, und folgen Sie allen Techniken von Absatz 2 bis

6 der Stufe I (Abb. 159). Hören Sie mit Mūla Bandha auf (Abb. 85).
3. Führen Sie die rechte Hand zur Nase, wie es in Absatz 12 bis 22 von Kapitel XXII über Finger-Prānāyāma erklärt wurde.
4. Drücken Sie beide Nasenlöcher mit den Kuppen von Daumen, Ring- und kleinem Finger teilweise zu, und halten Sie den Druck auf beide Nasenlöcher gleich, damit die Seitenwände der Nase parallel zur Scheidewand bleiben (Abb. 125).
5. Atmen Sie langsam, stetig und gänzlich aus, ohne sich anzustrengen. Setzen Sie die Finger behutsam an der Nase an, damit Sie die Luftmenge kontrollieren und den Fluß des Ausatems auf beiden Seiten gleichmäßig regulieren können.
6. Wenn sich die Lungen völlig leer anfühlen, lassen Sie die Hand sinken, und legen Sie sie aufs Knie.
7. Dies beschließt einen Zyklus. Wiederholen Sie diesen fünf bis zehn Minuten lang. Atmen Sie am Ende des letzten Zyklus normal durch beide Nasenlöcher ein, und legen Sie sich dann zu Shavāsana hin (Abb. 197).

Stufe III

Hierbei erfolgt die Einatmung wie bei den Stufen I und II, und bei der Ausatmung werden die Nasenlöcher gewechselt, so daß eine Seite ganz und die andere teilweise zugedrückt ist.

Technik

1. Sitzen Sie in irgendeiner bequemen Haltung, und folgen Sie den in Absatz 1 bis 7 von Ujjāyī, Stufe V, gegebenen Anweisungen. Atmen Sie tief aus (Abb. 111).
2. Atmen Sie nun ein, und folgen Sie den Techniken von Absatz 2 bis 6 der Stufe I (Abb. 159), wobei Sie mit innerem Luftanhalten und Mūla Bandha aufhören (Abb. 116).
3. Führen Sie die rechte Hand zur Nase, wie es in Absatz 12 bis 22 von Kapitel XXII über Finger-Prānāyāma erklärt wurde.
4. Verschließen Sie das linke Nasenloch ganz und das rechte zum Teil (Abb. 126), und atmen Sie so langsam, stetig und gänzlich aus, ohne sich anzustrengen.
5. Wenn sich die Lungen völlig leer anfühlen, lassen Sie die Hand

sinken, und legen Sie sie aufs Knie. Atmen Sie wieder wie in Absatz 2 bis 6 der Stufe I ein.

6. Führen Sie die rechte Hand zur Nase, drücken Sie das rechte Nasenloch ganz und das linke teilweise zu (Abb. 127), und atmen Sie langsam, stetig und gänzlich aus, ohne sich anzustrengen. Lassen Sie dann die Hand sinken.

7. Dies beschließt einen Zyklus. Wiederholen Sie ihn fünf bis zehn Minuten lang. Atmen Sie am Ende des letzten Zyklus normal mit geöffneten Nasenlöchern ein, und legen Sie sich dann zu Shavāsana hin (Abb. 197).

Shītakārī Prānāyāma

Shītakārī heißt »Ursache der Abkühlung«. Es ist eine Abwandlung von Shītalī Prānāyāma; man nennt es auch Shītakārī Prānāyāma, bei dem der Atem mit einem Zischlaut zwischen den Lippen eingezogen wird.

Technik

Folgen Sie den entsprechenden Techniken und Stufen von Shītalī, wie oben beschrieben, aber ohne die Zunge einzurollen. Die Lippen sind leicht geöffnet, und die Zungenspitze wird ein wenig nach vorn gestreckt, bleibt aber flach.

Shītakārī wird wie Shītalī auf drei Stufen ausgeführt und folgt auf allen diesen Stufen den Techniken von Shītalī.

Auswirkungen

Diese beiden Prānāyāmas sind sehr anregend. Sie kühlen den Organismus und beruhigen Augen und Ohren. Sie helfen bei leichtem Fieber und Gallenbeschwerden. Sie aktivieren Leber und Milz, regen die Verdauung an und lindern den Durst. Sie sind gut gegen schlechten Mundgeruch. Der Sādhaka kann die Prānāyāmas auch dann ausführen, wenn seine Nasenlöcher verstopft sind.

Tabelle für Shītalī und Shītakārī Prānāyāma

Shītalī

Stufe	*Pūraka*		*Antara Kumbhaka*		*Rechaka*
	Kopf aufrecht		JB		
	T	EZ	Ohne MB	MB	T
I	●	●	Beides möglich (MB 5-10 Sek.)		ON
II	●	●		●	BNTG
III	●	●		●	WNTG

Shītakārī

Stufe	*Pūraka*		*Antara Kumbhaka*		*Rechaka*
	Kopf aufrecht		JB		
	T	FZ	Ohne MB	MB	T
I	●	●	Beides möglich (MB 5-10 Sek.)		ON
II	●	●		●	BNTG
III	●	●		●	WNTG

WNTG	= Wechselnde Nasenlöcher teilweise geschlossen	EZ	= Eingerollte Zunge
		FZ	= Flache Zunge
BNTG	= Beide Nasenlöcher teilweise geschlossen	JB	= Jālandhara Bandha
		MB	= Mūla Bandha
T	= Tief	ON	= Offene Nasenlöcher

XXV. ANULOMA PRĀNĀYĀMA

Anu heißt »nach, entlang, in der richtigen Reihenfolge«, und *loma* ist das Haar oder die natürliche Ordnung. Hier werden die Nasenlöcher von den Fingern kontrolliert, damit der ausströmende Atem möglichst behutsam abgegeben wird.

Sie sollten die Techniken von Ujjāyī und Viloma Prānāyāma beherrschen, bevor Sie sich an Anuloma versuchen.

In Anuloma erfolgt die Einatmung durch geöffnete Nasenlöcher, mit oder ohne Pausen, und auf den Stufen für Fortgeschrittene mit Mūla Bandha. Die Ausatmung geschieht entweder durch beide Nasenlöcher, die dabei nur zum Teil geöffnet sind, oder wechselweise durch ein teilweise zugedrücktes Nasenloch, wobei das andere jeweils geschlossen ist. Auf den Stufen für Fortgeschrittene wird Uddīyāna angewandt.

Auf allen Stufen ist der Einatem kürzer als der Ausatem, wobei der Nachdruck auf dem behutsamen Verlängern des letzteren liegt.

Dieses Prānāyāma wie auch das folgende werden nur im Sitzen geübt, vor allem in einem Āsana, wie in Kapitel XI erklärt.

Stufe Ia

Auf dieser Stufe wird mit geöffneten Nasenlöchern tief eingeatmet, worauf eine tiefe Ausatmung erfolgt, bei der beide Nasenlöcher teilweise zugedrückt sind. Dies geschieht, damit die Dauer der Ausatmung verlängert wird, die Fingerspitzen zur gleichmäßigen Kontrolle beider Nasenlöcher trainiert werden und der Fluß des Ausatems verfeinert wird.

Technik

1. Sitzen Sie in irgendeinem Āsana, und folgen Sie den in Absatz 1 bis 7 von Ujjāyī, Stufe V, gegebenen Anweisungen. Atmen Sie alle Luft in den Lungen aus (Abb. 111).
2. Atmen Sie tief durch beide Nasenlöcher ein, bis die Lungen voll sind (Abb. 113).
3. Halten Sie den Atem zwei oder drei Sekunden lang an, um die rechte Hand zur Nase zu führen, wie es in Absatz 12 bis 22 von Kapitel XXII über Finger-Prānāyāma erklärt wurde.
4. Beginnen Sie nun mit der durch die Finger kontrollierten Ausatmung.
5. Halten Sie beide Nasenlöcher mit Daumen- und Fingerkuppen teilweise zu, so daß sich die Innenwände der Nase in gleichem Abstand und parallel zur Scheidewand befinden (Abb. 125).
6. Bewahren Sie auf beiden Seiten gleichen Druck, so daß die Nasenlöcher den feinen Fluß des Ausatems gleichmäßig abzugeben vermögen.
7. Atmen Sie langsam, sorgfältig und tief aus, ohne Zwang anzuwenden.
8. Ihre Finger bleiben fest und empfindsam, damit Sie die Nasenlöcher richtig zudrücken und die Menge des Ausstroms auf beiden Seiten überwachen und ausgleichen können.
9. Wenn die Lungen völlig leer sind, lassen Sie die rechte Hand sinken, und legen Sie sie aufs Knie.
10. Dies beschließt einen Zyklus. Wiederholen Sie diesen fünfzehn bis zwanzig Minuten lang. Atmen Sie mit geöffneten Nasenlöchern ein, und liegen Sie dann in Shavāsana (Abb. 197).

Auswirkungen

Dieses Prānāyāma reinigt die Nasenwege.

Stufe Ib

Auf dieser Stufe wird die tiefe Einatmung mit geöffneten Nasenlöchern vorgenommen, während zur Ausatmung wechselweise ein Nasenloch ganz geschlossen wird und das andere teilweise offen bleibt. Hierbei wird jedes Nasenloch darin trainiert, unabhängig vom anderen Wachheit und Feinfühligkeit während der Ausatmung zu entwikkeln.

Denken Sie daran, die Seitenwände parallel zur Scheidewand zu halten, selbst wenn beide teilweise zugedrückt oder eine Seite geschlossen wird, während die andere offen bleibt.

Technik

1. Sitzen Sie in irgendeinem Āsana, und folgen Sie den in Absatz 1 bis 7 von Ujjāyī, Stufe V, angegebenen Techniken. Atmen Sie aus (Abb. 111).
2. Atmen Sie ein, und folgen Sie den in Absatz 2 und 3 der Stufe Ia angegebenen Techniken (Abb. 113).
3. Nun beginnt die Ausatmung durch das rechte Nasenloch. Drücken Sie das linke Nasenloch mit den Spitzen von Ring- und kleinem Finger völlig zu, ohne die Stellung der Scheidewand zu verändern.
4. Verengen Sie das rechte Nasenloch mit der Daumenkuppe, und halten Sie die Innenwand parallel zur Scheidewand (Abb. 126).
5. Atmen Sie langsam und sorgfältig durch das teilweise geöffnete rechte Nasenloch aus. Kontrollieren Sie den weichen Ausstrom des Atems mittels der Daumenkuppe, und achten Sie darauf, daß kein Atem durch das linke Nasenloch entweicht.
6. Wenn sich die Lungen völlig leer anfühlen, lassen Sie die rechte Hand sinken, und legen Sie sie aufs rechte Knie.
7. Atmen Sie tief durch die geöffneten Nasenlöcher ein, bis die Lungen ganz voll sind, und halten Sie den Atem zwei oder drei Sekunden lang an (Abb. 113).
8. Beginnen Sie nun mit der Ausatmung durch das linke Nasenloch. Führen Sie die rechte Hand zur Nase. Drücken Sie mit der Daumenkuppe das rechte Nasenloch ganz zu, ohne die Stellung der Scheidewand zu verändern.
9. Verengen Sie das linke Nasenloch mit den Spitzen von Ring- und kleinem Finger, und halten Sie die Innenwand parallel zur Scheidewand (Abb. 127).
10. Atmen Sie langsam und vollständig durch das teilweise geöffnete linke Nasenloch aus. Kontrollieren Sie den weichen Ausstrom des Atems mit Hilfe der Fingerspitzen. Achten Sie darauf, daß kein Atem durch das rechte Nasenloch entweicht.
11. Wenn sich die Lungen leer anfühlen, lassen Sie die rechte Hand sinken, und legen Sie sie aufs Knie.

12. Dies beschließt einen Zyklus. Wiederholen Sie ihn fünfzehn bis zwanzig Minuten lang. Atmen Sie ein, und liegen Sie dann in Shavāsana (Abb. 197).

Auswirkungen

Dieses Prānāyāma wirkt anregend und ist gut zur Kontrolle von überhöhtem Blutdruck.

Stufe IIa

Diese Stufe ist ähnlich wie Ia. Bei ihr kommt das innere Luftanhalten *(antara kumbhaka)* hinzu, und sie ist für Übende mittleren Grades geeignet.

Technik

1. Sitzen Sie in irgendeinem Āsana, und folgen Sie den in Absatz 1 bis 7 von Ujjāyī, Stufe V, angegebenen Techniken. Atmen Sie alle Luft in den Lungen aus (Abb. 111).
2. Atmen Sie ein, und folgen Sie der in Absatz 2 der Stufe Ia beschriebenen Technik (Abb. 113).
3. Sind die Lungen gefüllt, so halten Sie den Atem zehn bis fünfzehn Sekunden lang an oder so lange, wie Sie können (Abb. 116).
4. Atmen Sie jetzt aus, folgen Sie den Anweisungen von Absatz 5 bis 8 der Stufe Ia (Abb. 125), und lassen Sie dann die rechte Hand sinken.
5. Dies beschließt einen Zyklus. Wiederholen Sie diesen zehn bis fünfzehn Minuten lang. Atmen Sie ein, und liegen Sie dann in Shavāsana (Abb. 197).

Auswirkungen

Die innere Bewußtheit und Konzentration wird geschärft.

Stufe IIb

Diese Stufe ist ähnlich wie Ib, wobei aber inneres Luftanhalten *(antara kumbhaka)* hinzukommt.

Technik

1. Sitzen Sie in irgendeinem Āsana, und folgen Sie den in Absatz 1 bis 7 von Ujjāyī, Stufe V, gegebenen Anweisungen. Atmen Sie tief aus (Abb. 111).
2. Atmen Sie ein, und folgen Sie den in Absatz 2 der Stufe Ia gegebenen Anweisungen (Abb. 113).
3. Sind die Lungen gefüllt, so halten Sie den Atem fünfzehn bis zwanzig Sekunden lang an oder so lange, wie Sie können (Abb. 116).
4. Atmen Sie nun durch das rechte Nasenloch aus wie in Absatz 3 bis 5 der Stufe Ib (Abb. 126).
5. Wenn die Lungen ganz leer sind, so lassen Sie die rechte Hand sinken, und legen Sie sie aufs Knie.
6. Atmen Sie nun tief mit geöffneten Nasenlöchern ein wie in Absatz 2 oben, bis die Lungen voll sind.
7. Halten Sie den Atem ebenso lange an wie in Absatz 3 oben (Abb. 116).
8. Atmen Sie durch das linke Nasenloch aus, und folgen Sie den in Absatz 8 bis 10 der Stufe Ib gegebenen Anweisungen (Abb. 127). Lassen Sie dann die rechte Hand sinken.
9. Dies beschließt einen Zyklus. Wiederholen Sie ihn zehn bis fünfzehn Minuten lang. Atmen Sie ein, und liegen Sie dann in Shavāsana (Abb. 197).

Auswirkungen

Sie gelangen zu feiner Kontrolle und Verlängerung der Ausatmung.

Stufe IIIa

Sie ist ähnlich wie Stufe Ia, aber das besinnliche äußere Luftanhalten *(bāhya kumbhaka* ohne *uddīyāna)* kommt hinzu.

Technik

1. Sitzen Sie in irgendeinem Āsana, und führen Sie die gleichen Techniken aus wie in Absatz 1 bis 7 von Ujjāyī, Stufe V. Atmen Sie aus (Abb. 111).
2. Atmen Sie ein, und folgen Sie der in Absatz 2 der Stufe Ia beschriebenen Technik (Abb. 113).

3. Beginnen Sie nun mit der Ausatmung durch die teilweise geöffneten Nasenlöcher, wie es in Absatz 4 bis 8 der Stufe Ia beschrieben wurde (Abb. 125).
4. Wenn sich die Lungen völlig leer anfühlen, lassen Sie die rechte Hand sinken, und legen Sie sie aufs Knie. Bleiben Sie fünf Sekunden lang passiv, und atmen Sie nicht ein. Dies ist das besinnliche äußere Luftanhalten (Abb. 111).
5. Dies beschließt einen Zyklus. Wiederholen Sie ihn zehn bis fünfzehn Minuten lang. Atmen Sie durch die offenen Nasenlöcher ein, und liegen Sie dann in Shavāsana (Abb. 197).

Auswirkungen

Die Nasenwege des Sādhaka werden gereinigt, und er gelangt zu innerer Ruhe und Stille.

Stufe IIIb

Sie ist ähnlich wie Stufe Ib, aber das besinnliche äußere Luftanhalten *(bāhya kumbhaka* ohne *uddīyāna)* kommt hinzu.

Technik

1. Sitzen Sie in irgendeinem Āsana, folgen Sie den in Absatz 1 bis 7 von Ujjāyī, Stufe V, gegebenen Anweisungen, und atmen Sie aus (Abb. 111).
2. Atmen Sie ein, und folgen Sie der in Absatz 2 der Stufe Ia beschriebenen Technik (Abb. 113).
3. Atmen Sie nun durch das rechte Nasenloch aus, wie es in Absatz 3 bis 5 der Stufe Ib erklärt wurde (Abb. 126).
4. Wenn sich die Lungen völlig leer anfühlen, lassen Sie die rechte Hand sinken, und legen Sie sie aufs Knie. Bleiben Sie fünf Sekunden lang passiv, und atmen Sie nicht ein (Abb. 111).
5. Atmen Sie dann tief durch die offenen Nasenlöcher ein, wie in Absatz 2 oben beschrieben (Abb. 113).
6. Beginnen Sie nun mit der Ausatmung durch das linke Nasenloch, wie es in Absatz 8 bis 10 der Stufe Ib erklärt wurde (Abb. 127).
7. Wenn sich die Lungen leer anfühlen, lassen Sie die rechte Hand sinken, und bleiben Sie fünf Sekunden lang passiv (Abb. 111).

8. Dies beschließt einen Zyklus. Wiederholen Sie ihn zehn bis fünfzehn Minuten lang, und hören Sie mit einem Einatem auf. Liegen Sie dann in Shavāsana (Abb. 197).

Auswirkungen

Der Sādhaka wird zu innerer Bewußtheit geführt, die ihm eine feine Kontrolle der Ausatmung gestattet.

Stufe IVa

Auf den nächsten zwei Stufen werden Bandhas eingeführt: inneres Luftanhalten mit Mūla Bandha und äußeres Luftanhalten mit Uddīyāna Bandha.

Technik

1. Sitzen Sie in irgendeinem Āsana, und folgen Sie den in Absatz 1 bis 7 von Ujjāyī, Stufe V, gegebenen Anweisungen. Atmen Sie aus (Abb. 111).
2. Atmen Sie ein, und folgen Sie der in Absatz 2 der Stufe Ia angegebenen Technik (Abb. 113).
3. Wenn die Lungen voll sind, so halten Sie den Atem zehn bis zwölf Sekunden lang mit Mūla Bandha an oder so lange, wie Sie können (Abb. 116).
4. Atmen Sie langsam aus, und folgen Sie den in Absatz 5 bis 8 der Stufe Ia beschriebenen Techniken (Abb. 125), wobei Sie den Bauchhalt allmählich lösen.
5. Wenn sich die Lungen leer anfühlen, lassen Sie die rechte Hand sinken, und legen Sie sie aufs Knie. Führen Sie dann fünf bis sechs Sekunden lang äußeres Luftanhalten mit Uddīyāna Bandha aus (Abb. 119).
6. Lösen Sie den Uddīyāna-Halt.
7. Dies beschließt einen Zyklus. Wiederholen Sie solche Zyklen fünfzehn bis zwanzig Minuten lang. Atmen Sie ein, und liegen Sie dann in Shavāsana (Abb. 197).

Auswirkungen

Diese Stufe führt zu Ausdauer, vertieft das Denken und bereitet den Sādhaka auf Dhyāna vor.

Stufe IVb

Sie ist ähnlich wie Stufe Ib, aber wie auf Stufe IVa werden Bandhas hinzugenommen.

Technik

1. Sitzen Sie in irgendeinem Āsana, und folgen Sie den in Absatz 1 bis 7 von Ujjāyī, Stufe V, gegebenen Anweisungen. Atmen Sie aus (Abb. 111).
2. Atmen Sie ein, und folgen Sie der in Absatz 2 der Stufe Ia beschriebenen Technik (Abb. 113).
3. Wenn die Lungen voll sind, so halten Sie den Atem mit Mūla Bandha an (Abb. 116), wie in Absatz 3 der Stufe IVa beschrieben.
4. Atmen Sie durch das rechte Nasenloch aus, und halten Sie das linke zu (Abb. 126). Folgen Sie den in Absatz 3 bis 5 der Stufe Ib angegebenen Techniken, und entspannen Sie nach und nach den Bauchhalt.
5. Wenn sich die Lungen völlig leer anfühlen, lassen Sie die rechte Hand sinken, und legen Sie sie aufs Knie. Führen Sie dann fünf bis sechs Sekunden lang äußeres Luftanhalten mit Uddīyāna aus (Abb. 119).
6. Lösen Sie den Uddīyāna-Halt, und atmen Sie dann tief mit offenen Nasenlöchern ein wie in Absatz 2 oben (Abb. 113).
7. Halten Sie den Atem mit Mūla Bandha zehn bis fünfzehn Sekunden lang an (Abb. 116) oder so lange wie in Absatz 3 oben.
8. Atmen Sie nun durch das linke Nasenloch aus (Abb. 127), halten Sie das rechte ganz zu, und folgen Sie den in Absatz 8 bis 10 der Stufe Ib beschriebenen Techniken.
9. Wenn sich die Lungen völlig leer anfühlen, lassen Sie die rechte Hand sinken, und führen Sie fünf bis sechs Sekunden lang äußeres Luftanhalten mit Uddīyāna aus (Abb. 119).
10. Lösen Sie den Uddīyāna-Halt.
11. Zwei Einatmungen mit offenen Nasenlöchern, zweimal inneres Luftanhalten mit Mūla Bandha, zwei Ausatmungen durch wechselnde Nasenlöcher und zweimal äußeres Luftanhalten mit Uddīyāna bilden

einen Zyklus. Wiederholen Sie diesen zehn bis fünfzehn Minuten lang, und hören Sie mit der Einatmung auf. Liegen Sie dann in Shavāsana (Abb. 197).

Auswirkungen

Da diese Stufe intensiv ist, sind es auch die Auswirkungen.

Stufen Va bis VIIIb

Verwenden Sie auf allen folgenden Stufen von V bis VIII Viloma-Techniken zur Einatmung und Anuloma-Techniken zur Ausatmung.

Stufe Va

Diese Stufe ist ähnlich wie Stufe Ia, an deren Ausatmungstechniken Sie sich hierbei halten sollten, aber anstelle der normalen sollte wie bei Viloma, Stufe I, eine durch Pausen unterbrochene Einatmung vorgenommen werden.

Stufe Vb

Diese Stufe ist ähnlich wie Ib, aber die Einatmung ist durch Pausen unterbrochen.

Stufen VIa und VIb

Diese Stufen sind jeweils ähnlich wie IIa und IIb, aber die Einatmung wird durch Pausen unterbrochen.

Stufen VIIa und VIIb

Diese Stufen sind jeweils ähnlich wie IIIa und IIIb, aber die Einatmung wird durch Pausen unterbrochen.

Stufen VIIIa und VIIIb

Diese Stufen sind jeweils ähnlich wie IVa und IVb, aber die Einatmung wird durch Pausen unterbrochen.

Auswirkungen der Stufen V bis VIII

Diese Stufen sind intensiver als die vorausgegangenen Prānāyāmas, und ihre Auswirkungen sind dementsprechend intensiv und durchschlagend. Stufe VIII ist die intensivste von allen. Sie erfordert große Kraft, Eifer, Zähigkeit, Ausdauer und Entschlossenheit.

Tabelle für Anuloma Prānāyāma

Stufe		*Pūraka*		*Antara Kumbhaka*		*Rechaka*		*Bāhya Kumbhaka*	
		U	V	Ohne MB	MB	BNTG	WNTG	Ohne UB	UB
I	a	●				●			
	b	●					●		
II	a	●		10-15 Sek.		●			
	b	●		10-15 Sek.			●		
III	a	●				●		5 Sek.	
	b	●					●	5 Sek.	
IV	a	●			10 Sek.	●			5-8 Sek.
	b	●			10 Sek.		●		5-8 Sek.
V	a		●			●			
	b		●				●		
VI	a		●	10 Sek.		●			
	b		●	10 Sek.			●		
VII	a		●			●		5 Sek.	
	b		●				●	5 Sek.	
VIII	a		●		10 Sek.	●			5-8 Sek.
	b		●		10 Sek.		●		5-8 Sek.

WNTG = Wechselnde Nasenlöcher teilweise geschlossen
BNTG = Beide Nasenlöcher teilweise geschlossen
MB = Mūla Bandha
UB = Uddīyāna Bandha
U = Ujjāyī
V = Viloma

XXVI. PRATILOMA PRĀNĀYĀMA

Prati heißt »gegen, entgegen«, und *loma* heißt »Haar«. Pratiloma bedeutet also ein Angehen gegen die natürliche Ordnung. Es ist die Umkehrung von Anuloma. Hierbei werden die Nasenlöcher bei der Einatmung mit den Fingerspitzen kontrolliert und verengt, damit der Einstrom aufs feinste fließen kann.

Auf allen a-Stufen wird durch teilweise geöffnete, aber kontrollierte Nasenlöcher eingeatmet und auf den b-Stufen durch wechselweise je ein Nasenloch. Alle Ausatmungen werden mit offenen Nasenlöchern wie in Ujjāyī vorgenommen.

Bei diesem Prānāyāma dauert das Einatmen länger als das Ausatmen, wobei der Nachdruck auf der langsamen und behutsamen Verlängerung jedes Einatems liegt. Anuloma und Pratiloma Prānāyāma sind die Grundlagen für Vishama Vritti Prānāyāma und ein Sprungbrett für den Fortschritt in dieser Kunst.

Stufe Ia

Auf dieser Stufe wird durch verengte und kontrollierte Nasenlöcher eingeatmet, worauf durch die ganz geöffneten Nasenlöcher ausgeatmet wird. Dadurch werden die Fingerspitzen zur gleichmäßigen Kontrolle beider Nasenlöcher trainiert, damit die Einatmung fein und flüssig wird.

Technik

1. Sitzen Sie in irgendeinem Āsana, und folgen Sie den in Absatz 1 bis 7 von Ujjāyī, Stufe V, gegebenen Anweisungen. Atmen Sie aus (Abb. 111).
2. Führen Sie die rechte Hand zur Nase, wie es in Absatz 12 bis 22 von Kapitel XXII über Finger-Prānāyāma erklärt wurde.
3. Kontrollieren Sie beide Nasenlöcher mit Daumen- und Fingerkup-

pen, wobei Sie die Nasenwege möglichst verengen und dabei auf die Parallele zur Scheidewand achten (Abb. 125).

4. Bewahren Sie einen gleichmäßigen Druck auf beide Nasenseiten, damit der Öffnungsgrad beider Nasenwege gleich ist. Verschieben Sie nicht die Scheidewand. Jetzt sind die Nasenlöcher bereit, den Strom des Einatems zu empfangen.

5. Atmen Sie langsam, sorgfältig und tief ein, ohne Zwang anzuwenden. Fühlen Sie, wie die Luft in die Nase eindringt. Lassen Sie die Finger fest und empfindsam, und gleichen Sie den Druck der Fingerspitzen auf beiden Seiten aus, damit Sie die Menge und das weiche Einströmen der Luft beobachten, lenken und regeln können.

6. Wenn die Lungen ganz gefüllt sind, so halten Sie den Atem ein oder zwei Sekunden lang an, lassen Sie dann die rechte Hand sinken, und legen Sie sie aufs Knie.

7. Atmen Sie langsam, stetig und weich mit geöffneten Nasenlöchern aus, bis sich die Lungen völlig leer anfühlen.

8. Dies beschließt einen Zyklus. Wiederholen Sie den Zyklus zehn bis fünfzehn Minuten lang oder so lange, wie Sie keine Anstrengung dabei empfinden. Atmen Sie nach Beendigung des letzten Zyklus mit offenen Nasenlöchern ein, und liegen Sie dann in Shavāsana (Abb. 197).

Auswirkungen

Dies hilft bei der Beseitigung von Trägheit und Launenhaftigkeit.

Stufe Ib

Auf dieser Stufe erfolgt die Einatmung mit Fingerkontrolle durch abwechselnd je ein Nasenloch, worauf eine tiefe Ausatmung mit offenen Nasenlöchern folgt. Es geht darum, Verständnis zu wecken und Bewußtheit zu entwickeln, um den Fluß des Einatems in jedem Nasenloch zu verfeinern und zu verlängern. Dies bereitet den Sādhaka auf Nādī Shodhana Prānāyāma vor.

Technik

1. Sitzen Sie in irgendeinem Āsana, und folgen Sie den in Absatz 1 bis 7 von Ujjāyī, Stufe V, gegebenen Anweisungen. Atmen Sie aus (Abb. 111).

2. Führen Sie die rechte Hand zur Nase, wie es in Absatz 12 bis 22 von Kapitel XXII über Finger-Prānāyāma erklärt wurde.
3. Drücken Sie das linke Nasenloch mit den Spitzen von Ring- und kleinem Finger ganz zu, ohne die Stellung der Nasenscheidewand zu verändern.
4. Kontrollieren Sie das rechte Nasenloch mit der Daumenkuppe, und verengen Sie es so weit wie möglich wie auf Abbildung 126. Dadurch wird Geschwindigkeit und Menge des Einatems gedrosselt und sein Ton verfeinert.
5. Halten Sie die rechte Innenwand parallel zur Scheidewand.
6. Atmen Sie nun langsam, tief und so behutsam wie möglich durch das teilweise geöffnete, aber kontrollierte rechte Nasenloch ein, bis die Lungen ganz gefüllt sind. Halten Sie den Atem ein oder zwei Sekunden lang an.
7. Lassen Sie die Hand sinken, und legen Sie sie aufs Knie. Atmen Sie langsam, weich, stetig und behutsam mit offenen Nasenlöchern aus, bis sich die Lungen leer anfühlen.
8. Führen Sie die Hand wieder zur Nase, und atmen Sie durch das linke Nasenloch ein, wobei Sie den in Absatz 2 bis 6 oben beschriebenen Techniken folgen, aber das rechte Nasenloch verschließen und durch das linke atmen (Abb. 127).
9. Lassen Sie die Hand sinken, und legen Sie sie aufs Knie. Atmen Sie aus wie in Absatz 7.
10. Dies beschließt einen Zyklus. Wiederholen Sie ihn zehn bis fünfzehn Minuten lang. Atmen Sie nach der Beendigung des letzten Zyklus durch die offenen Nasenlöcher ein, und liegen Sie dann in Shavāsana (Abb. 197).

Auswirkungen

Die Empfindungsfähigkeit der Nasenschleimhäute und die Geschicklichkeit der Fingerspitzen wird ungemein entwickelt.

Stufe IIa

Auf dieser Stufe wird durch die kontrollierten und verengten Nasenlöcher eingeatmet. Darauf folgt inneres Luftanhalten mit geschlossenen Nasenlöchern und Mūla Bandha, und anschließend wird durch die offenen Nasenlöcher ausgeatmet.

Technik

1. Sitzen Sie in irgendeinem Āsana, und folgen Sie den Techniken von Absatz 1 bis 7 von Ujjāyī, Stufe V. Atmen Sie aus (Abb. 111).
2. Führen Sie die rechte Hand zur Nase, und atmen Sie ein, wobei Sie den in Absatz 3 bis 5 der Stufe Ia beschriebenen Techniken folgen (Abb. 125).
3. Sind die Lungen ganz gefüllt, so verschließen Sie beide Nasenlöcher mit den Kuppenmitten des Daumens und der Finger (Abb. 160), und lassen Sie keine Luft entweichen. Halten Sie den Atem mit Mūla Bandha (Abb. 85) fünfzehn bis zwanzig Sekunden lang an oder so lange, wie Sie können.
4. Lassen Sie die rechte Hand sinken, und legen Sie sie aufs Knie.
5. Atmen Sie mit offenen Nasenlöchern weich, langsam, stetig und flüssig aus, bis sich die Lungen leer anfühlen.
6. Dies beschließt einen Zyklus. Wiederholen Sie ihn fünfzehn bis zwanzig Minuten lang oder so lange, wie Sie keine Anstrengung dabei empfinden. Atmen Sie nach Beendigung des letzten Zyklus durch die offenen Nasenlöcher ein, und liegen Sie dann in Shavāsana (Abb. 197).

Stufe IIb

Sie ist ähnlich wie Stufe Ib, aber wie auf Stufe IIa kommt inneres Luftanhalten mit Mūla Bandha hinzu.

Technik

1. Sitzen Sie in irgendeinem Āsana, und folgen Sie den in Absatz 1 bis 7 von Ujjāyī, Stufe V, gegebenen Anweisungen. Atmen Sie aus (Abb. 111).
2. Führen Sie die rechte Hand zur Nase. Atmen Sie jetzt ein, und folgen Sie dabei den in Absatz 3 bis 6 der Stufe Ib beschriebenen Techniken (Abb. 126).
3. Halten Sie nach der vollen Einatmung beide Nasenlöcher zu (Abb. 160), und halten Sie den Atem mit Mūla Bandha (Abb. 85) fünfzehn bis zwanzig Sekunden lang an oder so lange, wie Sie können.
4. Lassen Sie die rechte Hand aufs Knie sinken. Atmen Sie mit offenen Nasenlöchern weich, langsam, stetig und flüssig aus, bis sich die Lungen völlig leer anfühlen.

5. Führen Sie wieder die rechte Hand zur Nase, und verschließen Sie das rechte Nasenloch ganz, aber kontrollieren Sie das linke, und halten Sie es teilweise geöffnet (Abb. 127).
6. Atmen Sie durch das linke Nasenloch ein, und folgen Sie den Techniken in Absatz 4 bis 6 der Stufe Ib, wobei Sie jedoch links statt rechts und rechts statt links lesen.
7. Halten Sie am Ende der Einatmung die Luft an wie in Absatz 3 oben.
8. Lassen Sie dann die rechte Hand sinken, und atmen Sie langsam aus wie in Absatz 4 oben.
9. Zwei Einatmungen durch wechselweise je ein Nasenloch, zweimaliges inneres Luftanhalten mit geschlossenen Nasenlöchern und Mūla Bandha und zwei Ausatmungen mit geöffneten Nasenlöchern beschließen einen Zyklus. Wiederholen Sie diesen fünfzehn bis zwanzig Minuten lang oder so lange, wie Sie keine Anstrengung dabei empfinden. Atmen Sie nach Beendigung des letzten Zyklus durch die offenen Nasenlöcher ein, und liegen Sie dann in Shavāsana (Abb. 197).

Auswirkungen der Stufen IIa und IIb

Auf diesen Stufen lernt der Sādhaka die genaue Fingerhaltung zum Luftanhalten. Da die Nasenlöcher ganz zugedrückt werden, kommt es nicht zur Anspannung im Kopf und seitens der Gesichtsmuskulatur.

Stufe IIIa

Sie ist ähnlich wie Stufe IIa, aber es wird zusätzlich äußeres Luftanhalten zusammen mit Uddīyāna Bandha eingeführt.

Technik

1. Sitzen Sie in irgendeinem Āsana, und folgen Sie den in Absatz 1 bis 7 von Ujjāyī, Stufe V, gegebenen Anweisungen. Atmen Sie aus (Abb. 111).
2. Führen Sie die Hände zur Nase, wie es in Absatz 12 bis 22 von Kapitel XXII über Finger-Prānāyāma erklärt wurde.
3. Atmen Sie ein, und folgen Sie den in Absatz 3 bis 5 der Stufe Ia beschriebenen Techniken (Abb. 125).

4. Atmen Sie mit geöffneten Nasenlöchern langsam, stetig und flüssig aus, bis sich die Lungen völlig leer anfühlen.
5. Führen Sie dann äußeres Luftanhalten mit Uddīyāna zehn bis fünfzehn Sekunden lang aus oder so lange, wie Sie können (Abb. 119). Lösen Sie schließlich den Uddīyāna-Halt.
6. Eine Einatmung, eine Ausatmung und ein äußeres Luftanhalten mit Uddīyāna Bandha beschließen einen Zyklus. Wiederholen Sie diesen zehn bis fünfzehn Minuten lang oder so lange, wie Sie keine Anstrengung dabei empfinden. Atmen Sie nach dem letzten Zyklus durch die offenen Nasenlöcher ein, und liegen Sie dann in Shavāsana (Abb. 197).

Stufe IIIb

Sie ist ähnlich wie Stufe IIb, aber wie auf Stufe IIIa kommt zusätzlich äußeres Luftanhalten mit Uddīyāna Bandha hinzu.

Technik

1. Sitzen Sie in irgendeinem Āsana, und folgen Sie den in Absatz 1 bis 7 von Ujjāyī, Stufe V, gegebenen Anweisungen. Atmen Sie alle Luft in den Lungen aus (Abb. 111).
2. Führen Sie die rechte Hand zur Nase, wie es in Absatz 12 bis 22 von Kapitel XXII über Finger-Prānāyāma erklärt wurde.
3. Schließen Sie das linke Nasenloch ganz, und atmen Sie durch das kontrollierte und teilweise geöffnete rechte Nasenloch ein (Abb. 126), wobei Sie den in Absatz 4 bis 6 der Stufe Ib beschriebenen Techniken folgen.
4. Lassen Sie die Hand sinken, legen Sie sie aufs Knie, und atmen Sie mit geöffneten Nasenlöchern langsam, stetig und flüssig aus, bis sich die Lungen völlig leer anfühlen.
5. Führen Sie nun äußeres Luftanhalten mit Uddīyāna zehn bis fünfzehn Sekunden lang aus oder so lange, wie Sie können (Abb. 119), und lösen Sie dann den Halt.
6. Führen Sie die rechte Hand zur Nase, und halten Sie das rechte Nasenloch ganz und das linke teilweise zu (Abb. 127). Atmen Sie langsam, behutsam und tief durch das linke Nasenloch ein, und folgen Sie dabei den in Absatz 4 bis 6 der Stufe Ib beschriebenen Techniken, aber lesen Sie rechts statt links und links statt rechts.

7. Lassen Sie die Hand sinken, legen Sie sie aufs Knie, und atmen Sie aus wie in Absatz 4 oben.
8. Wenn sich die Lungen völlig leer anfühlen, führen Sie äußeres Luftanhalten mit Uddīyāna Bandha zehn bis fünfzehn Sekunden lang aus beziehungsweise genauso lange wie zuvor (Abb. 119). Lösen Sie dann den Halt.
9. Zwei Einatmungen (einmal durch jedes Nasenloch), zwei Ausatmungen mit geöffneten Nasenlöchern und zweimal äußeres Luftanhalten mit Uddīyāna Bandha beschließen einen Zyklus dieser Stufe. Wiederholen Sie diesen zehn bis fünfzehn Minuten lang, ganz nach Ihrer Leistungsfähigkeit. Atmen Sie am Ende des letzten Zyklus mit geöffneten Nasenlöchern ein, und liegen Sie dann in Shavāsana (Abb. 197).

Auswirkungen der Stufen IIIa und IIIb

Zu den Auswirkungen der Stufen IIa und IIb kommt zusätzlich noch die Stärkung der Bauchmuskeln und der unteren Organe hinzu.

Stufe IVa

Dies ist eine Stufe für sehr weit Fortgeschrittene. Sie ist eine Kombination der Stufen IIa und IIIa, in der sowohl inneres Luftanhalten mit Mūla Bandha als auch äußeres mit Uddīyāna Bandha wechselweise ausgeübt werden.

Technik

1. Sitzen Sie in irgendeinem Āsana, und folgen Sie den in Absatz 1 bis 7 von Ujjāyī, Stufe V, gegebenen Anweisungen. Atmen Sie aus (Abb. 111).
2. Führen Sie die rechte Hand zur Nase, wie es in Absatz 12 bis 22 von Kapitel XXII über Finger-Prānāyāma beschrieben wurde.
3. Atmen Sie durch teilweise zugehaltene Nasenlöcher ein, wie in Absatz 3 bis 5 der Stufe Ia beschrieben (Abb. 125).
4. Wenn die Lungen voll sind, schließen Sie die Nasenlöcher, und führen Sie inneres Luftanhalten mit Mūla Bandha fünfzehn bis zwanzig Sekunden lang aus (Abb. 85) oder so lange, wie Sie können, und zwar wie in Absatz 3 der Stufe IIa erläutert (Abb. 160).
5. Lassen Sie die rechte Hand sinken, und legen Sie sie aufs Knie.

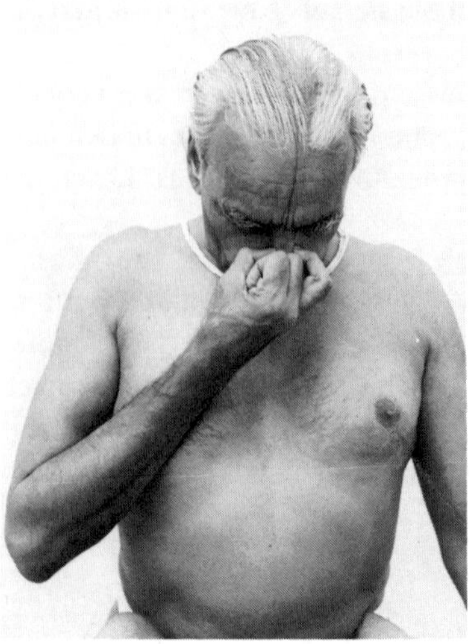

Abb. 160

6. Atmen Sie mit geöffneten Nasenlöchern weich, stetig, langsam und flüssig aus, bis sich die Lungen völlig leer anfühlen.
7. Führen Sie dann äußeres Luftanhalten mit Uddīyāna zehn bis fünfzehn Sekunden lang aus oder so lange, wie Sie können (Abb. 119). Lösen Sie schließlich den Halt.
8. Wiederholen Sie den ganzen Ablauf von Einatmung, innerem Luftanhalten mit Mūla Bandha, Ausatmung und äußerem Luftanhalten mit Uddīyāna Bandha noch einmal wie oben angegeben.
9. Eine Einatmung, einmal inneres Luftanhalten mit Mūla Bandha, eine Ausatmung und einmal äußeres Luftanhalten mit Uddīyāna Bandha beschließen einen Zyklus. Wiederholen Sie diesen ganz nach Ihrer Fähigkeit. Atmen Sie nach Beendigung des letzten Zyklus durch die geöffneten Nasenlöcher ein, und liegen Sie dann in Shavāsana (Abb. 197). Sollten Sie ein Gefühl der Anstrengung verspüren, so hören Sie für den Rest des Tages mit dem Üben auf.

Stufe IVb

Diese Stufe ist anstrengender und komplizierter als die vorige. Sie verbindet die Stufen IIb und IIIb, aber nach jedem Ein- und Ausatem werden jeweils inneres Luftanhalten mit Mūla Bandha bzw. äußeres Luftanhalten mit Uddīyāna ausgeführt.

Technik

1. Sitzen Sie in irgendeinem Āsana, und folgen Sie den in Absatz 1 bis 7 von Ujjāyī, Stufe V, gegebenen Anweisungen. Atmen Sie aus (Abb. 111).
2. Führen Sie die rechte Hand zur Nase, wie es in Absatz 12 bis 22 von Kapitel XXII über Finger-Prānāyāma erklärt wurde.
3. Atmen Sie ein, und folgen Sie dabei den in Absatz 3 bis 6 der Stufe Ib beschriebenen Techniken (Abb. 126).
4. Führen Sie nach der vollständigen Einatmung inneres Luftanhalten mit Mūla Bandha aus wie in Absatz 3 der Stufe IIb (Abb. 160).
5. Lassen Sie die rechte Hand sinken, und atmen Sie aus wie in Absatz 4 der Stufe IIb.
6. Wenn sich die Lungen völlig leer anfühlen, führen Sie äußeres Luftanhalten mit Uddīyāna zehn bis fünfzehn Sekunden lang aus oder so lange, wie Sie können (Abb. 119).
7. Führen Sie die rechte Hand wieder zur Nase, und atmen Sie durch das linke Nasenloch ein wie in Absatz 6 der Stufe IIIb (Abb. 127).
8. Wenn die Lungen voll sind, halten Sie den Atem mit Mūla Bandha genauso lange wie in Absatz 4 oben an (Abb. 160).
9. Lassen Sie die Hand sinken, und atmen Sie aus wie in Absatz 5 oben.
10. Wenn sich die Lungen völlig leer anfühlen, führen Sie äußeres Luftanhalten mit Uddīyāna aus wie in Absatz 6 oben (Abb. 119). Lösen Sie dann den Halt, und wiederholen Sie das Ganze.
11. Zwei Einatmungen (eine durch das rechte und die andere durch das linke Nasenloch), zweimal inneres Luftanhalten mit Mūla Bandha, zwei Ausatmungen mit geöffneten Nasenlöchern und zweimal äußeres Luftanhalten mit Uddīyāna Bandha beschließen einen Zyklus. Wiederholen Sie diesen entsprechend Ihrer Leistungsfähigkeit. Atmen Sie nach Beendigung des letzten Zyklus durch die geöffneten Nasenlöcher normal ein, und legen Sie sich zu Shavāsana hin (Abb. 197). Sollten Sie irgendwelche Anstrengungen verspüren, so hören Sie für den Rest des Tages mit Prānāyāma-Übungen auf.

Auswirkungen der Stufen IVa und IVb

Diese intensiven Stufen verbinden die Auswirkungen der Stufen IIa und IIb sowie IIIa und IIIb.

Anmerkung

Es ist möglich, Viloma-Techniken mit denen von Pratiloma zu verbinden, also beim Einatmen, beim Ausatmen oder bei beiden Pausen einzulegen. Solche Verbindungen sind jedoch nicht zu empfehlen, da sie zu unnötiger Belastung führen und die Empfindsamkeit der Nasenschleimhäute sowie die Geschicklichkeit der Fingerspitzen vermindern.

Tabelle für Pratiloma Prāṇāyāma

Stufe		*Pūraka*		*Antara Kumbhaka*	*Rechaka*	*Bāhya Kumbhaka*
		BNTG	WNTG	MB	ON	UB
I	a	●			●	
	b		●		●	
II	a	●		15-20 Sek.	●	
	b		●	15-20 Sek.	●	
III	a	●			●	10-15 Sek.
	b		●		●	10-15 Sek.
IV	a	●		15-20 Sek.	●	10-15 Sek.
	b		●	15-20 Sek.	●	10-15 Sek.

WNTG = Wechselnde Nasenlöcher teilweise geschlossen
BNTG = Beide Nasenlöcher teilweise geschlossen
MB = Mūla Bandha
ON = Offene Nasenlöcher
UB = Uddīyāna Bandha

XXVII. SŪRYA BHEDANA UND CHANDRA BHEDANA PRĀNĀYĀMA

Sūrya Bhedana Prānāyāma

Sūrya ist die Sonne, und *bhid*, die Wurzel von Bhedana, heißt »durchbohren, hindurchziehen«.

In Sūrya Bhedana Prānāyāma wird immer durch das rechte Nasenloch ein- und durch das linke ausgeatmet. Bei jedem Einatem wird die Prāna-Energie durch die Pingalā oder Sūrya Nādī geleitet und bei jedem Ausatem durch die Idā oder Chandra Nādī.

In Sūrya Bhedana wird der Fluß des Atems mit den Fingern kontrolliert, und die Lungen entziehen dem Einatem mehr Energie.

Stufe I

Diese Stufe besteht aus der tiefen Einatmung durch das rechte und der tiefen Ausatmung durch das linke Nasenloch.

Technik

1. Sitzen Sie in irgendeinem Āsana, und folgen Sie den in Absatz 1 bis 7 von Ujjāyī, Stufe V, gegebenen Anweisungen. Atmen Sie tief aus (Abb. 111).
2. Führen Sie die rechte Hand zur Nase, wie es in Absatz 12 bis 22 von Kapitel XXII über Finger-Prānāyāma erklärt wurde.
3. Drücken Sie das linke Nasenloch mit der Spitze von Ring- und kleinem Finger ganz zu, ohne die Scheidewand zu verschieben. Verengen Sie das rechte Nasenloch mit dem rechten Daumen, und halten Sie dabei die Innenwand parallel zur Scheidewand (Abb. 126).
4. Atmen Sie, ohne Zwang anzuwenden, langsam, sorgfältig und tief durch das teilweise geschlossene rechte Nasenloch ein, bis die Lungen ganz voll sind.

5. Halten Sie das rechte Nasenloch ganz zu, ohne die Scheidewand zu verschieben. Verringern Sie den Druck auf das linke Nasenloch, und öffnen Sie es teilweise (Abb. 127).
6. Atmen Sie langsam, stetig und tief durch das teilweise geöffnete linke Nasenloch aus, bis sich die Lungen leer anfühlen.
7. Dies beschließt einen Zyklus. Wiederholen Sie diesen zehn bis fünfzehn Minuten lang, atmen Sie mit geöffneten Nasenlöchern ein, und liegen Sie dann in Shavāsana (Abb. 197).
8. Verengen Sie die Nasenöffnungen mit wachsender Übung mehr, indem Sie die Fingerspitzen behutsam handhaben, um den Fluß des Atems zu verlängern.

Stufe II

Diese Stufe ist ähnlich wie Stufe I, es kommt jedoch inneres Luftanhalten mit Mūla Bandha hinzu, wobei beide Nasenlöcher geschlossen werden.

Technik

1. Sitzen Sie in irgendeinem Āsana, und folgen Sie den Techniken von Absatz 1 bis 7 von Ujjāyī, Stufe V. Atmen Sie tief aus (Abb. 111).
2. Atmen Sie durch das rechte Nasenloch langsam, tief und voll ein, und folgen Sie dabei den Techniken von Absatz 2, 3 und 4 der Stufe I (Abb. 126).
3. Drücken Sie dann beide Nasenlöcher zu, und führen Sie fünfzehn bis zwanzig Sekunden lang inneres Luftanhalten mit Mūla Bandha aus (Abb. 160), wobei Sie keine Luft entweichen lassen. Verlängern Sie die Dauer nach und nach um je fünf Sekunden. Wenn Sie darin sicher sind, ohne daß Fluß und Weichheit des Ein- und Ausatems beeinträchtigt werden, so verlängern Sie die Dauer des Luftanhaltens. Auf diese Weise erzieht sich der Sādhaka selbst zur Höchstleistung.
4. Atmen Sie nun langsam, stetig und tief durch das teilweise geöffnete linke Nasenloch aus, bis sich die Lungen völlig leer anfühlen (Abb. 127).
5. Dies beschließt einen Zyklus. Wiederholen Sie ihn zehn bis fünfzehn Minuten lang, atmen Sie mit geöffneten Nasenlöchern ein, und liegen Sie dann in Shavāsana (Abb. 197).

Stufe III

Diese Stufe ist ähnlich wie Stufe I, aber es kommt äußeres Luftanhalten mit Uddīyāna hinzu.

Technik

1. Sitzen Sie in irgendeinem Āsana, und folgen Sie den Techniken von Absatz 1 bis 7 von Ujjāyī, Stufe V. Atmen Sie alle Luft in den Lungen aus (Abb. 111).
2. Atmen Sie durch das rechte Nasenloch langsam, tief und voll ein, und folgen Sie dabei den Techniken von Absatz 2, 3 und 4 der Stufe I (Abb. 126).
3. Halten Sie das rechte Nasenloch ganz zu, lassen Sie das linke etwas los, und atmen Sie dadurch langsam und tief ein (Abb. 127), wobei Sie den in Absatz 5 und 6 der Stufe I angegebenen Techniken folgen.
4. Wenn sich die Lungen völlig leer anfühlen, verschließen Sie beide Nasenlöcher, und führen Sie äußeres Luftanhalten mit Uddīyāna Bandha entsprechend Ihrer Leistungsfähigkeit aus, aber ohne sich anzustrengen (Abb. 161).
5. Es dauert länger, die Beherrschung des äußeren Luftanhaltens zu

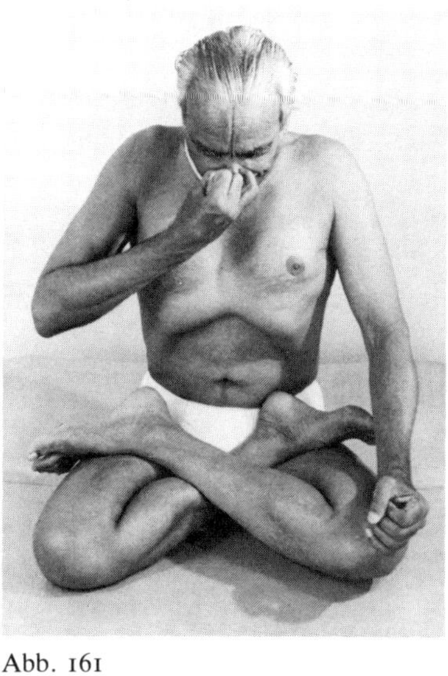

Abb. 161

erlernen als die des inneren. Steigern Sie daher die Dauer des äußeren Luftanhaltens allmählich um je ein oder zwei Sekunden. Wenn Sie darin sicher werden, so verlängern Sie das Luftanhalten weiter, ohne den Fluß und die Weichheit des Ein- und Ausatems zu beeinträchtigen.

6. Dies beschließt einen Zyklus. Wiederholen Sie ihn zehn bis fünfzehn Minuten lang, atmen Sie mit geöffneten Nasenlöchern ein, und liegen Sie dann in Shavāsana (Abb. 197).

Stufe IV

Diese Stufe verbindet die Stufen II und III. Sie ist für sehr weit Fortgeschrittene gedacht und sollte nur versucht werden, wenn man in den Stufen II und III vollkommen sicher ist.

Technik

1. Sitzen Sie in irgendeinem Āsana, und folgen Sie den Techniken von Absatz 1 bis 7 von Ujjāyī, Stufe V. Atmen Sie alle Luft in den Lungen aus (Abb. 111).
2. Atmen Sie ein, und folgen Sie dabei den in Absatz 2 und 3 der Stufe II angegebenen Techniken (Abb. 126), wobei Sie mit Mūla Bandha aufhören (Abb. 160).
3. Atmen Sie dann aus, und folgen Sie dabei den in Absatz 3 und 4 der Stufe III angegebenen Techniken (Abb. 127), wobei Sie mit Uddīyāna Bandha aufhören (Abb. 161).
4. Halten Sie nach jeder Ein- wie auch Ausatmung die Luft an, wobei Sie mit kürzeren Zeiten beginnen und diese nach und nach mit zunehmender Lungenkapazität verlängern. Überschreiten Sie in Uddīyāna Bandha nicht acht bis zehn Sekunden.
5. Dies beschließt einen Zyklus. Üben Sie so viele Zyklen, wie es Ihnen ohne Anstrengung möglich ist beziehungsweise zehn bis fünfzehn Minuten lang. Atmen Sie mit geöffneten Nasenlöchern ein, und liegen Sie dann in Shavāsana (Abb. 197).

Auswirkungen von Sūrya Bhedana Prānāyāma

Es erhöht die Hitze im Körper und die Verdauungsleistung. Es beruhigt und stärkt die Nerven und reinigt die Nebenhöhlen. Es ist gut für Menschen, die an zu niedrigem Blutdruck leiden.

Chandra Bhedana Prānāyāma

Dieses Prānāyāma wird in der *Yogachūdāmani Upanishad* (95–97) beschrieben, aber es wird nur die Methode angegeben, ohne daß der Name Chandra Bhedana erwähnt würde.

Chandra ist der Mond. In Chandra Bhedana Prānāyāma wird stets durch das linke Nasenloch eingeatmet (Abb. 127) und durch das rechte ausgeatmet (Abb. 126). Bei jedem Einatem wird die Prāna-Energie durch die Idā oder Chandra Nādī geleitet. Jeder Ausatem durchzieht die Pingalā oder Sūrya Nādī.

Chandra Bhedana wird in vier Stufen ausgeführt, die denen von Sūrya Bhedana entsprechen.

Technik

Folgen Sie den gleichen Techniken, wie sie auf allen Stufen von Sūrya Bhedana angegeben sind, aber lesen Sie rechts statt links und links statt rechts. Beschließen Sie die Übung mit Shavāsana (Abb. 197).

Auswirkungen

Die Auswirkungen sind ähnlich wie bei Sūrya Bhedana, nur daß dieses Prānāyāma den Organismus abkühlt.

Anmerkungen zu Sūrya und Chandra Bhedana Prānāyāma

1. Manchmal sind die beiden Nasenlöcher nicht gleich groß. In dem Fall muß man den Fingerdruck darauf einstellen. In anderen Fällen ist ein Nasenloch fast völlig zu (wenn man z. B. Polypen hat oder die Nase gebrochen war), während das andere frei ist. Wenn dies der Fall ist, so atmen Sie durch die freie Seite ein, und atmen Sie, so gut Sie können, durch die beeinträchtigte Seite aus. Im Laufe der Zeit wird das verstopfte Nasenloch aufgrund des Fingerdrucks frei, und man kann auch dadurch einatmen.

2. Wenn der Knorpel am Nasenbein nicht gerade ist, so lernen Sie, den Knorpel der Scheidewand nach oben zum Nasenbein hinzudrücken. Dadurch geht die verstopfte Öffnung auf, und Finger-Prānāyāma wird möglich (Abb. 155 und 156).

3. Führen Sie Sūrya Bhedana und Chandra Bhedana Prānāyāma niemals am selben Tag aus.

4. Beide Prānāyāmas können durch unterbrochenes *(viloma)* Atmen ergänzt werden, wodurch sich die Anzahl der möglichen Stufen auf sechzehn erhöht. Die mögliche Anzahl der Vertauschungen und Verbindungen ist jedoch beträchtlich:

Stufe V: Unterbrochene Einatmung, lange Ausatmung.
VI: Lange Einatmung, unterbrochene Ausatmung.
VII: Unterbrochene Einatmung, unterbrochene Ausatmung.
VIII: Unterbrochene Einatmung, inneres Luftanhalten, lange Ausatmung.
IX: Lange Einatmung, inneres Luftanhalten, unterbrochene Ausatmung.
X: Unterbrochene Einatmung, inneres Luftanhalten, unterbrochene Ausatmung.
XI: Unterbrochene Einatmung, lange Ausatmung, äußeres Luftanhalten.
XII: Lange Einatmung, unterbrochene Ausatmung, äußeres Luftanhalten.
XIII: Unterbrochene Einatmung, unterbrochene Ausatmung, äußeres Luftanhalten.
XIV: Unterbrochene Einatmung, inneres Luftanhalten, lange Ausatmung, äußeres Luftanhalten.
XV: Lange Einatmung, inneres Luftanhalten, unterbrochene Ausatmung, äußeres Luftanhalten.
XVI: Unterbrochene Einatmung, inneres Luftanhalten, unterbrochene Ausatmung, äußeres Luftanhalten.

Tabelle für Sūrya Bhedana Prānāyāma

Stufe	*Pūraka* RN	*Antara Kumbhaka* MB	*Rechaka* LN	*Bāhya Kumbhaka* UB
I	●		●	
II	●	15-20 Sek.	●	
III	●		●	SLWM
IV	●	15-20 Sek.	●	8-10 Sek.

Tabelle für Chandra Bhedana Prānāyāma

Stufe	*Pūraka* LN	*Antara Kumbhaka* MB	*Rechaka* RN	*Bāhya Kumbhaka* UB
I	●		●	
II	●	15-20 Sek.	●	
III	●		●	SLWM
IV	●	15-20 Sek.	●	8-10 Sek.

SLWM = So lange wie möglich
LN = Linkes Nasenloch
MB = Mūla Bandha
RN = Rechtes Nasenloch
UB = Uddīyāna Bandha

XXVIII. NĀDĪ SHODHANA PRĀNĀYĀMA

Eine Nādī ist ein röhrenförmiges Organ zur Leitung von Prāna, und sie überträgt kosmische, vitale, zeugende und andere Energien wie auch Empfindung, Erkenntnis und Bewußtsein im ursächlichen, feinstofflichen und physischen Leib (siehe Einzelheiten im Kapitel V). *Shodhana* heißt »Reinigung, Säuberung«. Der Ausdruck Nādī Shodhana bezeichnet die Reinigung der Nerven. Ein geringfügiges Versagen im Nervensystem kann große Beschwerden auslösen und sogar ein Glied oder ein Organ lähmen.

Hatha Yoga Pradīpikā (II, 6–9, 19/20), *Shiva Samhitā* (III, 24/25), *Gheranda Samhitā* (V, 49–52) und *Yogachūdāmani Upanishad* (V, 98–100) beschreiben eine Form von Prānāyāma, die die Nerven reinigt. Die Schriften erwähnen die Technik und beschreiben ihre wohltätigen Auswirkungen, wobei sie eigens darauf hinweisen, daß diese sich »aufgrund des Reinigens der Nādīs« *(nādī shodhanāt)* einstellen.

Obwohl alle Yoga-Schriften verschiedene Formen von Prānāyāma namentlich beschreiben, gibt jedoch keine die Bezeichnungen Chandra Bhedana oder Nādī Shodhana Prānāyāma an.

Dieses Prānāyāma, das unten ausführlich beschrieben wird, verbindet die Technik der Ausatmung *(rechaka)* wie in Anuloma mit der der Einatmung *(pūraka)* wie in Pratiloma Prānāyāma. Es weist zudem noch einen weiteren einzigartigen Zug auf: Während beim Zyklus von Sūrya Bhedana Prānāyāma durch das rechte Nasenloch ein- und durch das linke ausgeatmet wird und während in Chandra Bhedana durch das linke Nasenloch ein- und durch das rechte ausgeatmet wird, verbindet Nādī Shodhana Prānāyāma diese beiden in einem Zyklus. Der Vorgang ist in den oben erwähnten Schriften beschrieben worden.

Das Gehirn ist in zwei Hemisphären unterteilt, wobei die linke die rechte Körperhälfte kontrolliert und die rechte die linke. Außerdem heißt es, daß das Gehirn zwei Teile hat, nämlich an der Schädelbasis das primitivere Hinterhirn, das man als kontemplatives Gehirn betrachtet, als Sitz der Weisheit, während das vordere das aktive und planende Gehirn ist, das zur Bewältigung der Außenwelt dient. Die Yogis erkannten die vielfältigen Unterschiede in den Strukturen des Gehirns, der Lungen und anderer Körperteile. Sie führten Āsanas zur gleichmäßigen Entwicklung, Ausdehnung und Pflege beider Körperhälften ein. Sie entdeckten und verbreiteten Nādī Shodhana Prāṇāyāma, damit der Prāna des Ein- und Ausatems abwechselnd durch beide Nasenlöcher ziehen konnte, wodurch sowohl die Hemisphären des Gehirns wie auch sein vorderer und hinterer Teil neu belebt werden. Indem so bei der Ein- und Ausatmung die Seiten gewechselt werden, erreicht die Energie durch das Überkreuzen der Nādīs in den Chakras die entlegensten Teile von Körper und Gehirn. Der Sādhaka erwirbt sich das Geheimnis der gleichmäßigen und ausgeglichenen Beanspruchung aller Gehirnbereiche und erfährt so Frieden, Gelassenheit und Harmonie.

Nādī Shodhana Prāṇāyāma erfordert ständige, peinlich genaue Aufmerksamkeit und feste Entschlossenheit. Seine Energien müssen so gelenkt werden, daß der Atem mit Behutsamkeit und Feingefühl diszipliniert wird und dadurch Atem, Körper und Sinn vergeistigt werden.

Bei Nādī Shodhana Prāṇāyāma bedarf es der Feineinstellung. Das Gehirn und die Finger müssen lernen, bei der Lenkung des Ein- und Ausatems zusammenzuarbeiten und dabei in ständiger Verbindung miteinander zu bleiben. Das Gehirn sollte nicht dumpf, verhärtet und gefühllos sein, da sonst die Finger rauh, breit und nicht empfindsam genug sind, um den Fluß des Atems zu verfeinern. Das Gehirn und die Finger müssen wach sein, um jede Veränderung im Rhythmus und jede Störung im Atemfluß wahrzunehmen. Dieses Studieren trägt dazu bei, daß die Finger richtig an der Nase ansetzen und diese passiv machen, wodurch die richtige Atemmenge ein- und ausgelassen wird. Verlieren die Finger ihr Feingefühl, so schickt das Gehirn eine Botschaft aus, um sie zur Achtsamkeit zu mahnen. Ist das Gehirn selbst achtlos, so zieht sich die Aufmerksamkeit aus den Fingern zurück, und diese lassen eine größere Atemmenge durch die Nasenlöcher einströmen, was das Gehirn abermals wachruft.

Während des Vorgangs der Ein- und Ausatmung müssen Ton, Resonanz und Fluß des Atems ständig durch genaueste Aufmerksamkeit und feinen Umgang mit den oberen und unteren Teilen der Nasenwege gemessen und abgestimmt werden. Dies hilft dem Sādhaka, den rechten Gang des Atems durch die Nasenlöcher zu erspüren und seine

Achtsamkeit darauf zu konzentrieren, die Fingerspitzen an den wichtigen Stellen richtig im Gleichgewicht zu halten. Ist der Ton rauh, dann ist das Gehirn mit etwas anderem beschäftigt, und die Fingerspitzen sind ohne Gefühl. Ist der Atem weich, so ist das Gehirn ruhig und wachsam, und die Fingerspitzen sind feinfühlig. Fühlen Sie das kühle, feuchte Aroma der Einatmung und die heiße Ausatmung, die ohne Aroma ist. Dieses Feingefühl sollten Sie ausbilden, denn ohne dieses ist das Üben von Prānāyāma mechanisch und wirkungslos.

Nādī Shodhana Prānāyāma ist also das schwierigste, komplizierteste und verfeinertste von allen Prānāyāmas. Es stellt das Äußerste an feinfühliger Selbstbeobachtung und Kontrolle dar. Wird es bis zu seinen subtilsten Graden verfeinert, so geleitet es den Übenden zum inneren Selbst. Daher führt dieses Prānāyāma durch die dafür erforderliche feine Konzentration und genaue Aufmerksamkeit zunächst zu Dhāranā und dann zu Dhyāna.

Versuchen Sie sich nicht an Nādī Shodhana, bis Ihre Nasenschleimhäute Feingefühl und Ihre Finger Geschicklichkeit durch das Üben der zuvor beschriebenen Prānāyāmas erlangt haben.

Die Innenkanten der Fingerkuppen werden bei der Einatmung zur Lenkung des Einstroms benutzt und die Außenkanten bei der Ausatmung für den Ausstrom. Lassen Sie jedoch bei der Einatmung mit dem Druck der Außenkanten nicht nach und auch nicht bei der Ausatmung mit dem der Innenkanten (siehe Absatz 28 bis 30 von Kapitel XXII über Finger-Prānāyāma, Abb. 154).

Die Finger bleiben die ganze Zeit über an der Nase.

In den Stufen für Fortgeschrittene von Nādī Shodhana Prānāyāma werden Kumbhakas (inneres wie auch äußeres Luftanhalten) und Bandhas eingeführt.

Da Nādī Shodhana ein äußerst kontemplatives Prānāyāma ist, achten Sie besonders darauf, den Kopf noch tiefer zu senken, indem Sie sacht die Nase nach unten ziehen. Verändern Sie dadurch nicht die Haltung der Finger an der Nase, und verlieren Sie nicht den Kontakt zum Nasenbein. Während der Kopf gesenkt wird, sinkt die Brust unbewußt ein. Lassen Sie das nicht zu. Bleiben Sie wach, und bewegen Sie die Brust nach oben, wenn der Kopf nach unten sinkt.

Durch dieses tiefere Neigen des Kopfes wird der Sādhaka erkennen, ob die Lungen bis zum Rand gefüllt sind oder nicht. Fühlen sich beide Lungenspitzen leer an, so ziehen Sie mehr Atem ein, um sie ganz zu füllen.

Wird der Kopf behutsam nach unten geführt und die Brust angehoben, so wird das planende Vorhirn still, und das kontemplative Hinterhirn wird aktiv.

Wenn der Sādhaka während des inneren Luftanhaltens im Zustand der Stille ein Gefühl der Störung empfindet, so heißt dies entweder, daß er seine Fähigkeit zum Luftanhalten überzogen hat oder daß sich das Kinn nach oben bewegt hat oder daß etwas Atem unbemerkt durch die geschlossenen Nasenlöcher entwichen ist. Wenn Sie dies spüren, so holen Sie erneut Atem, senken Sie den Kopf noch mehr, und halten Sie den Atem an. Dadurch wird der Körper des Sādhaka dynamisch und sein »Denken« kontemplativ. Sein Stolz schwillt ab, und sein Intellekt ergibt sich seinem Selbst *(ātmā)*. Äußeres Luftanhalten mit Uddīyāna dagegen macht sowohl den Körper als auch das »Denken« des Sādhaka dynamisch, während äußeres Luftanhalten ohne Uddīyāna beide still und kontemplativ macht.

Stufe Ia

Hierbei bleiben beide Nasenlöcher bei der Ein- und Ausatmung teilweise geöffnet.

Technik

1. Sitzen Sie in irgendeinem Āsana, und folgen Sie den in Absatz 1 bis 7 von Ujjāyī, Stufe V, gegebenen Anweisungen.
2. Führen Sie die rechte Hand zur Nase, wie es in Absatz 12 bis 22 von Kapitel XXII über Finger-Prānāyāma erklärt wurde, und verengen Sie beide Nasenwege mit Daumen, Ring- und kleinem Finger (Abb. 125). Atmen Sie vollständig durch die verengten und kontrollierten Nasenlöcher aus.
3. Atmen Sie jetzt ein, aber verstellen Sie nicht den Öffnungsgrad. Halten Sie Scheidewand und Finger ruhig, damit der Kopf sich nicht neigt.
4. Lassen Sie den Atem durch beide Nasenlöcher gleichmäßig fließen, und stimmen Sie ihn auf die Bewegung der Brust ab. Der Atem sollte weich, langsam und flüssig sein. Füllen Sie die Lungen bis zum Rand.
5. Halten Sie dann den Atem ein oder zwei Sekunden lang an, um die Finger auf die Ausatmung einzustellen.
6. Atmen Sie weich, langsam und flüssig aus, und bewahren Sie einen

gleichmäßigen Rhythmus. Lassen Sie den Fluß des Ausatems mit dem allmählichen Einsinken des Brustkorbs einhergehen. Mit anderen Worten, lassen Sie die Brust nicht plötzlich einfallen.

7. Verengen Sie mit zunehmender Geübtheit die Nasenwege mehr und mehr, so daß der Atem immer feiner fließt. Je enger die Nasenlöcher, desto besser die Atemkontrolle.

8. Eine Einatmung und eine Ausatmung beschließen einen Zyklus. Wiederholen Sie diesen zehn bis fünfzehn Minuten lang, und hören Sie mit einem Einatem auf. Lassen Sie die Hand sinken, heben Sie den Kopf, und liegen Sie dann in Shavāsana (Abb. 197).

Auswirkungen

Dieses anregende Prānāyāma erzieht die Finger und die Nasenschleimhäute dazu, immer empfindsamer für feinere Einstellungen zu werden. Der Geist ist auf die Finger, die Nasenwege und den Atem gerichtet und sammelt sich so wie in einem Punkt.

Stufe Ib

Diese Stufe ist eine Kombination von Sūrya Bhedana und Chandra Bhedana Prānāyāma ohne Luftanhalten. Hierbei wird wechselweise durch je ein Nasenloch ein- und ausgeatmet und dieses mit den Fingern kontrolliert.

Technik

1. Sitzen Sie in irgendeinem Āsana, und folgen Sie den in Absatz 1 bis 7 von Ujjāyī, Stufe V, gegebenen Anweisungen.

2. Führen Sie die rechte Hand zur Nase, wie es in Absatz 12 bis 22 von Kapitel XXII über Finger-Prānāyāma erklärt wurde.

3. Schließen Sie das linke Nasenloch ganz, ohne das rechte oder die Scheidewand zu beeinträchtigen. Verengen Sie das rechte Nasenloch, und nähern Sie seine Innenwand der Nasenscheidewand an, ohne die Stellung der Nase zu verändern (Abb. 126).

4. Atmen Sie durch das rechte Nasenloch aus.

5. Atmen Sie auch langsam und stetig durch dieses ein, ohne den Öffnungsgrad zu verändern. Halten Sie Scheidewand und Finger ruhig. Lassen Sie keinen Atem durch das linke Nasenloch eindringen.

6. Bewahren Sie einen feinen Atemfluß durch das rechte Nasenloch, und stimmen Sie ihn auf die Bewegung der Brust ab.
7. Sind die Lungen voll, so halten Sie das rechte Nasenloch ganz zu, ohne die Scheidewand oder das linke Nasenloch zu bewegen.
8. Halten Sie den Atem ein oder zwei Sekunden lang an, damit Sie die Finger auf die Ausatmung vorbereiten und einstellen können.
9. Atmen Sie langsam und stetig durch das linke Nasenloch aus, und lassen Sie den Fluß des Ausatems mit dem allmählichen Einsinken des Brustkorbs einhergehen (Abb. 127).
10. Wenn sich die Lungen völlig leer anfühlen, halten Sie den Atem eine Sekunde an, damit Sie die Finger auf die Einatmung durch das linke Nasenloch vorbereiten und einstellen können.
11. Drücken Sie weiterhin das rechte Nasenloch zu, ohne das linke oder die Scheidewand zu beeinträchtigen, und verengen Sie das linke Nasenloch (Abb. 127).
12. Atmen Sie nun durch das linke Nasenloch ein, wie in Absatz 4 und 6 oben beschrieben, aber lesen Sie rechts statt links und links statt rechts.
13. Sind die Lungen voll, so schließen Sie das linke Nasenloch ganz, ohne das rechte oder die Scheidewand zu beeinträchtigen.
14. Halten Sie den Atem wie in Absatz 8 oben ein oder zwei Sekunden lang an.
15. Atmen Sie durch das rechte Nasenloch aus (Abb. 126), wie in Absatz 9 oben beschrieben. Achten Sie darauf, daß kein Atem durch das linke Nasenloch entweicht.
16. Wenn sich die Lungen völlig leer anfühlen, halten Sie den Atem ein oder zwei Sekunden lang an, damit Sie die Finger auf die Einatmung vorbereiten und neu einstellen können, und wiederholen Sie dann von Absatz 3 oben an.
17. Die Atemfolge sieht so aus: a) atmen Sie alle Luft in den Lungen durch das rechte Nasenloch aus, b) atmen Sie durch das rechte Nasenloch ein, c) durch das linke aus, d) durch das linke ein, e) durch das rechte aus, f) durch das rechte ein, g) durch das linke aus und so weiter.
18. Der Zyklus beginnt mit b und endet mit e. Wiederholen Sie ihn zehn bis fünfzehn Minuten lang, und hören Sie mit der Einatmung durch das rechte Nasenloch auf. Liegen Sie dann in Shavāsana (Abb. 197).

Auswirkungen

Da die feine Handhabung der Finger und das Verengen der Nasenwege Konzentration erfordern, bereitet das Üben dieser Stufe den Sādhaka auf Dhāranā vor.

Stufe IIa

Diese Stufe ist ähnlich wie Stufe Ia, aber es kommt inneres Luftanhalten mit Mūla Bandha hinzu.

Technik

1. Sitzen Sie in irgendeinem Āsana, und folgen Sie den in Absatz 1 bis 7 von Ujjāyī, Stufe V, beschriebenen Techniken.
2. Atmen Sie ein, und folgen Sie den in Absatz 2 bis 4 der Stufe Ia gegebenen Anweisungen (Abb. 125).
3. Halten Sie beide Nasenlöcher ganz zu, damit keine Luft entweichen kann, und halten Sie zwanzig Sekunden lang den Atem mit Mūla Bandha an (Abb. 160).
4. Stellen Sie die Finger auf die Ausatmung ein, und folgen Sie dabei der in Absatz 6 der Stufe Ia angegebenen Technik zur Entleerung der Lungen.
5. Werden Fluß, Rhythmus oder Abstimmung von Ein- und Ausatem gestört, so heißt das, daß Sie Ihre Leistungsfähigkeit überschritten haben oder während des Luftanhaltens Atem entweichen ließen. Im ersten Fall verkürzen Sie die Dauer des Luftanhaltens, im zweiten Fall stellen Sie beim Luftanhalten sicher, daß beide Nasenlöcher richtig zugedrückt sind.
6. Eine Einatmung, ein inneres Luftanhalten und eine Ausatmung beschließen einen Zyklus. Wiederholen Sie diesen zehn bis fünfzehn Minuten lang, und hören Sie mit dem Einatem auf. Lassen Sie die Hand sinken, heben Sie den Kopf, und liegen Sie in Shavāsana (Abb. 197).

Stufe IIb

Diese Stufe ist ähnlich wie Stufe Ib, aber es kommt inneres Luftanhalten mit Mūla Bandha hinzu.

Technik

1. Sitzen Sie in irgendeinem Āsana, und folgen Sie den in Absatz 1 bis 7 von Ujjāyī, Stufe V, gegebenen Anweisungen.
2. Führen Sie die rechte Hand zur Nase, wie in Absatz 12 bis 22 von Kapitel XXII über Finger-Prānāyāma beschrieben.
3. Verschließen Sie das linke Nasenloch. Halten Sie das rechte teilweise offen, aber machen Sie es so eng Sie können (Abb. 126), und atmen Sie dadurch ein, wobei Sie den Anweisungen von Absatz 3 bis 6 der Stufe Ib folgen.
4. Wenn die Lungen voll sind, schließen Sie beide Nasenlöcher, und halten Sie zwanzig Sekunden lang den Atem mit Mūla Bandha an (Abb. 160).
5. Stellen Sie die Finger auf die Ausatmung durch das linke Nasenloch ein. Halten Sie das rechte Nasenloch zu, und machen Sie das linke so eng Sie können (Abb. 127).
6. Atmen Sie durch das linke Nasenloch aus, und leeren Sie die Lungen, wie in Absatz 9 der Stufe Ib beschrieben. Kein Atem sollte durch das rechte Nasenloch entweichen.
7. Wenn sich die Lungen völlig leer anfühlen, halten Sie den Atem an, und gehen Sie vor wie in Absatz 10 und 11 der Stufe Ib, um die Einatmung durch das linke Nasenloch vorzubereiten.
8. Atmen Sie nun durch das linke Nasenloch ein, wie in Absatz 3 bis 5 oben beschrieben, aber lesen Sie rechts statt links und links statt rechts.
9. Wenn die Lungen voll sind, schließen Sie beide Nasenlöcher, und halten Sie den Atem wie in Absatz 4 oben an (Abb. 160).
10. Stellen Sie die Finger auf die Ausatmung durch das rechte Nasenloch ein, wobei Sie den in Absatz 5 oben angegebenen Techniken folgen, aber rechts statt links und links statt rechts lesen.
11. Atmen Sie wie in Absatz 9 der Stufe Ib durch das rechte Nasenloch aus. Lassen Sie keinen Atem durch das linke Nasenloch entweichen.
12. Wenn sich die Lungen völlig leer anfühlen, halten Sie den Atem ein paar Sekunden lang an, stellen Sie die Finger neu ein, und wiederholen Sie dann von Absatz 3 oben an.
13. Die Atemfolge sieht so aus: a) atmen Sie alle Luft in den Lungen durch das rechte Nasenloch aus, b) atmen Sie durch das rechte Nasenloch ein, c) inneres Luftanhalten mit Mūla Bandha, d) atmen Sie

durch das linke Nasenloch aus, e) durch das linke ein, f) inneres Luftanhalten mit Mūla Bandha, g) atmen Sie durch das rechte Nasenloch aus, h) durch das rechte ein und so weiter.
14. Der Zyklus beginnt mit b und endet mit g. Wiederholen Sie ihn zehn bis fünfzehn Minuten lang, und beenden Sie ihn mit einem Einatem rechts. Liegen Sie dann in Shavāsana (Abb. 197).

Auswirkungen

Diese Stufe bereitet den Sādhaka auf Dhyāna vor.

Stufe IIIa

Diese Stufe ist ähnlich wie Stufe Ia, aber es kommt äußeres Luftanhalten mit Uddīyāna hinzu.

Technik

1. Sitzen Sie in irgendeinem Āsana, und folgen Sie den in Absatz 1 bis 7 von Ujjāyī, Stufe V, gegebenen Anweisungen.
2. Führen Sie die rechte Hand zur Nase, verengen Sie beide Nasenwege mit Daumen, Ring- und kleinem Finger, und atmen Sie durch die beiden verengten Nasenlöcher aus (Abb. 125).
3. Atmen Sie ein, und folgen Sie dabei den Techniken von Absatz 3 und 4 der Stufe Ia.
4. Atmen Sie dann aus, und folgen Sie den Techniken von Absatz 5 und 6 der Stufe Ia.
5. Wenn sich die Lungen leer anfühlen, halten Sie beide Nasenlöcher zu, und führen Sie fünfzehn Sekunden lang äußeres Luftanhalten mit Uddīyāna aus oder so lange, wie Sie können (Abb. 161).
6. Lösen Sie den Uddīyāna-Halt, stellen Sie die Finger neu ein, und atmen Sie so ein und aus, wie in Absatz 3 und 4 oben beschrieben. Wiederholen Sie dann ein äußeres Luftanhalten mit Uddīyāna.
7. Hierbei ist die Atemfolge so: a) atmen Sie tief durch beide Nasenlöcher aus, b) atmen Sie durch beide ein, c) durch beide aus, d) äußeres Luftanhalten mit Uddīyāna, e) atmen Sie durch beide Nasenlöcher ein, f) durch beide aus, g) äußeres Luftanhalten mit Uddīyāna und so weiter.
8. Eine Einatmung, eine Ausatmung und ein äußeres Luftanhalten mit

Uddīyāna beschließen einen Zyklus dieser Stufe. Wiederholen Sie diesen zehn bis fünfzehn Minuten lang, und hören Sie mit der Einatmung auf. Legen Sie sich dann zu Shavāsana hin (Abb. 197).

Stufe IIIb

Diese Stufe ist ähnlich wie Stufe Ib, aber es kommt äußeres Luftanhalten mit Uddīyāna hinzu.

Technik

1. Sitzen Sie in irgendeinem Āsana, und folgen Sie den in Absatz 1 bis 7 von Ujjāyī, Stufe V, gegebenen Anweisungen.
2. Führen Sie die rechte Hand zur Nase, wie zuvor erklärt, und atmen Sie ein, wobei Sie den in Absatz 3 bis 6 der Stufe Ib gegebenen Anweisungen folgen (Abb. 126).
3. Wenn die Lungen voll sind, verschließen Sie das rechte Nasenloch, und halten Sie den Atem eine Sekunde lang an, wie in Absatz 7 und 8 der Stufe Ib erklärt.
4. Atmen Sie durch das linke Nasenloch aus, wie in Absatz 9 der Stufe Ib beschrieben (Abb. 127). Lassen Sie keinen Atem durch das rechte Nasenloch entweichen.
5. Wenn sich die Lungen leer anfühlen, verschließen Sie beide Nasenlöcher, und führen Sie fünfzehn Sekunden lang äußeres Luftanhalten mit Uddīyāna aus oder so lange, wie Sie können (Abb. 161).
6. Lösen Sie dann den Uddīyāna-Halt, lassen Sie das rechte Nasenloch geschlossen, und stellen Sie die Finger auf die Einatmung durch das linke ein (Abb. 127).
7. Verengen Sie das linke Nasenloch, und atmen Sie langsam weich und flüssig ein.
8. Wenn die Lungen voll sind, stellen Sie die Finger neu ein. Halten Sie das linke Nasenloch zu, und atmen Sie durch das rechte aus (Abb. 126).
9. Wenn sich die Lungen leer anfühlen, verschließen Sie beide Nasenlöcher, und führen Sie fünfzehn Sekunden lang äußeres Luftanhalten mit Uddīyāna aus beziehungsweise genauso lange wie zuvor (Abb. 161). Lösen Sie dann den Uddīyāna-Halt.
10. Stellen Sie die Finger auf die Einatmung durch das rechte Nasenloch neu ein, halten Sie das linke ganz zu, und wiederholen Sie das Ganze.

11. Die Atemfolge sieht so aus: a) atmen Sie tief durch das rechte Nasenloch aus, b) atmen Sie durch das rechte Nasenloch ein, c) durch das linke aus, d) äußeres Luftanhalten mit Uddīyāna, e) atmen Sie durch das linke Nasenloch ein, f) durch das rechte aus, g) äußeres Luftanhalten mit Uddīyāna, h) atmen Sie durch das rechte Nasenloch ein und so weiter.

12. Der Zyklus beginnt mit b und endet mit g. Wiederholen Sie ihn zehn bis fünfzehn Minuten lang, wobei Sie mit der Ausatmung beginnen und mit der Einatmung aufhören, beide Male durch das rechte Nasenloch. Legen Sie sich dann zu Shavāsana hin (Abb. 197).

Auswirkungen

Aufgrund des Uddīyāna-Halts werden die unteren Organe frisch belebt, und der Apāna Vāyu vereinigt sich mit dem Prāna Vāyu, um die Umsetzung der Nahrung und die Verteilung der Energie im ganzen Körper zu verbessern.

Stufe IVa

Dies ist ein Prānāyāma für Fortgeschrittene. Es verbindet die Stufen IIa und IIIa.

Technik

1. Sitzen Sie in irgendeinem Āsana, und folgen Sie den in Absatz 1 bis 4 von Stufe Ia angegebenen Techniken.
2. Wenn die Lungen ganz gefüllt sind, verschließen Sie beide Nasenlöcher, und führen Sie zwanzig Sekunden lang inneres Luftanhalten mit Mūla Bandha aus (Abb. 160).
3. Stellen Sie die Finger auf die Ausatmung ein, und atmen Sie nach der Technik in Absatz 6 der Stufe Ia aus.
4. Wenn sich die Lungen leer anfühlen, verschließen Sie beide Nasenlöcher. Führen Sie fünfzehn Sekunden lang äußeres Luftanhalten mit Uddīyāna aus (Abb. 161).
5. Lösen Sie dann den Uddīyāna-Halt, und atmen Sie ein wie in Absatz 1.
6. Die Atemfolge sieht so aus: a) atmen Sie durch beide Nasenlöcher aus, b) atmen Sie durch beide Nasenlöcher ein, c) inneres Luftanhalten mit Mūla Bandha, d) atmen Sie durch beide Nasenlöcher aus,

e) äußeres Luftanhalten mit Uddīyāna, f) atmen Sie durch beide Nasenlöcher ein und so weiter.
7. Hierbei beginnt der Zyklus mit b und endet mit e. Wiederholen Sie ihn zehn bis fünfzehn Minuten lang, und hören Sie mit der Einatmung auf. Liegen Sie dann in Shavāsana (Abb. 197).

Stufe IVb

Dies ist das weitestgehende Prānāyāma in dieser Serie. Es ist eine Verbindung der Stufen IIb und IIIb, wobei die Luft nach jedem Ein- und Ausatem angehalten wird.

Technik

1. Sitzen Sie in irgendeinem Āsana, und folgen Sie den in Absatz 1 bis 6 der Stufe Ib gegebenen Anweisungen, wobei Sie das linke Nasenloch zuhalten (Abb. 126).
2. Sind die Lungen ganz gefüllt, so halten Sie beide Nasenlöcher zu, und führen Sie zwanzig, fünfundzwanzig oder dreißig Sekunden lang inneres Luftanhalten mit Mūla Bandha aus (Abb. 161).
3. Stellen Sie die Finger auf die Ausatmung ein, verschließen Sie das rechte Nasenloch, und verengen Sie das linke (Abb. 127). Atmen Sie durch das linke Nasenloch aus, wobei Sie die Öffnung möglichst eng halten und der Technik in Absatz 9 der Stufe Ib folgen.
4. Wenn sich die Lungen leer anfühlen, verschließen Sie beide Nasenlöcher, und führen Sie fünfzehn Sekunden lang äußeres Luftanhalten mit Uddīyāna aus (Abb. 161). Lösen Sie dann den Uddīyāna-Halt, und stellen Sie die Finger auf die Einatmung ein.
5. Halten Sie nun das rechte Nasenloch zu, und verengen Sie das linke (Abb. 127). Atmen Sie langsam, weich und flüssig durch das linke ein.
6. Wenn die Lungen ganz voll sind, verschließen Sie beide Nasenlöcher, und führen Sie zwanzig bis dreißig Sekunden lang inneres Luftanhalten mit Mūla Bandha aus (Abb. 160).
7. Bereiten Sie sich auf die Ausatmung vor, und stellen Sie die Finger neu ein. Verschließen Sie das linke Nasenloch. Geben Sie mit der Daumenkuppe etwas nach, und verengen Sie das rechte Nasenloch (Abb. 126). Atmen Sie aus, bis die Lungen leer sind.
8. Wenn sich die Lungen leer anfühlen, verschließen Sie beide Nasen-

löcher, und führen Sie fünfzehn Sekunden lang äußeres Luftanhalten und Uddīyāna aus (Abb. 161). Lösen Sie dann den Uddīyāna-Halt, und stellen Sie die Finger auf die Einatmung ein.

9. Halten Sie das linke Nasenloch zu, und atmen Sie durch das rechte ein, wie in Absatz 1 oben beschrieben. Fahren Sie so fort.

10. Die Atemfolge ist so: a) atmen Sie durch das rechte Nasenloch aus, b) atmen Sie durch das rechte Nasenloch ein, c) inneres Luftanhalten mit Mūla Bandha, d) atmen Sie durch das linke Nasenloch aus, e) äußeres Luftanhalten mit Uddīyāna, f) ein durch das linke Nasenloch, g) inneres Luftanhalten mit Mūla Bandha, h) aus durch das rechte Nasenloch, i) äußeres Luftanhalten mit Uddīyāna, j) ein durch das rechte Nasenloch und so weiter.

11. Der Zyklus dieser Stufe beginnt mit b und endet mit i. Wiederholen Sie ihn zehn bis fünfzehn Minuten lang, und hören Sie mit der Einatmung durch das rechte Nasenloch auf. Legen Sie sich dann zu Shavāsana hin (Abb. 197).

Auswirkungen

Das Üben von Mūla und Uddīyāna Bandha beim Luftanhalten reinigt und stärkt die Nerven des Sādhaka, so daß er den Wechselfällen des Lebens standhalten kann, und es bereitet ihn auf Dhyāna vor.

In Nādī Shodhana Prānāyāma empfängt das Blut aufgrund des tiefen Eindringens von Prāna einen größeren Sauerstoffvorrat als bei anderen Formen von Prānāyāma. Die Nerven werden beruhigt und gereinigt, und der Geist wird still und klar.

Diese Übung hält den Körper warm, vertreibt Krankheiten, gibt Kraft und schenkt heitere Gelassenheit.

Die Lebensenergie, die durch den Einatem der kosmischen Energie entzogen wird, zieht durch die Lebens-Chakras und nährt die Drüsen. Das Atemzentrum im Gehirn wird angeregt, und es wird frisch, klar und ruhig. Das Licht der Erkenntnis leuchtet zugleich im Gehirn wie auch im Geist auf. Das führt zu rechtem Leben, rechtem Denken, schnellem Handeln und gesundem Urteil.

Tabelle für Nādī Shodhana Prānāyāma

Stufe		*Pūraka* BNTG	*Antara Kumbhaka* MB	*Rechaka* BNTG	*Bāhya Kumbhaka* UB
I	a	●		●	
II	a	●	20 Sek.	●	
III	a	●		●	15 Sek.
IV	a	●	20 Sek.	●	15 Sek.

Stufe		*Pūraka* RN	*AK*	*Rechaka* LN	*BK*	*Pūraka* LN	*AK*	*Rechaka* RN	*BK*
I	b	●		●		●		●	
II	b	●	20 Sek.	●		●	20 Sek.	●	
III	b	●		●	15 Sek.	●		●	15 Sek.
IV	b	●	20 Sek.	●	15 Sek.	●	20 Sek.	●	15 Sek.

AK	= Antara Kumbhaka	LN	= Linkes Nasenloch
BK	= Bāhya Kumbhaka	MB	= Mūla Bandha
BNTG	= Beide Nasenlöcher teilweise geschlossen	RN	= Rechtes Nasenloch
		UB	= Uddīyāna Bandha

Vierter Teil:

FREIHEIT UND GLÜCKSELIGKEIT

XXIX. DHYĀNA (MEDITATION)

1. *Dhyāna* heißt »Versenkung«. Es ist die Kunst des Selbsterforschens, des Nachdenkens und des scharfen Beobachtens oder die Suche nach dem Unendlichen in einem selbst. Es ist die Beobachtung der physischen Vorgänge im Körper, ein Studium der inneren Zustände und eine tiefgründige Kontemplation. In Dhyāna wirft man einen Blick in sein innerstes Wesen, es ist die Enthüllung des Selbst.
2. Sind die Kräfte von Herz und Intellekt harmonisch miteinander verschmolzen, so ist dies Dhyāna. Alles Schöpfen geht hiervon aus, und das daraus entstehende Gute und Schöne dient dem Wohl der Menschheit.
3. Dhyāna gleicht dem Tiefschlaf, jedoch mit einem Unterschied. Die ruhige Gelöstheit des Tiefschlafs rührt daher, daß man unbewußt seine eigene Identität und Individualität vergißt, während die Meditation zu ruhiger Gelöstheit verhilft, bei der man ganz wach und bewußt ist. Der Sādhaka ist nur ein Zeuge *(sākshī)* aller Handlungen. Chronologische oder erfahrene Zeit gibt es im Tiefschlaf oder in der völligen Versenkung nicht. Im Schlaf erholen sich Körper und Geist vom täglichen Verschleiß, und man wacht erfrischt auf. In der Meditation erfährt der Sādhaka Erleuchtung.
4. Dhyāna ist die volle Einswerdung von Betrachter, Betrachtung und dem betrachteten Gegenstand. Der Unterschied zwischen dem Erkennenden, dem Mittel der Erkenntnis und dem erkannten Gegenstand verschwindet. Der Sadhaka wird lebenssprühend, wach und ausgeglichen. Er wird frei von Hunger, Durst, Schlaf und Geschlechtstrieb wie auch von Verlangen, Zorn, Gier, Leidenschaft, Stolz und Neid. Er bleibt unberührt von der Dualität zwischen Körper und »Denken« oder »Denken« und Selbst. Wie in einem blank geputzten Spiegel erscheint ihm in der Schau sein wahres Selbst. Dies ist Ātmā Darshana, die Spiegelung der Seele.
5. Jesus sagte, daß der Mensch nicht vom Brot allein lebt, sondern von einem jeden Wort, daß aus dem Munde Gottes kommt. Denkt der

Mensch über den Sinn des Lebens nach, so gelangt er zu der Überzeugung, daß im Innern seiner Seele eine Kraft wohnt oder ein Licht, das viel größer ist als er selbst. Jedoch im Laufe seines Lebens wird er von vielen Sorgen und Zweifeln heimgesucht. Gefangen in der künstlichen Umwelt der Zivilisation, entwickelt er falsche Wertvorstellungen. Seine Worte und Taten laufen seinen Gedanken zuwider, und diese Widersprüche machen ihn irre. Er erkennt, daß das Leben voller Gegensätze ist: Leid und Lust, Kummer und Freude, Streit und Friede. Wird er dieser Polaritäten gewahr, so strebt er nach einem Gleichgewicht zwischen ihnen und nach einem sicheren Ort, wo er frei ist von Leid, Kummer und Streit. Auf seiner Suche entdeckt er die drei edlen Wege von Wort *(jñāna)*, Werk *(karma)* und Liebe *(bhakti)*, die ihn lehren, daß sein inneres Licht der einzige Leitstern ist, der ihn zur Meisterschaft über sein eigenes Leben führt. Um dieses innere Licht zu erlangen, wendet er sich der Meditation oder Dhyāna zu.

6. Um sich ein klares Bild von der wahren Natur des Menschen, der Welt und Gottes zu machen, sollte der Sādhaka die heiligen Schriften *(shāstras)* studieren. Dann kann er das Wirkliche vom Unwirklichen unterscheiden. Für den, der nach Befreiung strebt, ist das Wissen um die drei Wahrheiten *(tattva traya)*, nämlich die Seele *(chit)*, die Welt *(achit)* und Gott *(īshvara)* grundlegend. Dieses Wissen verschafft ihm Einsicht in die Lebensprobleme und ihre Lösung und stärkt sein geistiges Sādhana. Jedoch nur durch Lesen erworbenes Wissen führt nicht zur Befreiung. Allein durch unerschütterliches Vertrauen auf die Lehren der heiligen Bücher und den Mut, sie in die Tat umzusetzen, bis sie zu einem Teil seines täglichen Lebens werden, gewinnt der Sādhaka Freiheit von der Herrschaft seiner Sinne. Kenntnis der heiligen Schriften und Sādhana sind die beiden Flügel, mit denen sich der Sādhaka zur Befreiung aufschwingt.

7. Der Mensch ist zwischen zwei Pfaden hin- und hergerissen: der eine zieht ihn nach unten zur Befriedigung seiner wollüstigen Begierden und zu sinnlichem Genuß, was Gefangenschaft und Vernichtung zur Folge hat; der andere leitet ihn empor zu Reinheit und Erkenntnis seines inneren Selbst. Begierden umnebeln sein »Denken« und verschleiern sein wahres Selbst. Es ist allein das »Denken«, das zu Gefangenschaft oder zu Befreiung führt. Entweder seine Vernunft oder Intelligenz kontrolliert sein »Denken«, oder sie läßt sich ihrerseits beherrschen.

8. Ein ungeschulter Geist verläuft sich ziellos in alle Richtungen. Die

Meditationsübung festigt ihn und richtet ihn dann darauf aus, von unvollkommenem Wissen zur Vollkommenheit fortzuschreiten. »Denken« und Intelligenz des Sādhaka ziehen ihn wie ein Gespann, das von seiner Willenskraft gelenkt wird. Er schafft Harmonie zwischen seinen Gedanken, seiner Rede und seinem Handeln. Still brennen befriedetes »Denken« und befriedete Intelligenz mit Einfachheit, Unschuld und Leuchten wie eine Lampe an einem windgeschützten Ort.

9. Der Mensch verfügt über große Fähigkeiten, die in ihm schlummern. Sein Körper und sein Geist liegen brach wie ein unbestelltes Feld. Ein kluger Bauer pflügt sein Feld *(kshetra)*, bewässert es und düngt es, pflanzt die beste Saat, kümmert sich um das Wachstum der Frucht und bringt endlich eine reiche Ernte ein. Für den Sādhaka sind Körper, »Denken« und Intellekt das Feld, das er mit Energie und guten Werken pflügt. Er sät die besten Weisheitssamen aus, bewässert es mit Hingabe und pflegt es mit unablässiger geistiger Disziplin, um die Ernte der Harmonie und des Friedens einzubringen. So wird er zum weisen Eigner *(kshetrajña)* seines Feldes, und sein Körper wird ein heiliger Ort. Das Keimen der Saat guter Gedanken *(savichāra)*, gepflanzt von gesunder Logik *(savitarka)*, bringt seinem »Denken« Klarheit und seinem Intellekt Weisheit *(sāsmita)*. Die Freude *(ānanda)* findet in ihm eine Wohnstatt, denn sein ganzes Wesen ist erfüllt vom Herrn.

10. Die Raumfahrt und die Mondlandung erforderten Jahre des härtesten Trainings und der strengsten Disziplin, des gründlichen Studierens, Forschens und Vorbereitens. Die Innenraumfahrt des Menschen zu seinem inneren Selbst erfordert dasselbe unablässige Bemühen. Jahre der Disziplin und der langen ununterbrochenen Beachtung der moralischen und ethischen Gebote von Yama und Niyama, der Erziehung des Leibes durch Āsanas und Prānāyāma, der Zügelung der Sinne durch Pratyāhāra und Dhāranā sichern das Wachstum des Geistes und der inneren Bewußtheit – Dhyāna und Samādhi.

11. Dhāranā (was von der Wurzel *dhri* kommt, die »halten, sammeln« bedeutet) ist wie eine zugedeckte Lampe, die kein Licht auf die Außenwelt wirft. Wird die Decke entfernt, so erleuchtet die Lampe den ganzen Raum. Dies ist Dhyāna, die Ausdehnung des Bewußtseins. Dann erwirbt sich der Sādhaka einen geeinten Sinn und bewahrt eine dynamische und nicht nachlassende Bewußtheit in ihrer ursprünglichen Reinheit. Wie das Öl den Keim und der Duft die Blume so

durchdringt die Seele des Menschen seinen ganzen Körper.

12. Die Lotosblume ist ein Symbol der Meditation. Sie symbolisiert Reinheit. Ihre stille Schönheit hat ihr einen besonderen Rang im indischen religiösen Denken verschafft. Sie wird mit den meisten Hindu-Gottheiten und deren Sitzen in den Chakras in Verbindung gebracht. Die Stufe der Meditation ist wie eine Lotosknospe, die ihre innere Schönheit verbirgt, während sie ihre Umwandlung zum voll erblühten Lotos erwartet. Wie sich die Knospe öffnet, um ihre prangende Pracht zu enthüllen, so wird auch das innere Licht des Sādhaka durch die Meditation umgewandelt und umgestaltet. Er wird eine erleuchtete Seele *(siddha)* und ein begnadeter Weiser. Er lebt im ewigen Jetzt – dem Heute ohne Gestern und Morgen.

13. Dieser Zustand des Sādhaka zeichnet sich durch äußere Untätigkeit aus und heißt Manolaya (*manas* = »Denken«, *laya* = Versenkung und Einschmelzung). Er hat seine Intelligenz *(prajñā)* und seine Energie *(prāna)* völlig in sich geordnet, so daß keine äußeren Gedanken eindringen können. Er befindet sich in einem Zustand dynamischer Wachheit. Wenn sowohl die inneren als auch die äußeren Gedanken gestillt und zum Schweigen gebracht sind, so findet keine Vergeudung von körperlicher, seelischer oder geistiger Energie mehr statt.

14. Dhyāna ist die subjektive Erfahrung eines objektiven Zustands. Es ist schwer, die Erfahrung in Worten wiederzugeben, denn Worte können sie nicht fassen. Der Genuß, den man beim ersten Biß in eine köstliche Mangofrucht erlebt, ist unbeschreiblich. So ist es auch mit der Meditation. In der Meditation gibt es kein Suchen und Sehnen, denn die Seele und das Ziel sind eins geworden. Den Nektar der Unendlichkeit muß man kosten, die überreiche Gnade des Herrn im Innern muß man erleben. Dann wird die Einzelseele *(jīvātmā)* eins mit der Allseele *(paramātmā)*. Der Sādhaka erfährt die Vollkommenheit, die in den Upanishaden besungen wird: »Das ist vollkommen, dies ist vollkommen. Vollkommenem entspringt Vollkommenes. Nimm das Vollkommene vom Vollkommenen, so bleibt Vollkommenheit.«

Sabīja oder Sagarbha Dhyāna

15. Dem Anfänger wird mitunter ein Mantra gegeben, das er bei der Meditation rezitieren soll, um seinen umherschweifenden Geist zu festigen und ihn von weltlichem Verlangen fernzuhalten. Zuerst muß

das Mantra laut aufgesagt werden, danach wird es innerlich wiederholt, und zuletzt folgt Schweigen. Dies nennt man Sabīja oder Sagarbha Dhyāna (*bīja* = Keim, *garbha* = Embryo). Sitzt man und meditiert, ohne Mantras aufzusagen, so gilt dies als Nirbīja oder Agarbha Dhyāna. (Die Vorsilben *nir-* und *a-* bezeichnen die Abwesenheit von etwas und heißen »ohne«; siehe Kapitel XVII).

16. Bevor man zu den Techniken von Dhyāna fortschreitet, sollte man sorgfältig zwischen der Leere und Ruhe der Sinne auf der einen Seite und der Erleuchtung und Gelassenheit des Geistes auf der anderen unterscheiden. Es gibt drei Arten von Meditation *(dhyāna)*: Sattva, Rajas und Tamas. Im *Uttara Kānda* des *Rāmāyana* wird erzählt, daß König Rāvana und seine beiden Brüder Kumbhakarna und Vibhīshana viele Jahre mit dem Bestreben zubrachten, heiliges Wissen zu erlangen. Kumbhakarna fiel aufgrund seiner Bemühungen in eine todesähnliche Starre, denn seine Meditation war von Tamas bestimmt. Rāvana wurde von Liebschaften und Ehrgeiz verschlungen, denn er war von Rajas beherrscht. Nur Vibhīshana blieb aufrecht und treu und enthielt sich der Sünde, da seine Meditation von der Art des Sattva war.

Technik

1. Meditation ist die Technik, bei der sich die fünf Hüllen *(koshas)* gegenseitig durchdringen, so daß der Sādhaka sie zu einem harmonischen Ganzen vereinen kann.

2. Der Körper gilt als die Stadt Brahmās *(brahmapurī)* mit neun Toren. Diese Tore sind die Augen, die Ohren, die Nasenlöcher, der Mund, der After und das Geschlechtsorgan. Manche fügen noch den Nabel und den Scheitel hinzu und sagen, der Leib habe elf Tore. Sie alle müssen in der Meditation verschlossen werden. Die Stadt wird über die zehn Winde *(vāyus)*, fünf Wahrnehmungsorgane *(jñānendriyas)*, fünf Handlungsorgane *(karmendriyas)* und sieben Chakras oder inneren Kammern kontrolliert. Wie Perlen auf eine Schnur gezogen werden, damit sie ein Halsband bilden, so müssen die Chakras mit dem Selbst verbunden werden, damit ein ganzer Mensch entsteht.

3. In der Meditation muß ein Ausgleich zwischen Gehirn und Rückgrat geschaffen werden. Jede Unebenmäßigkeit in der Haltung stört die Ruhe der Meditation. Die Energien der linken und der rechten Gehirnhemisphäre müssen der Mitte zugeführt werden. Die Denktätigkeit des Gehirns hört auf. Wie man die Energie von einem be-

stimmten Glied oder Körperteil abzieht und es so passiv macht, so muß auch der Energiestrom zum Gehirn verringert und dem Herzen zugeleitet werden – dem Sitz der Seele. Der Schlüssel zur Meditationstechnik liegt darin, daß man das Gehirn zu einem passiven Beobachter macht.

4. Die verschiedenen Vorbereitungstechniken Yama, Niyama, Āsana und Prānāyāma formen Leib und Sinn, bringen ihnen Frieden und Gleichgewicht. In einer festen und sicheren Haltung ohne körperliche und seelische Störungen bewahrt man einen gleichmäßigen Kreislauf des Blutes in den Arterien und Venen sowie der Lymphe und der Rückenmarksflüssigkeit im Kopf und in der Wirbelsäule. Die Stimulation bleibt minimal und so symmetrisch wie möglich. Dieses Gleichmaß von Zirkulation und Stimulation gestattet es Gehirn und »Denken«, zu einer Vereinigung von Wissen und Erfahrung zu kommen.

5. Man unterscheidet beim Gehirn drei Hauptteile: die Großhirnrinde, den Hypothalamus und das Kleinhirn. Die Vorgänge des Denkens Sprechens, Erinnerns und Vorstellens vollziehen sich über die Großhirnrinde. Der Hypothalamus reguliert die Tätigkeit der inneren Organe und prägt Gefühle wie Lust und Leid, Freude und Kummer Zufriedenheit und Enttäuschung ein. Das Kleinhirn ist das Zentrum der Muskelkoordination. Das Hinterhirn wird als jener Teil angesehen, der in der Meditation eine Rolle spielt, es ist der Sitz von Weisheit und Klarheit.

6. Die Kunst, richtig und still zu sitzen, ist eine Grundvoraussetzung für das Erlangen von körperlicher und seelischer Harmonie während der Meditation.

7. Man kann zum Sitzen jede bequeme Haltung einnehmen, aber Padmāsana (Abb. 28) ist ideal.

Ausrichtung des Körpers

8. Folgen Sie genau den in Kapitel XI über die Kunst des Sitzens gegebenen Anweisungen, ohne Jālandhara Bandha auszuführen.

9. Heben Sie Brust und Rücken gleichmäßig, bewußt und rhythmisch an, ohne zu rucken.

10. Halten Sie das Rückgrat gerade und die Brust angehoben. Dadurch wird der Atemfluß verlangsamt, die Gehirntätigkeit vermindert und alle Gedanken hören auf.

11. Halten Sie den Körper wach und bei messerscharfem Bewußtsein

Halten Sie das Gehirn passiv, aufnahmebereit und still wie das spitze Ende eines Blattes, das sich in einer sanften Brise gleichmäßig hin- und herbewegt.
12. Sackt der Körper zusammen, so wird der Intellekt stumpf, und ein zerstreuter Sinn stört die Festigkeit des Körpers. Vermeiden Sie beides.

Der Kopf

13. Halten Sie den Scheitel parallel zur Decke, ohne den Kopf nach rechts oder links, vorn oder hinten, oben oder unten zu neigen.
14. Hängt der Kopf, so brütet der Sādhaka über Vergangenes, und der Geist ist dumpf und tamasartig. Bewegt er sich nach oben, so schweift der Geist in die Zukunft ab, was Rajas entspricht. Wird der Kopf gerade gehalten, so ist der Sādhaka in der Gegenwart, und dies ist ein reiner *(sattva)* Geisteszustand.

Augen und Ohren

15. Schließen Sie die Augen, und schauen Sie nach innen. Verschließen Sie Ihre Ohren vor den äußeren Geräuschen. Lauschen Sie auf die inneren Schwingungen, und folgen Sie ihnen, bis sie sich in ihren Ursprung auflösen. Jede Geistesabwesenheit und jeder Mangel an Bewußtheit der Augen und Ohren erzeugt Schwankungen im Geist. Das Schließen der Augen und Ohren bringt den Sādhaka zur Meditation über Ihn, der in Wahrheit das Auge des Auges, das Ohr des Ohrs, die Rede der Rede, das »Denken« des »Denkens« und das Leben des Lebens ist.
16. Beugen Sie die Arme in den Ellbogen, heben Sie die Hände, und falten Sie sie flach vor der Brust, so daß die Daumen zum Brustbein gerichtet sind. Dies wird Ātmānjali oder Hridayānjali Mudrā genannt (Abb. 162: Vorderansicht, Abb. 163: Seitenansicht).
17. Das Hin- und Herpendeln der Intelligenz zwischen dem Kopf und dem Herzen erzeugt mannigfache Gedanken. Pendelt der Geist, so drücken Sie die Hände zusammen, damit die Aufmerksamkeit wieder auf das Selbst gelenkt wird. Läßt der Druck der Hände nach, so ist dies ein Zeichen dafür, daß der Geist abschweift. Drücken Sie sie abermals fest zusammen, damit sich der Geist auf das Selbst sammeln kann.
18. Dhyāna ist die Einswerdung von Körper, »Denken«, Intellekt,

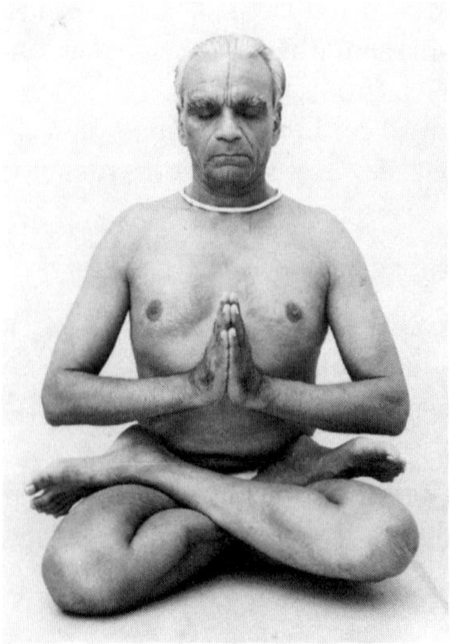

Abb. 162

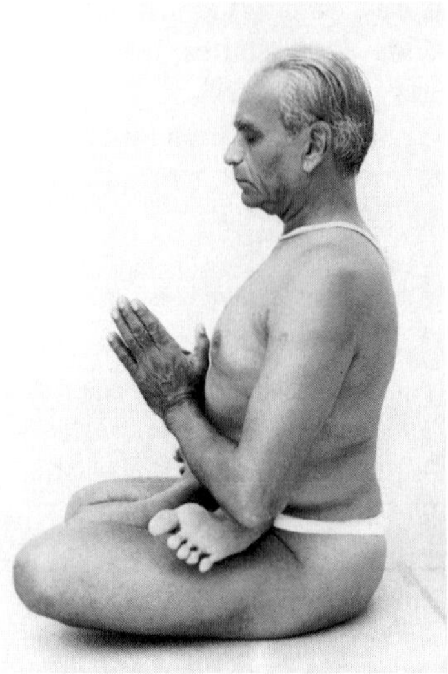

Abb. 163

Willen, Bewußtsein, Ich und Selbst. Der Körper ist die äußere Hülle des »Denkens«, das »Denken« die des Intellekts, der Intellekt die des Willens, der Wille die des Bewußtseins, das Bewußtsein die des Ich und das Ich die des reinen Selbst *(ātmā)*. Dhyāna ist die gegenseitige Durchdringung all dieser Hüllen, ein Einschmelzen alles Bekannten in das Unbekannte oder des Endlichen in das Unendliche.

19. Der Geist erscheint als Subjekt und das Selbst als Objekt, aber in Wirklichkeit ist das Selbst das Subjekt. Versinkt der Geist im Selbst, so ist das Endziel der Meditation erreicht, wo alles Suchen und Streben aufhört. Dann erfährt der Sādhaka seine eigene Allheit, Zeitlosigkeit und Vollkommenheit.

20. Meditieren Sie so lange, wie Sie können, ohne daß der Körper einsackt. Machen Sie dann Shavāsana (Abb. 197).

Anmerkungen

1. Setzen Sie sich nicht unmittelbar nach dem Üben der Āsanas oder von Prānāyāma zur Meditation hin. Nur wer über lange Zeit sicher sitzen kann, kann Prānāyāma und Dhyāna zusammen ausführen. Andernfalls werden die Glieder weh tun, was das seelische Gleichgewicht stört.

2. Die beste Zeit zur Meditation ist, wenn man sich an Leib und Sinn frisch fühlt, oder zur Schlafenszeit, wenn man inneren Frieden empfindet.
3. Die Augen sollten nicht nach oben schauen, denn das führt dazu, daß man den Atem anhält, und erzeugt Anspannung in den Nerven, Muskeln, Blutgefäßen, im Kopf und im Gehirn.
4. Nur wer zu Mutlosigkeit und Trübsal neigt und wer einen stumpfen oder schwachen Geist hat, sollte die geschlossenen Augen dann und wann kurzfristig auf die Mitte zwischen den Augenbrauen richten (Abb. 164 und 165). Dies sollte dann während der Meditation vier- oder fünfmal wiederholt werden, wobei man dazwischen jeweils eine

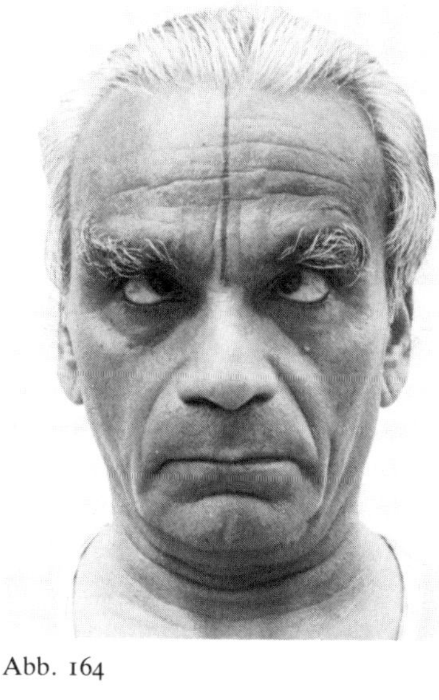

Abb. 164

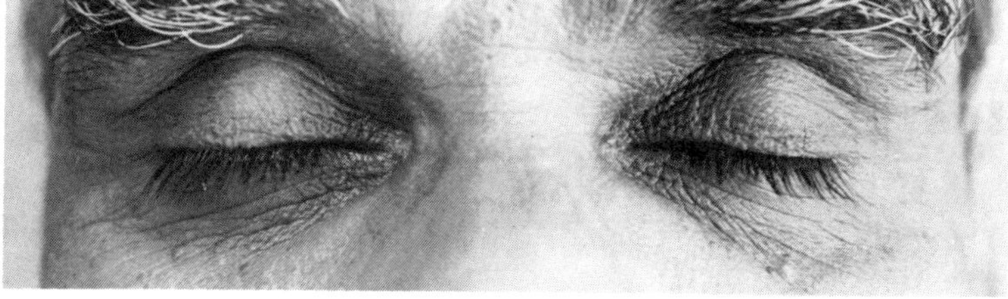

Abb. 165

gewisse Zeit verstreichen läßt. Diese Übung führt zu seelischer Festigkeit und intellektueller Schärfe. Menschen mit zu hohem Blutdruck sollten dieses Verfahren jedoch nicht anwenden.

5. Wenn der Körper zu schwanken beginnt oder ein Schwindelgefühl aufkommt, so hören Sie mit der Meditation auf. Machen Sie nicht weiter, wenn dies vorkommt, denn es bedeutet, daß Sie für diesen Tag genug meditiert haben. Wenn Sie weitermachen, so kann dies zu seelischer Unausgeglichenheit führen.

Auswirkungen der Meditation

1. In der Meditation folgt der Geist der Spur in den Ursprung und kommt dort zur Ruhe, wie ein Kind auf dem Schoß der Mutter ruht. Der Yogi, der seinen eigenen Ruheplatz und spirituellen Hafen gefunden hat, erkennt die allem zugrundeliegende Wirklichkeit um und in sich.

2. Die Meditation beseitigt den Zwiespalt zwischen dem beherrschenden analytischen Bewußtsein des Vorhirns und dem im Hintergrund stehenden Unter- oder Unbewußten des Hinterhirns. Sie kontrolliert und verlangsamt gewisse automatische Körperfunktionen, die normalerweise das Gehirn anregen, wie zum Beispiel Darmkontraktionen, Atmung und Herzschlag. Alle äußeren Reize die normalerweise das menschliche Bewußtsein durch die verschiedenen Sinnesorgane beeinflussen, werden abgeschnitten, wenn die neun Tore des Leibes in Dhyāna geschlossen werden.

3. In der Meditation verschmelzen Geist und Materie. Diese Verschmelzung brennt alle ablenkenden Gedanken aus. Der Sādhaka wird dynamisch, kreativ und äußerst aufmerksam. Er verfügt über unerschöpfliche Energiereserven und wirkt zur Erhöhung der Menschheit.

4. Er erlebt eine neue Dimension, in der seine Sinne und sein Chitta kristallklar werden. Er sieht die Dinge, wie sie sind, und ist frei von Vorurteilen und Täuschungen. Dies ist der Jāgritāvasthā, ein Zustand wachsamer Bewußtheit. Seine Seele ist wach, aber seine Sinne sind unter Kontrolle. Er ist erfüllt von Wissen *(prajñā)*, Verständnis, Genauigkeit, Freiheit und Wahrheit. Erleuchtet von seinem göttlichen inneren Feuer strahlt er Freude, Einheit und Frieden aus.

5. Schritt für Schritt gelangt der Sādhaka zu den sieben höheren Bewußtseinszuständen. Diese sind: rechter Wille *(shubhechhā)*, rechtes

Denken *(vichāranā)*, Verschwinden des »Denkens« *(tanumānasā)*, Selbstverwirklichung *(sattvapatti)*, Nicht-Verhaftetsein *(ashamsakta)*, Nicht-Wahrnehmen äußerer Objekte *(padārthābhāva)* und die Erfahrung eines Zustandes, der alle Worte übersteigt. Dieser ist die Summe aller Erkenntnis: Erkenntnis *(jñāna)* des Leibes *(sharīra)*, des Atems *(prāna)*, des »Denkens« *(manas)* und der Intelligenz *(vijñāna)*, Erkenntnis, die durch Erfahrung *(anubhavika)* und durch das Auskosten der verschiedenen Würzen des Lebens *(rasātmika)* erworben wird, sowie Erkenntnis des Selbst *(ātmājñāna)*.

6. Seine Sinne werden eingezogen. Seine Gedanken sind rein. Frei von Verhaftung und Täuschung wird er gefestigt und ein Jīvanmukta, der frei ist von den Banden des Lebens.

Der Zustand des Jīvanmukta wird in der *Bhagavad Gītā* (XVIII, 53/54) folgendermaßen beschrieben: »Eitelkeit, Gewalt und Hochmut hat er hinter sich gelassen. Er ist jenseits von Lust, Zorn und Gier. Ohne Eigensinn und voll Ruhe ist er würdig, mit dem Brahman eins zu werden. Wer eins mit dem Brahman und ruhigen Geistes ist, sorgt sich nicht und begehrt nichts. Sind alle Wesen vor ihm gleich, so fühlt er höchste Liebe zum Herrn.«

7. So beginnt der Sādhaka seine Reise von der Versklavung zur Freiheit des Geistes. Von der Beherrschung des Körpers schreitet er fort zur Meisterung des Atems (der Bioenergie). Nach der Meisterung des Atems kontrolliert er die Bewegungen des Geistes. Auf der Ausgeglichenheit des Geistes aufbauend, entwickelt er seine Urteilsfähigkeit. Mit entwickelter Urteilsfähigkeit ausgestattet, tut er rechte Taten, gewinnt er vollkommene Bewußtheit und wird er erleuchtet. Diese Erleuchtung *(prajñā)* führt zum Höchsten Wissen *(para-jñāna)*. In diesem Wissen gibt er schließlich sogar seine Seele *(ātmā)* an den Herrn *(Paramātmā)* hin. Dies ist der Sharanāgati Yoga – der Yoga der Hingabe.

XXX. SHAVĀSANA (DIE KUNST DER ENTSPANNUNG)

1. *Shava* bezeichnet auf Sanskrit einen Leichnam und *āsana* eine Körperstellung. Shavāsana ist also eine Stellung, die der eines toten Körpers gleicht, und es will die Erfahrung eines Zustands hervorrufen, in dem man wie tot daliegt und die Kümmernisse und Schicksalsschläge, die das Fleisch peinigen, ein Ende haben. Es bedeutet Entspannung und folglich Erholung. Man liegt nicht nur einfach mit leerem Kopf auf dem Rücken und starrt vor sich hin, und es endet auch nicht mit Schnarchen. Es ist das Yoga Āsana, in dem Vollkommenheit am schwersten zu erzielen ist, aber es ist auch das erfrischendste und lohnendste.

2. Vollkommenes Shavāsana verlangt vollkommene Disziplin. Es ist leicht, sich für ein paar Minuten zu entspannen, aber sich dabei nicht zu bewegen und auch nicht mit den Gedanken abzuschweifen, erfordert langes Training. Am Anfang ist ein längeres Liegen in Shavāsana nicht nur dem Gehirn sehr unangenehm, sondern auch der Körper fühlt sich wie ein trockenes, abgestorbenes Stück Holz. Überall prikkelt die Haut an den Gliedern, und es wird immer schlimmer, je länger man liegen bleibt.

Rhythmus

3. Wenn Shavāsana richtig ausgeführt wird, so gleicht die Atembewegung einer Schnur, die die Perlen eines Halsbands zusammenhält. Die Perlen sind die Rippen, die sich langsam, sehr stetig und gleichsam ehrfürchtig bewegen, und zwar ehrfürchtig deshalb, weil in jenem klaren Zustand der Körper, der Atem, der Geist und das Gehirn auf das wahre Selbst *(ātmā)* zustreben, wie eine Spinne in die Mitte ihres Netzes zurückkehrt. An dieser Stelle empfindet man einen Zustand von Samāhita Chitta, der Ausgeglichenheit von »Denken«, Intellekt und Selbst.

4. Am Anfang wollen sich die Rippen nicht entspannen, der Atem ist rauh und ungleichmäßig, während »Denken« und Intellekt abschwei-

fen. Der Körper, der Atem, das »Denken« und der Intellekt sind nicht mit dem Ātmā oder dem Selbst vereint. Bei richtigem Shavāsana müssen Körper, Atem, »Denken« und Intellekt eine Einheit bilden, deren Zügel das Selbst in der Hand hat. Alle vier verneigen sich ehrfurchtsvoll vor dem Ātmā. Daraufhin wird das Chitta (das ist die Gesamtheit von Manas, Buddhi und Ahamkāra oder Ich, jener Zustand der Gewißheit, daß »Ich weiß«) zu Samāhita Chitta, worin sich das »Denken«, der Intellekt und das Ich im Gleichgewicht zueinander befinden. Dies ist ein Zustand der Beruhigung.

5. Diesen Zustand erlangt man durch Kontrolle und Disziplin des Körpers, der Sinne und des »Denkens«. Er sollte jedoch nicht mit dem der Stille verwechselt werden. Die Beruhigung hat etwas Strenges, denn sie beruht auf Willenszwang. Die Aufmerksamkeit wird gesammelt, um das Bewußtsein *(chitta)* ruhig zu halten *(dhāranā)*, wohingegen in der Stille die Aufmerksamkeit ausgedehnt und gelöst wird *(dhyāna)* und der Wille im Ātmā versinkt. Diesen feinen Unterschied zwischen Beruhigung und Stille kann man nur durch Erfahrung begreifen. In Shavāsana strebt man nach Stille in allen fünf Koshas oder Hüllen: der anatomischen *(annamaya)*, der physiologischen *(prānamaya)*, der seelischen *(manomaya)*, der intellektuellen *(vijñānamaya)* Hülle sowie der Hülle der Glückseligkeit *(ānandamaya)*, die allesamt den Menschen von der Haut bis zum Selbst umschließen.

6. Ein Stern wird von Energie durchpulst, und die Energie setzt sich um in Lichtstrahlen, die viele Lichtjahre unterwegs sind, bevor sie ein menschliches Auge auf der Erde erreichen. Der Ātmā ist wie solch ein Stern, und er gibt seine Neigungen und Wünsche an das »Denken« weiter, prägt sie ihm ein. Diese tiefen Wünsche können an der Oberfläche des »Denkens« wieder auftauchen, so wie sich Sternenenergie in Licht umsetzt, und können die Stille durchbrechen.

7. Lernen Sie zunächst, die Stille des Leibes herbeizuführen. Kontrollieren Sie daraufhin die feinen Atembewegungen. Erlernen Sie als nächstes die Stille des »Denkens« und der Gefühle und dann die des Intellekts. Schreiten Sie von dort aus fort, und erlernen und studieren Sie die Stille des Selbst. Erst dann kann sich das Ich oder kleine Selbst *(ahamkāra)* des Übenden in sein Selbst *(ātmā)* auflösen. Die Schwankungen von »Denken« und Intellekt hören auf, das Ich verschwindet, und Shavāsana verschafft dem Übenden die Erfahrung ungetrübter Freude.

Stufen des Bewußtseins

8. Der Yoga lehrt vier hauptsächliche Bewußtseinszustände. Die drei normalen sind der Zustand des Tiefschlafs oder der geistigen Unwissenheit *(sushupti)*, der dumpfe Traumzustand *(svapna)* und endlich der Zustand der Wachheit oder Bewußtheit *(jāgrat)*. Es gibt auch verschiedene Zwischenstufen. Der vierte *(turīya)* eröffnet eine andere Dimension, in der der Sādhaka geistig erleuchtet wird. Manche nennen ihn das ewige Jetzt, jenseits von Raum und Zeit. Andere nennen ihn die Einswerdung der Seele mit dem Schöpfer. Dies kann in vollkommenem Shavāsana erfahren werden, wenn der Körper wie im Tiefschlaf ruht, die Sinne wie im Traum sind, aber der Intellekt bewußt und wach ist. Solche Vollkommenheit wird jedoch selten erlangt. Der Sādhaka ist dann neu geboren oder befreit *(siddha)*. Seine Seele singt die Worte von Shankarāchārya:

»Ich war, ich bin, ich werde sein, warum dann Angst vor Geburt und Sterben?

Woher die Qualen von Hunger und Durst? Ich habe weder Atem noch Leben.

Ich bin weder ›Denken‹, noch etwa Ich, wie sollten mich Irrtum und Kummer schinden?

Ich bin nur das Werkzeug – wie sollten mich Taten befreien oder binden?«

Techniken

1. Es ist notwendig, die Übungstechnik für Shavāsana in allen Einzelheiten zu beschreiben. Ein Anfänger jedoch sollte sich durch die Einzelheiten nicht entmutigen lassen. Wer Autofahren lernt, ist beim erstenmal verwirrt. Doch mit Hilfe des Fahrlehrers lernt er allmählich, mit den Schwierigkeiten fertigzuwerden, bis alles ganz instinktiv vor sich geht. So ist es auch mit Shavāsana, nur daß die Zusammenhänge im menschlichen Körper ungleich vielschichtiger sind als bei jedem Auto.
2. Shavāsana ist schwer zu erlernen, denn es verlangt die Beruhigung des Körpers, der Sinne und des »Denkens«, während der Intellekt wachsam bleibt. Der Suchende gewinnt einen Einstieg, indem er die verschiedenen Seiten seiner selbst studiert – den Körper, die Sinne, das »Denken«, den Intellekt und das Selbst. Gelehrsamkeit reicht nicht hin. Korrektes Üben ist unerläßlich zur Beherrschung von Shavāsana.

3. Bevor Sie mit der Übung anfangen, legen Sie enge Kleidung, Gürtel, Brille, Kontaktlinsen, Hörgeräte und so weiter ab.

Zeit und Ort

4. Obwohl Shavāsana jederzeit ausgeführt werden kann, ist es ratsam, es während stiller Stunden zu üben. In großen Städten und Industriegebieten ist es schwer, eine Umgebung ohne Rauch, Smog und chemische Luftverschmutzung zu finden. Suchen Sie sich einen sauberen, ebenen Ort, der frei von Insekten, Lärm und unangenehmen Gerüchen ist. Üben Sie nicht auf dem blanken Fußboden oder auf einer harten Oberfläche und auch nicht auf einer weichen Matratze, da der Körper darin ungleichmäßig einsinkt.

Ausrichtung

5. Beim Üben von Shavāsana legt man sich in voller Länge mit dem Rücken auf eine am Boden ausgebreitete Decke. Ziehen Sie einen geraden Strich, damit Sie den Körper in die rechte Lage bringen können (Abb. 166). Sitzen Sie mit angezogenen Knien und zusammenge-

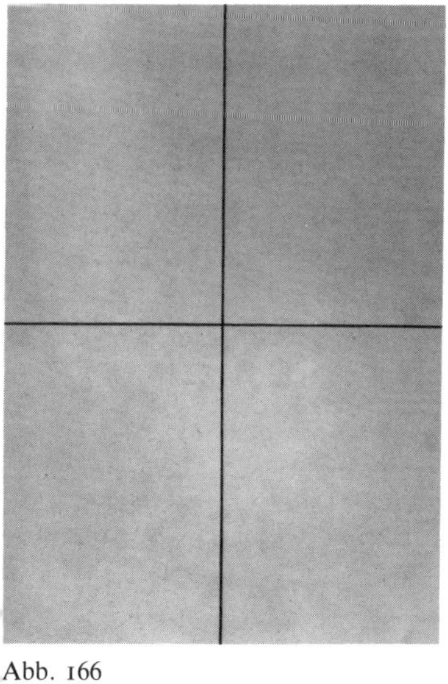

Abb. 166

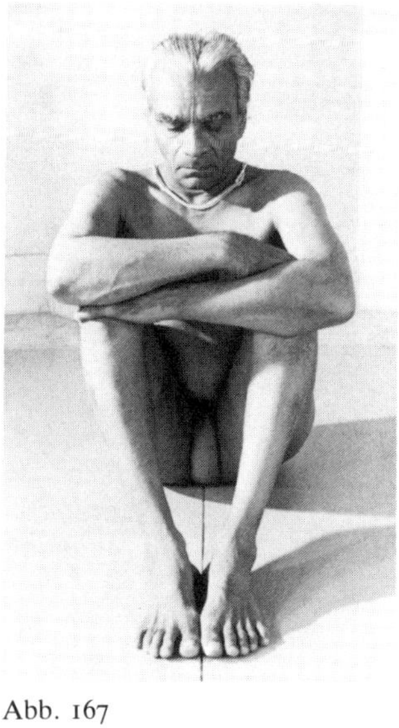

Abb. 167

stellten Füßen auf dem Strich (Abb. 167). Knicken Sie langsam den Rücken Wirbel für Wirbel ab, bis Sie auf dem Strich am Boden beziehungsweise auf der Decke zu liegen kommen. Die Bewegung des Körpers muß genau sein, damit die Mitte der Wirbelsäule exakt auf dem geraden Strich liegt, den Sie auf dem Boden oder der Decke gezogen haben (Abb. 168 bis 170).

6. Pressen Sie die Füße auf den Boden, heben Sie Hüften und Kreuzbeinbereich an, und schieben Sie mit den Händen das Fleisch und die Haut am Rücken von der Taille an zum Gesäß nach unten (Abb. 171).

7. Bringen Sie zuerst den Rücken in die rechte Lage und daraufhin den Kopf von der Stirn aus. Der Kopf wird deshalb von der Stirn aus ausgerichtet, weil bei der Geburt der Hinterkopf etwas schief wird, denn Babys lehnen sich nach einer Seite, wodurch eine Kopfhälfte mehr zusammengepreßt wird als die andere. Daher ist es wichtig, den Kopf von der Stirn aus richtig hinzulegen und dann am Hinterkopf nachzufühlen (Abb. 172 und 173). Strecken Sie dann zuerst ein Bein und darauf das andere ganz aus (siehe Abb. 63 bis 65). Legen Sie Fersen und Knie aneinander. Die zusammengelegten Fersen und Knie, Schritt, Steißbeinmitte, Wirbelsäule und Hinterkopf sollten genau auf den geraden Strich zu liegen kommen (Abb. 174). Richten Sie

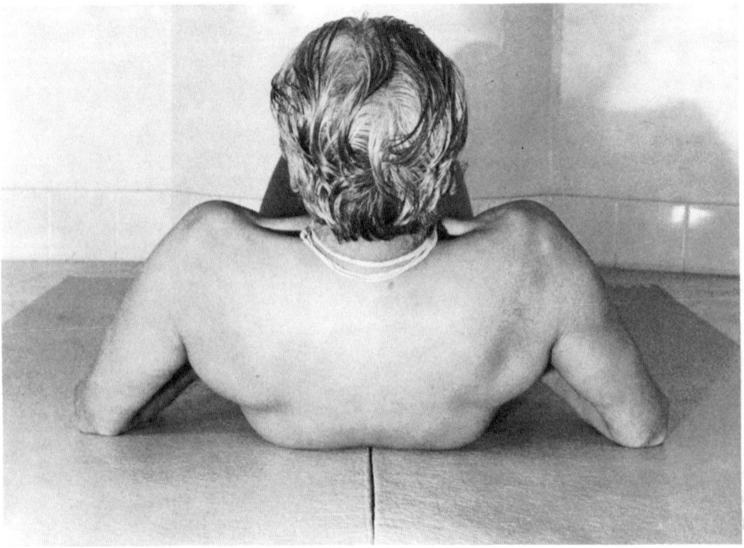

Abb. 168

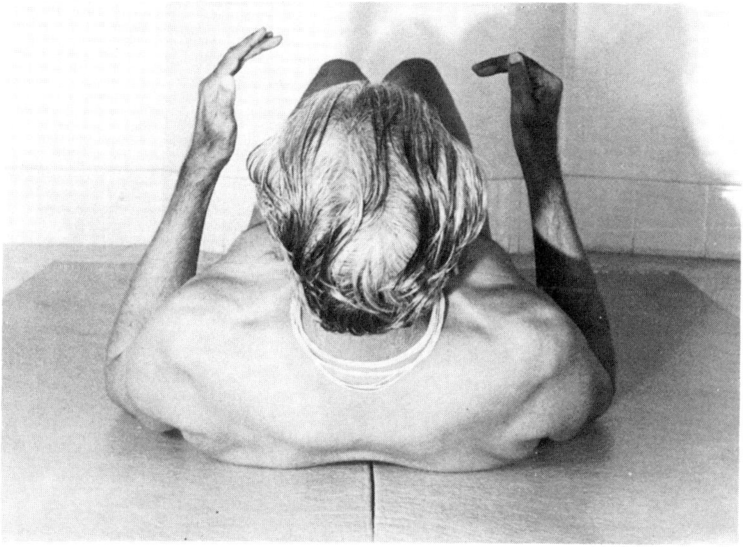

Abb. 169

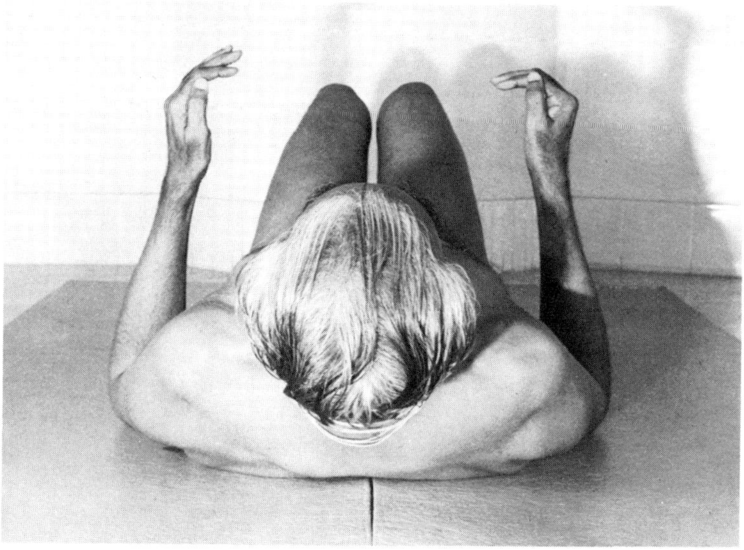

Abb. 170

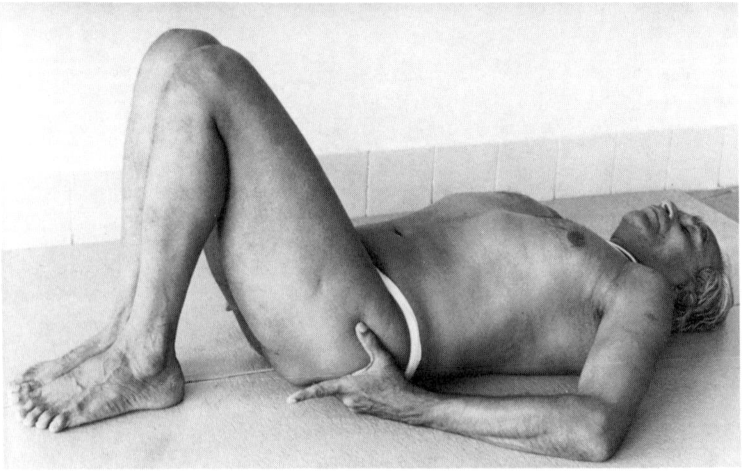

Abb. 171

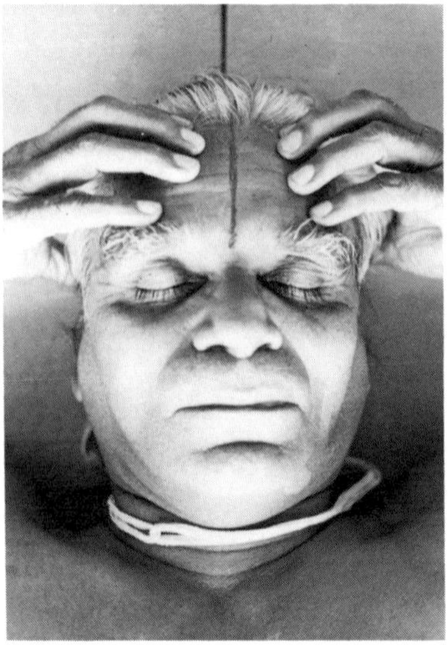

Abb. 172

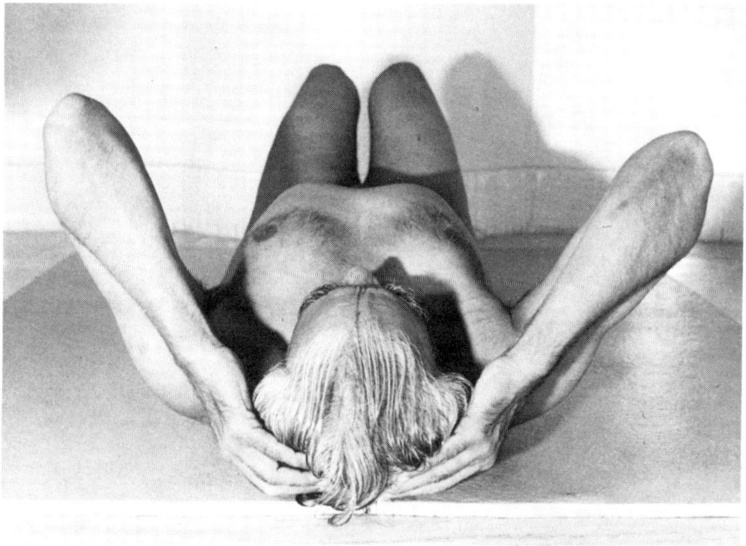

Abb. 173

dann die Vorderseite des Körpers aus, und halten Sie die Mitte zwischen den Augenbrauen, den Nasenrücken, das Kinn, das Brustbein, den Nabel und die Mitte des Schambeins auf einer Linie.

Gleichgewicht

8. Halten Sie den Körper gerade und waagerecht, so daß er sich nicht neigt. Um dies zu überprüfen, ziehen Sie eine gedachte Gerade von der Stirnmitte aus über Augenbrauenmitte, Nasenrücken, Lippenmitte, Kinn, Kehlkopf, Brustbein, Zwerchfellmitte, Nabel und Schambein und dann durch den Spalt zwischen den Innenseiten der Schenkel, Knie, Waden, Knöchel und Fersen. Überprüfen Sie dann, ob der Körper waagerecht liegt, und fangen Sie mit dem Kopf an, wobei Sie die Ohren, die äußeren Augenwinkel, die Lippen und das Kinn parallel zum Boden halten (Abb. 175 und 176). Strecken Sie schließlich die Arme, und fühlen Sie, ob der Hinterkopf genau in der Mitte aufliegt (Abb. 177).

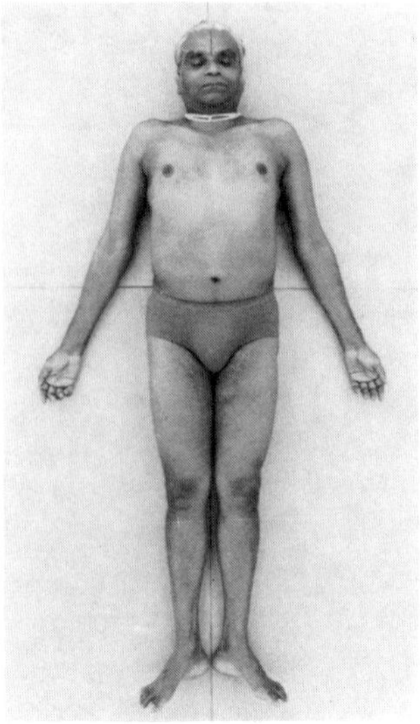

Abb. 174

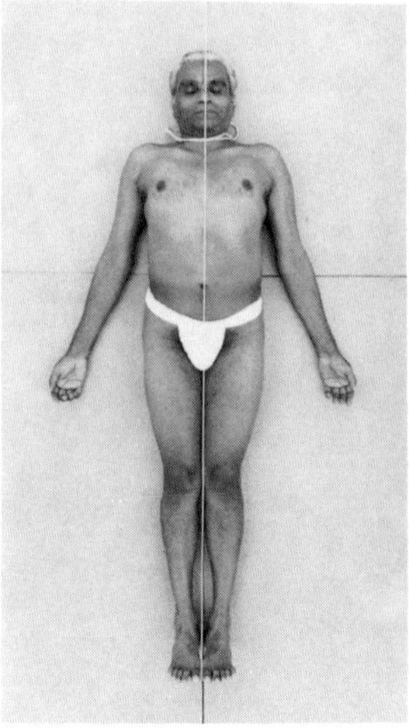

Abb. 175

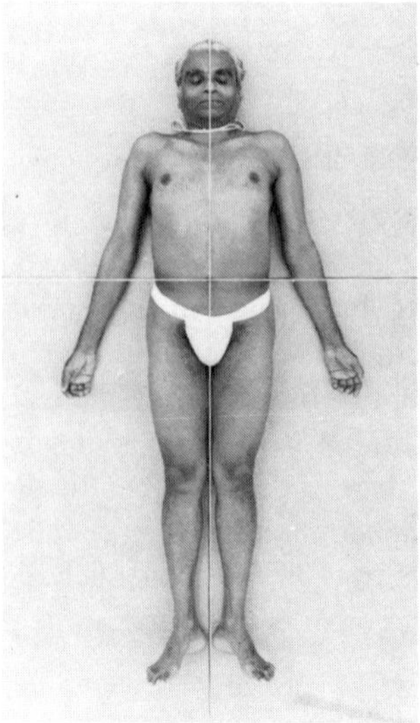

Abb. 176

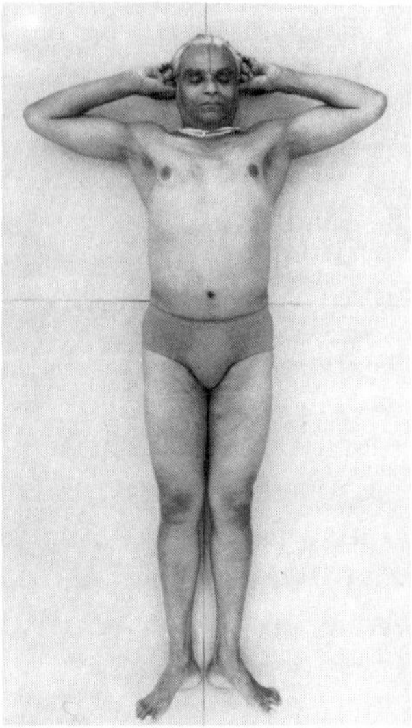

Abb. 177

Rumpf

9. Setzen Sie beide Schulterblätter mit den inneren Spitzen am Boden auf (Abb. 178 und 179). Ziehen Sie die Haut um die Schultern von den Schlüsselbeinen zu den Schulterblättern, und korrigieren Sie den Rücken, so daß er vollkommen auf der Decke liegt (Abb. 180). Achten Sie darauf, daß die Brust- und Lendenwirbel zu beiden Seiten gleich aufliegen und daß sich die Rippen einheitlich abspreizen. Etwa neunundneunzig Prozent der Menschen sitzen nicht gleichmäßig auf beiden Gesäßbacken, sondern mehr auf einer. Sehen Sie darauf, daß die Kreuzbeinmitte am Boden aufliegt, so daß sich die Gesäßbacken gleichmäßig entspannen können. Ziehen Sie eine Linie zwischen den Brustwarzen, fliegenden Rippen und Beckenknochen (Abb. 175 und 176), damit diese parallel zum Boden bleiben.

Füße

10. Halten Sie die Füße zusammen, und strecken Sie sie aus (Abb. 175). Lassen Sie sie dann gleichmäßig zur Seite kippen (Abb. 181). Die großen Zehen sollten sich schwerelos und nachgiebig anfühlen (Abb. 182). Es ist ein Fehler, die kleinen Zehen auf den Boden zu

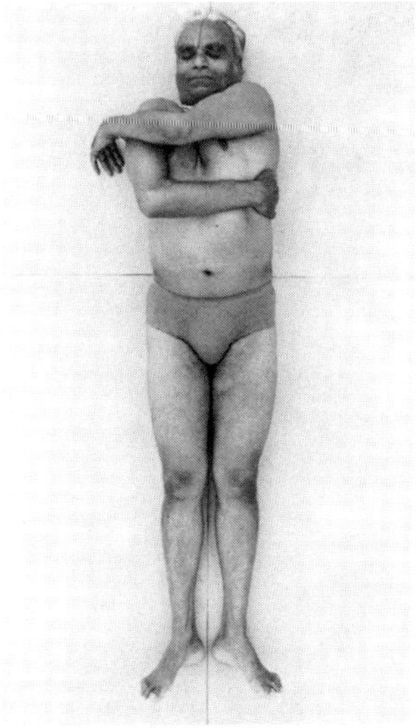

Abb. 178

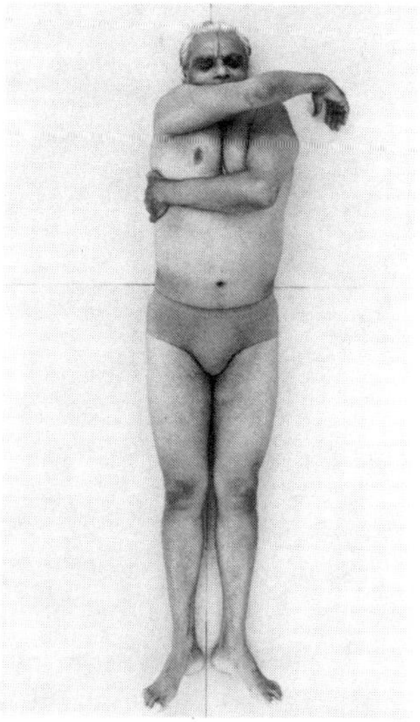

Abb. 179

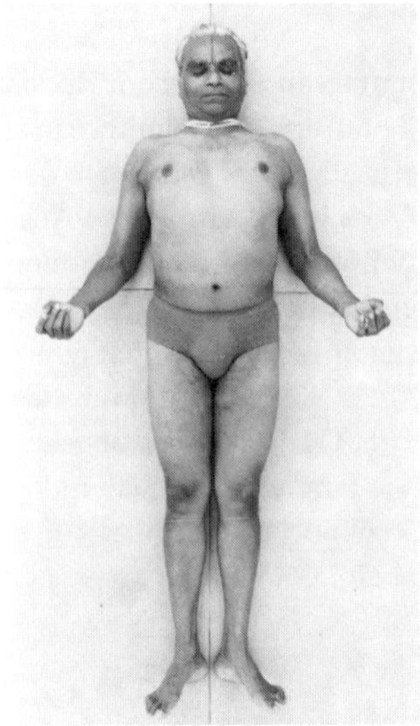

Abb. 180

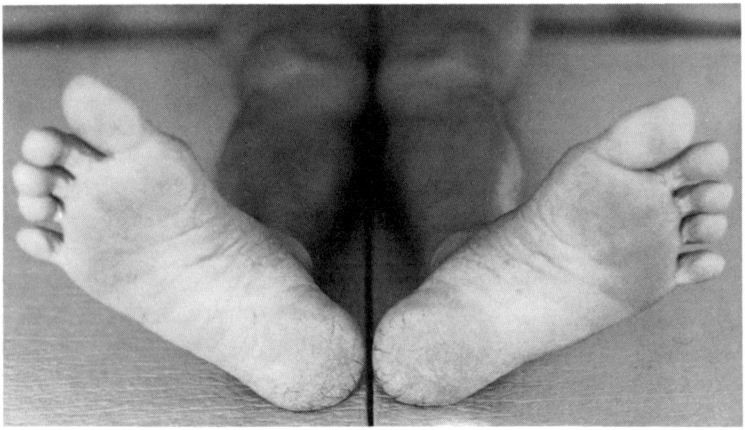

Abb. 181

zwingen. Wer steife Beine hat, kann die Füße etwa einen halben Meter auseinander halten, da es ihm dadurch möglich wird, den Rücken am Boden aufliegen zu lassen (Abb. 183). Die Außenwinkel der Kniekehlen sollten den Boden berühren. Wenn Sie so nicht ruhig liegen können, so packen Sie eine zusammengefaltete Decke oder ein

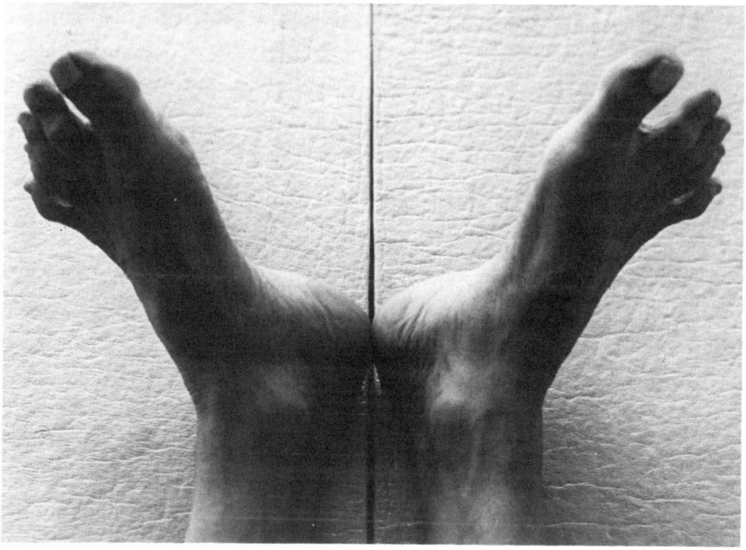

Abb. 182

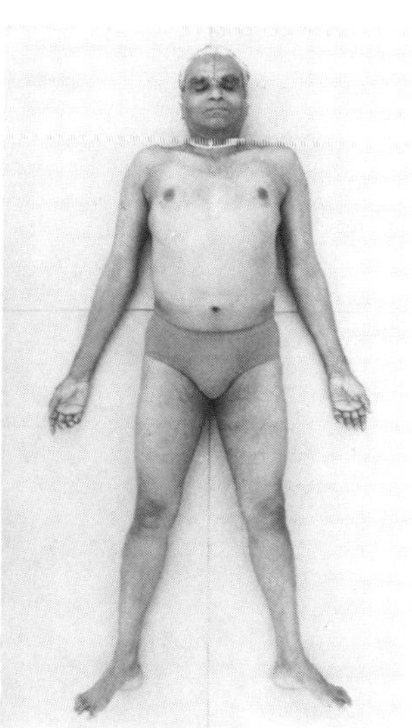

Abb. 183

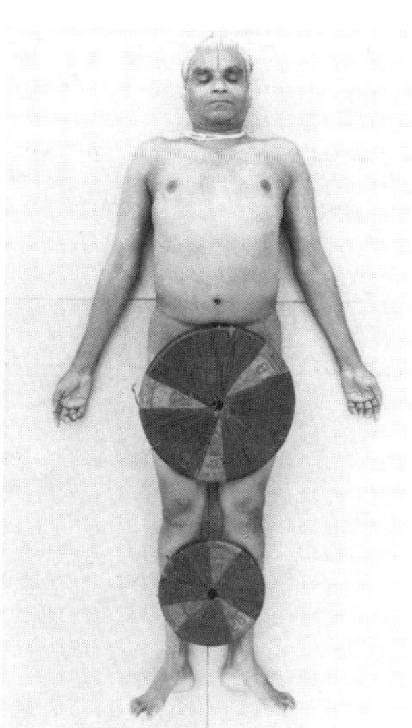

Abb. 184

Kissen darunter (Abb. 100). Fühlen sich die Beine nicht entspannt, so legen Sie Gewichte auf die Schenkel (fünfundzwanzig bis fünfzig Pfund, Abb. 184). Dies beseitigt Anspannung und Verhärtung der Muskeln und hält die Beine ruhig.

Hände

11. Legen Sie die Hände etwas vom Körper weg, so daß die Achseln etwa einen Winkel von fünfzehn bis zwanzig Grad bilden. Beugen Sie die Ellbogen, und berühren Sie die Schultergelenke mit den Fingern (Abb. 185). Strecken Sie den Trizeps am rückwärtigen Oberarm, und schieben Sie die Ellbogen so weit wie möglich auf die Füße zu. Belassen Sie den ganzen Oberarm mit den Außenkanten der Schultern und den Ellbogen auf dem Boden (Abb. 186). Verändern Sie nicht die Lage der Ellbogenspitzen. Lassen Sie die Unterarme sinken. Strecken Sie die Hände von den Handgelenken bis zu den Fingerknöcheln aus, wobei die Innenflächen nach oben weisen (Abb. 187 und 188). Halten Sie die Finger passiv und entspannt, während die Rücken der Mittelfinger bis zu den ersten Knöcheln den Boden berühren (Abb. 189). Achten Sie darauf, daß Arme, Ellbogen, Handgelenke und Handrük-

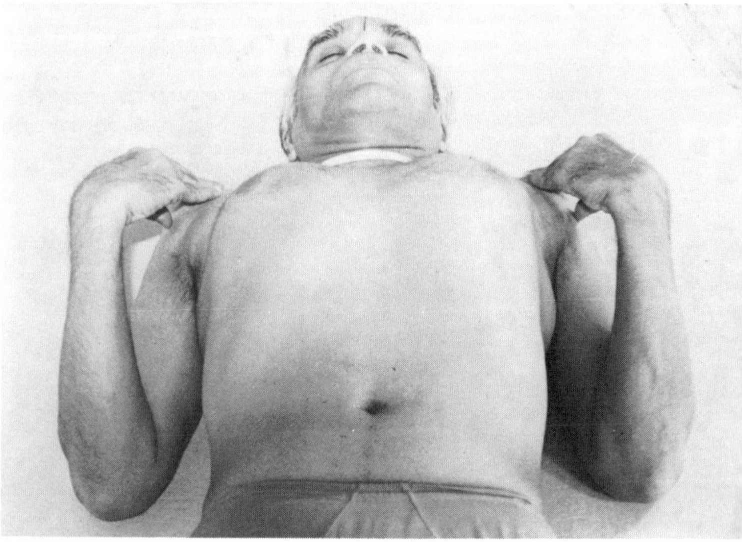

Abb. 185

ken auf ihrer Mittellinie Kontakt mit dem Boden haben. Wenn die Arme zu dicht an den Körper gehalten werden und der Körper sich nicht in der rechten Ruhelage befindet und wenn man eine Starre in den Armen oder den Rückenmuskeln spürt, so sollte man die Arme auf Schulterhöhe abspreizen (Abb. 190). Während man auf dem Boden liegt, sollte man das Gefühl haben, daß der Körper in die Mutter Erde einsinkt.

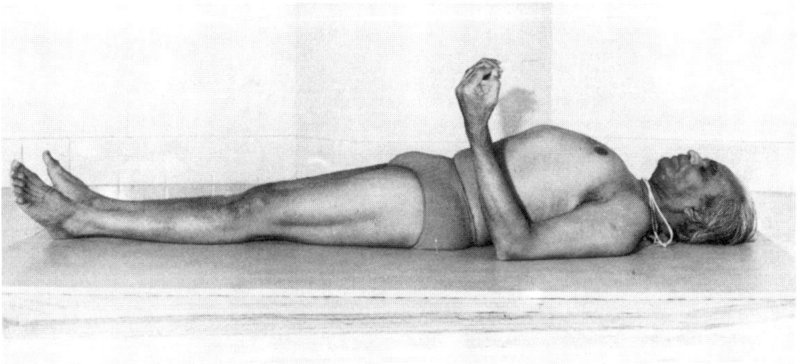

Abb. 186

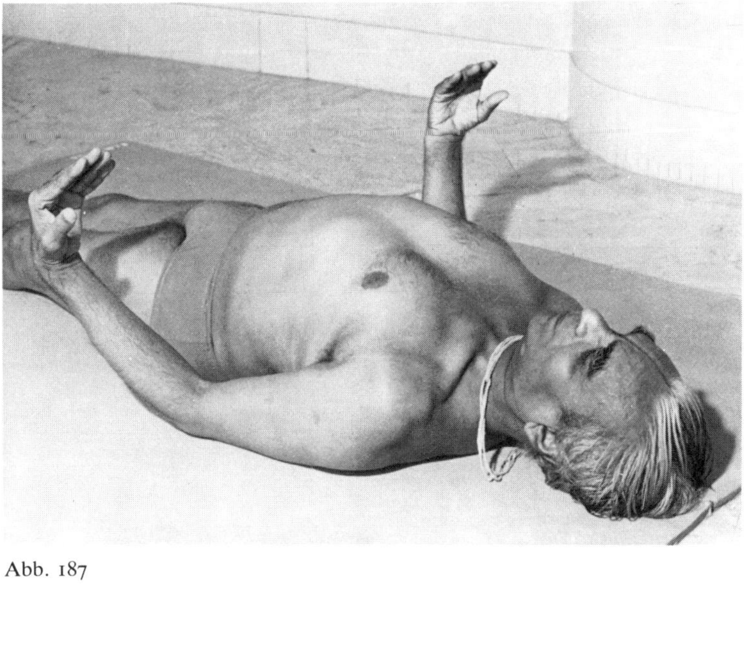

Abb. 187

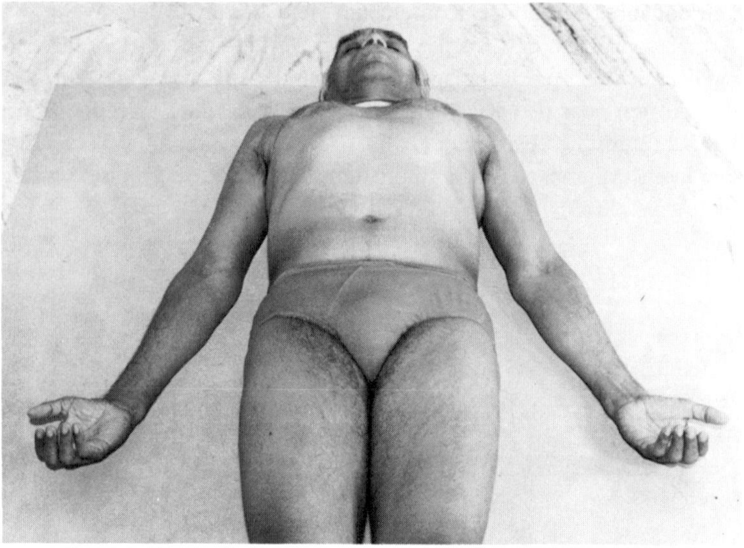

Abb. 188

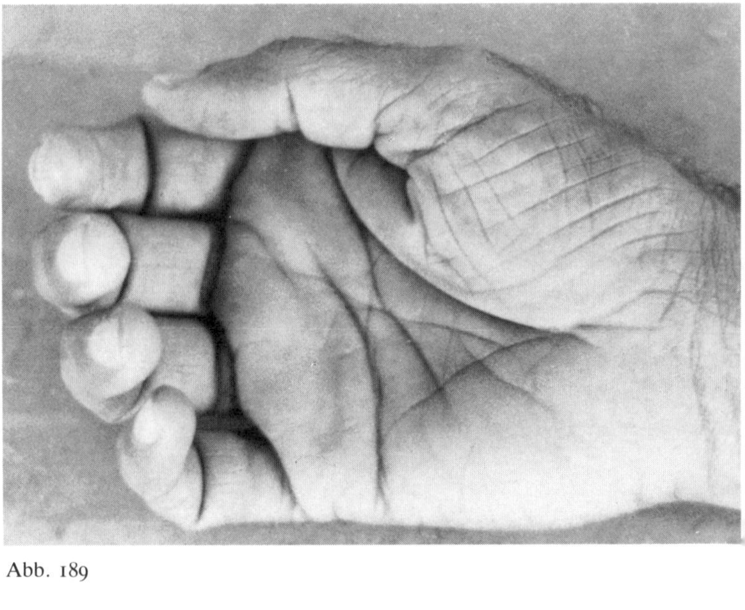

Abb. 189

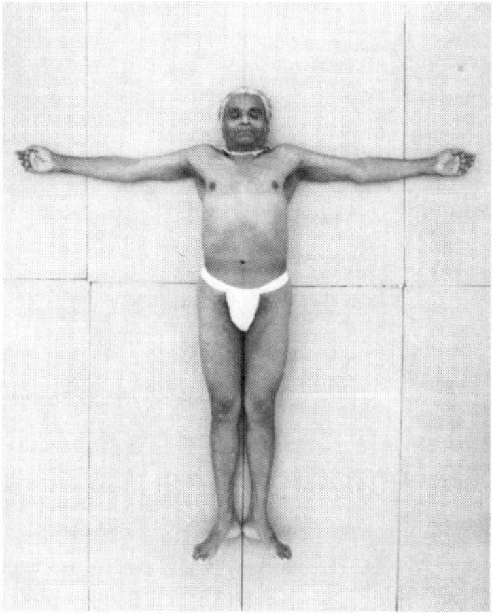

Abb. 190

Unbewußte Verspannungen

12. Unbewußt kann es zu Verspannungen in den Händen, den Fingern, den Fußsohlen oder den Zehen kommen (Abb. 191 und 192). Achten Sie darauf, und lösen Sie eine solche Verspannung, wenn sie auftritt, und bringen Sie die entsprechenden Teile wieder in ihre richtige Lage.

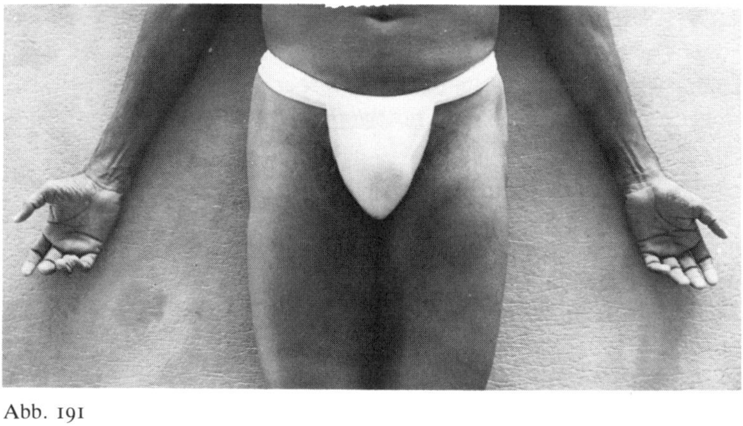

Abb. 191

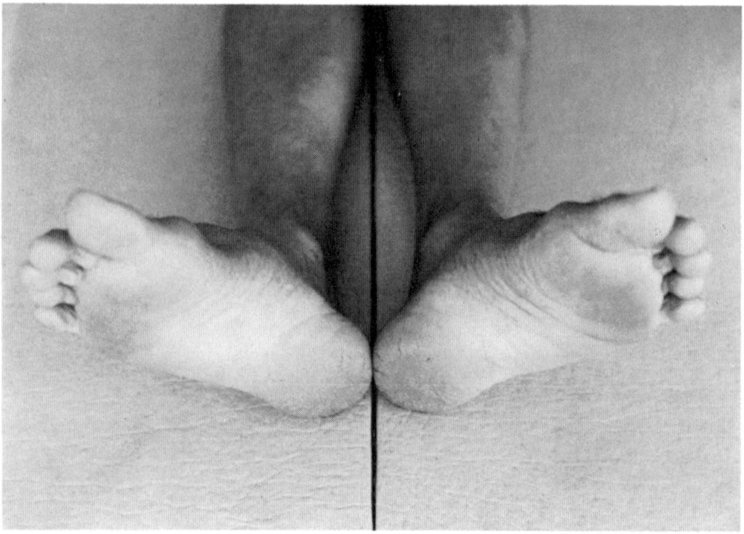

Abb. 192

Beseitigung der Verspannung

13. Lernen Sie zunächst, die Rückseite des Körpers – Nacken, Rükken, Arme und Beine – zu entspannen, und entspannen Sie darauf die Vorderseite vom Schambein bis zur Kehle, wo sich die Gefühlsaufwallungen niederschlagen, und dann vom Hals zum Scheitel. Lernen Sie so, den gesamten Körper zu entspannen.
14. Erleben Sie das Gefühl des Nichts oder der Leere in den Achselhöhlen, in der Leistenbeuge, dem Zwerchfell, den Lungen, den Rükkenmuskeln und dem Bauch. Der Körper fühlt sich dann wie ein weggeworfener Stock an. Bei richtigem Shavāsana fühlt sich der Kopf an, als ob er eingeschrumpft wäre.
15. Lernen Sie, das Gewebe des physischen Leibes zur Ruhe zu bringen, bevor Sie sich mit dem »Denken« abgeben. Der grobstoffliche physische Leib *(annamaya kosha)* sollte unter Kontrolle gebracht werden, bevor man sich weiter daranmacht, den feinstofflichen mentalen *(manomaya)* und den intellektuellen *(vijñānamaya)* Leib zu beruhigen.
16. Völlige körperliche Gelöstheit ist die erste Vorbedingung, und sie ist das erste Anzeichen für das Erlangen von geistiger Ruhe. Es kann

keine Befreiung des Geistes geben, wenn nicht in allen Körperteilen ein Gefühl der Gelöstheit herrscht. Stille im Leib führt zu Stille im Geist.

Die Sinne

17. *Augen.* In Shavāsana wendet der Sādhaka seinen Blick nach innen und schaut in sich hinein. Diese innere Schau bereitet ihn auf Pratyāhāra vor, die fünfte der acht Stufen des Yoga, auf der die Sinne eingezogen werden, und er macht sich auf den Weg zum Ursprung seines Wesens, seinem Atmā.

18. Die Augen sind die Fenster des Gehirns. Ein jeder hat Lider, die wie Fensterläden sind. Die Iris um die Pupille dient als ein automatisches Regulativ des Lichteinfalls auf die Netzhaut. Die Iris reagiert automatisch auf den inneren Zustand des Menschen. Schließt er seine Lider, so kann er alles Äußere von sich fernhalten und sich seines Inneren bewuß werden. Preßt er sie zu fest zusammen, so entsteht ein Druck auf die Augen, der Farb- sowie Licht- und Schattenerscheinungen hervorruft, die ihn ablenken. Führen Sie die oberen Lider behutsam zu den inneren Augenwinkeln. Dies entspannt die Haut unmittelbar darüber und schafft Raum zwischen den Augenbrauen. Gehen Sie sacht mit den Augen um wie mit Blütenblättern. Heben Sie die Augenbrauen gerade so weit an, daß sich alle Anspannung der Haut auf dcr Stirn lösen kann (Abb. 193).

19. *Ohren.* Diese spielen sowohl in Shavāsana als auch in Prānāyāma eine wichtige Rolle. Während die Augen passiv gehalten werden, soll-

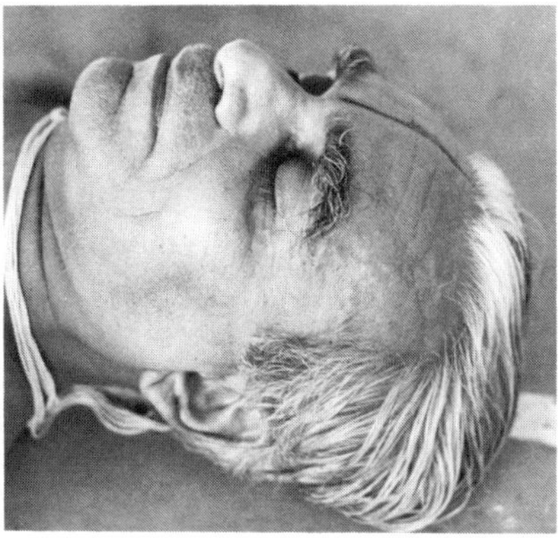

Abb. 193

ten die Ohren ruhig und aufnahmebereit sein. Anspannung oder Gelöstheit in ihnen wirkt sich entsprechend auf den Geist aus wie auch umgekehrt. Der Sitz des Intellekts ist im Kopf, während das »Denken« im Herzen wurzelt. Kommt es zu Gedankenwellen, so geht den Ohren ihre innere Aufnahmefähigkeit verloren. Durch sorgfältiges Training kann der Vorgang umgekehrt werden, und die Ohren senden dann ihrerseits Botschaften aus, um die Schwankungen zu glätten und das Gemüt damit zu beruhigen. Bleiben die Augen angespannt, so schließen sich die Ohren, und sind jene entspannt, so auch die Ohren.

20. *Zunge.* Halten Sie die Zungenwurzel passiv wie im Schlaf, und lassen Sie die Zunge im Unterkiefer ruhen. Jede Bewegung und jeder Druck der Zunge auf die Zähne oder den Gaumen sind Anzeichen eines schwankenden Sinns. Bewegt sie sich nach einer Seite, so tut dies auch der Kopf und erschwert so die völlige Entspannung. Halten Sie die Mundwinkel entspannt, indem Sie sie zur Seite ziehen.

21. *Haut.* Die Haut, die den Körper bedeckt, hat eine Trägerfunktion für den vielleicht wichtigsten der Sinne. Die fünf Wahrnehmungsorgane sind die Augen, die Ohren, die Nase, die Zunge und die Haut. Die feinstofflichen Urelemente von Licht, Farbe, Klang, Geruch, Geschmack und Gefühl *(tanmātras)* hinterlassen ihre Eindrücke auf die Sinnesorgane. Diese wiederum senden Botschaften ans Gehirn und erhalten entsprechende Antworten und Aufforderungen zurück. Die Nerven, die die Sinne kontrollieren, werden entspannt, indem man die Gesichtsmuskeln locker macht, während das Gehirn vom Kontakt mit den Wahrnehmungsorganen befreit wird. Achten Sie besonders auf den Schläfenbereich, die Backenknochen und den Unterkiefer. Dadurch werden Sie in der Lage sein, ein Gefühl der Ruhe zwischen dem Gaumen und der Zungenwurzel wahrzunehmen. In Shavāsana entspannen sich die Muskeln, die Poren der Haut ziehen sich zusammen, und die wichtigen Nerven kommen zur Ruhe.

Atmung

22. Achten Sie darauf, daß der Atem gleichmäßig durch beide Nasenlöcher fließt. Beginnen Sie mit normaler Einatmung, aber atmen Sie weich, tief und länger aus. Bei manchen Menschen erzeugt tiefes Einatmen Störungen in Kopf und Rumpf, die von Anspannung in den Armen und Beinen begleitet werden. Ihnen wird normale Einatmung

mit tiefen und weichen Ausatmungen empfohlen. Das beruhigt die Nerven und das Gemüt. Wer beim Versuch, Shavāsana zu üben, unruhig wird, sollte tief, langsam und in die Länge gezogen ein- und ausatmen, bis sich die Ruhe einstellt. Wenn die Ruhe empfunden wird, so sollte man mit der Tiefenatmung aufhören und den Atem von selbst fließen lassen. Hat man sich in der Kunst der Ausatmung vervollkommnet, so fühlt man den Atem förmlich aus den Poren der Brusthaut sickern, und dies ist ein Anzeichen völliger Entspannung. Jeder Ausatem trägt den Geist des Sādhaka seinem eigenen Selbst zu und reinigt sein Gehirn von aller Anspannung und Geschäftigkeit. Die Ausatmung ist die beste Form, in der der Sādhaka sein ein und alles – seinen Atem, sein Leben und seine Seele – seinem Schöpfer darbringen kann.

Kopf

23. Vergewissern Sie sich, daß der Kopf gerade und parallel zur Decke liegt. Ist er nach oben gebeugt (Abb. 194), so weilt das »Denken« in der Zukunft. Ist er nach unten gebeugt (Abb. 195), so brütet er über Vergangenes. Ist er zur Seite geneigt (Abb. 196), so folgt das Ohrinnere (das Gleichgewichtsorgan mit Utrikulus, Sacculus und den Bogengängen). Dies wirkt auf das Mittelhirn zurück und löst die Neigung aus, einzuschlafen und das Bewußtsein zu verlieren. Lernen Sie, den Kopf waagerecht zum Boden zu halten, so daß das »Denken« immer in der Gegenwart verharrt (Abb. 197). Jede Neigung muß berichtigt werden, denn dies trägt zum Gleichgewicht *(samatva)* zwischen den beiden Gehirnhemisphären und dem Körper bei, welches eines der Tore zur Gottheit ist.

24. Zu Beginn bewegt sich das Kinn unbewußt mit dem Atem auf und ab. Bringen Sie dies unter Kontrolle, indem Sie den Hinterkopf bewußt parallel zum Boden halten, wobei der Nacken bis zum Scheitel gestreckt ist (Abb. 197).

Gehirn

25. Ist das Gehirn oder das »Denken« angespannt, so ist es auch die Haut, und umgekehrt. Lernen Sie, sich von den Poren der Haut bis zum Selbst wie auch in umgekehrter Richtung zu disziplinieren. Die gesamte Energie von Körper, »Denken« und Intellekt soll im Selbst aufgehen. Gebrauchen Sie den Willen, um das »Denken« und den

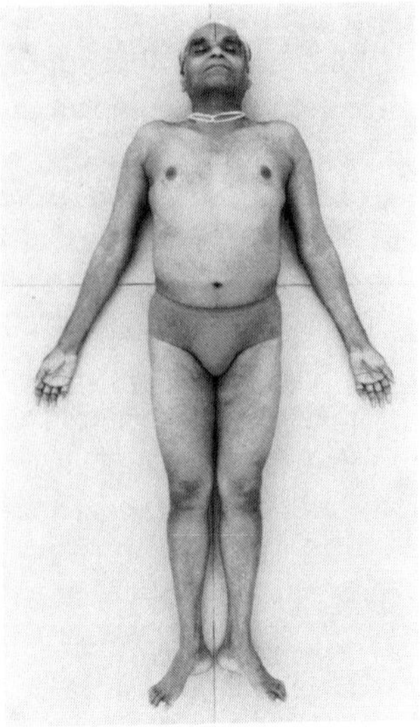

Abb. 194

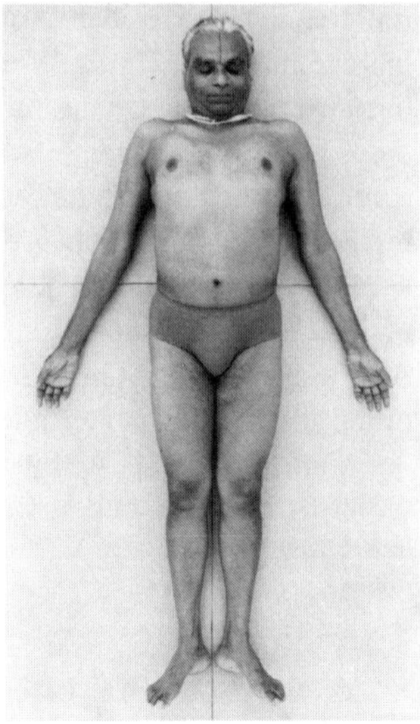

Abb. 195

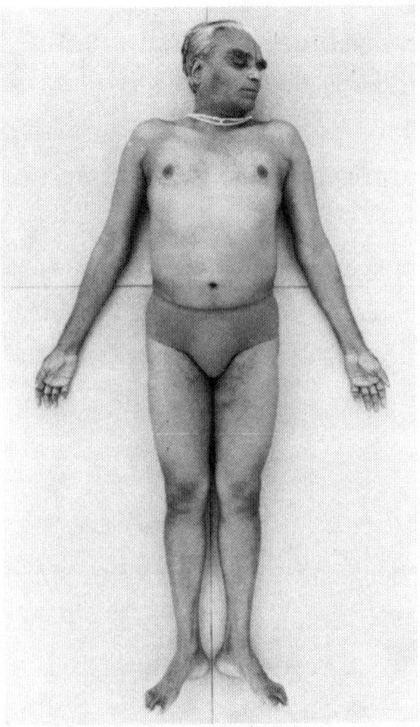

Abb. 196

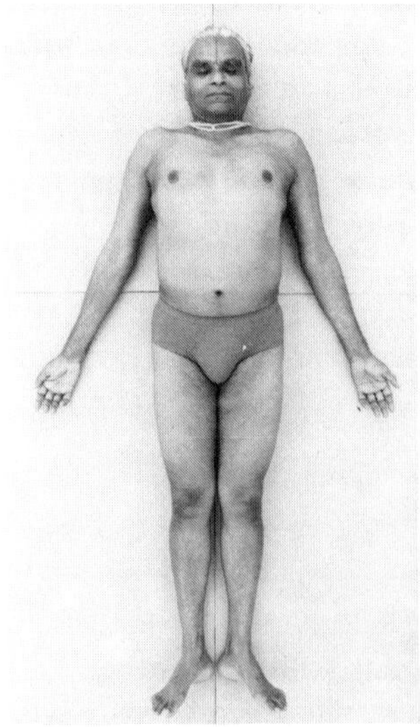

Abb. 197

Intellekt zur Ruhe zu bringen. Sublimieren Sie zuletzt den Willen.

26. Solange die Sinne rege sind, schläft der Ātmā. Wenn sie ruhig und still sind, so vertreibt dies die Wolken der Begierde, und er leuchtet hervor. Die Bewegungen von »Denken« und Intellekt *(buddhi)* sind pfeilschnell wie die eines Fisches im Wasser eines Teiches – sowohl innerhalb wie außerhalb des Körpers. Kräuselt sich die Wasseroberfläche nicht, so ist das darin gespiegelte Bild unverzerrt und klar. Ist das Hin und Her von »Denken« und Intellekt zur Ruhe gebracht, so steigt das Bild des Selbst *(ātmā)* ungestört und frei von Begierden zur Oberfläche auf. Dieser wunschlose Zustand der Einfachheit und Klarheit heißt Kaivalyāvasthā.

27. Das Ziel in Shavāsana besteht darin, den Körper ruhig und die Atmung passiv zu halten, während der Sinn und der Intellekt nach und nach geläutert werden. Treten innere oder äußere Schwankungen auf, so werden seelische und geistige Energien vergeudet. In Shavāsana werden die inneren Gefühlsaufwallungen im Gemüt zur Ruhe gebracht, wodurch ein Zustand von Manolaya (*manas* = »Denken«, *laya* = Versenkung) herbeigeführt wird. Dann löst sich das von Schwankungen freie »Denken« auf und ergießt sich ins Selbst wie ein Fluß ins Meer. Dies ist ein negativer Zustand der Passivität, der in den Yoga-Schriften als »leer« *(shūnyāvasthā)* beschrieben wird, als ein Verlöschen der Identität auf der Gefühlsebene. Dann sperrt der Sādhaka die auf ihn einströmenden Gedanken aus, die seine intellektuelle Energie ablenken und zerstreuen. Auf dieser Ebene erlebt er

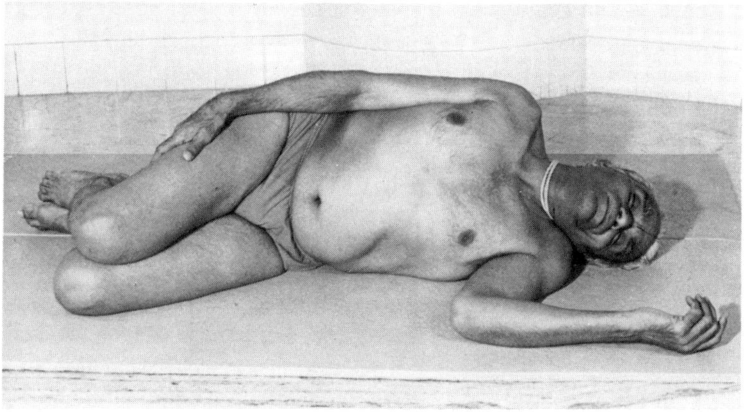

Abb. 198

einen Zustand der Klarheit, in dem der Intellekt ganz beherrschend ist und kein Eindringen von störenden Gedanken zuläßt. Dieser Zustand wird Ashūnyāvasthā genannt (*a-* = nicht, *shūnya* = leer). Gelangt er zur Beherrschung von »Denken« und Gehirn, so erreicht er einen neuen positiven Zustand jenseits von Manolaya und Amanaskatva, welcher reines Sein ist.

28. Manolaya oder Shūnyāvasthā läßt sich mit dem Neumond vergleichen, wenn der Mond, obwohl er noch um die Erde kreist, nicht sichtbar ist.

Der Zustand von Amanaskatva oder Ashūnyāvasthā kann mit dem Vollmond verglichen werden, der das Licht der Sonne, des Ātmā, widerspiegelt. In beiden, Shūnyāvasthā wie Ashūnyāvasthā, sind Körper, Gemüt und Intellekt des Sādhaka wohlausgewogen und strahlen Energie aus. Er erlangt ein Gleichgewicht zwischen den Gezeiten der Leere des Gefühls und der Fülle des Intellekts.

29. Um diesen Zustand zu erreichen, muß der Sādhaka Unterscheidungsvermögen entwickeln. Dies wiederum führt zu Klarheit und ermöglicht ihm, sich besser zu entspannen. Ist die Klarheit gewonnen, so verschwinden die Zweifel, und dies bringt Erleuchtung. Sein Wesen löst sich dann im Unendlichen *(paramātmā)* auf. Dies ist es, was der Sādhaka als den Nektar von Shavāsana erfährt.

30. Üben Sie Shavāsana etwa zehn bis fünfzehn Minuten lang, um ein Gefühl der Zeitlosigkeit zu erleben. Der leiseste Gedanke und die geringste Bewegung werden den Bann brechen, und Sie sind wieder in der Welt der Zeit, die einen Anfang und ein Ende hat.

31. Aus einem gelungenen Shavāsana wieder in den Normalzustand zu gelangen, erfordert Zeit. Zwischen zwei Atemzügen und zwei Gedanken liegt jeweils eine unterschiedliche Zeitspanne; so auch zwischen einem aktiven und einem passiven Zustand. Da Shavāsana ein passiver Zustand ist, sollte der Sādhaka ein stiller Beobachter bleiben, bis sich die normale Aktivität wieder in Gehirn und Körper einschleicht. Nach gelungenem Shavāsana fühlen sich die Nerven bei der Rückkehr in den Normalzustand wie eingelaufen an, während der hintere Teil des Gehirns trocken und schwer und der vordere leer scheint. Heben Sie daher nicht schnell den Kopf, da Sie ohnmächtig werden oder sich matt fühlen könnten. Öffnen Sie allmählich und behutsam die Augen, die zunächst einmal alles verschwommen sehen. Bleiben Sie eine Weile so. Ziehen Sie dann die Knie an, drehen Sie Kopf und Körper nach einer Seite (Abb. 198), und bleiben Sie ein

oder zwei Minuten lang so liegen. Wiederholen Sie dies auf der anderen Seite. Daraufhin werden Sie beim Aufstehen keine Beschwerden haben.

Besondere Vorkehrungen

Wer an zu hohem Blutdruck, Herzbeschwerden, Emphysemen oder innerer Unruhe leidet, sollte auf Holzbohlen liegen und sich Kissen unter den Kopf packen (Abb. 95 bis 97).

Angespannte und unruhige Menschen sollten sich Gewichte (etwa fünfzig Pfund schwer) auf die Oberschenkel legen und etwa fünf Pfund schwere auf die Handflächen (Abb. 199). Sie sollten Shanmukhī Mudrā ausführen (Abb. 200) oder ein langes und weiches, dünnes Stück Tuch, das auf etwa zehn Zentimeter Breite gefaltet wird, um den Kopf und über Augen und Schläfen wickeln. Setzen Sie an den Augenbrauen an, ohne die Nase abzudrücken, und stecken Sie die Enden weg, entweder an der Schläfe darüber oder an der Nasenseite darunter. Das Tuch sollte weder zu fest noch zu locker sein (Abb. 201). Ist das Gehirn aktiv, so werden Bewegungen der Schläfen und Anspannung in den Augäpfeln das Tuch nach außen schieben. Wenn sich die Haut dort entspannt, so haben Sie nicht mehr das Gefühl, mit

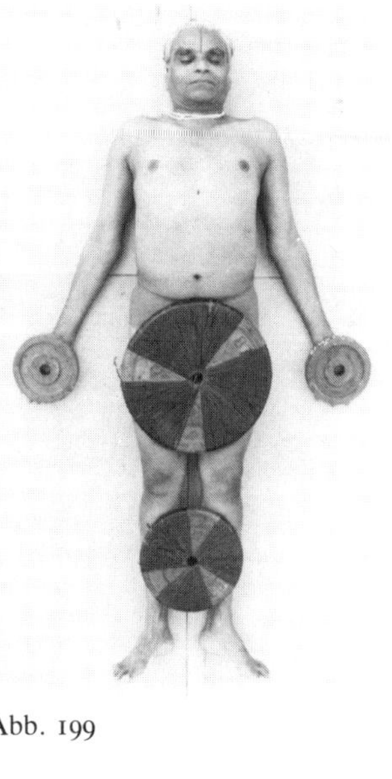

Abb. 199

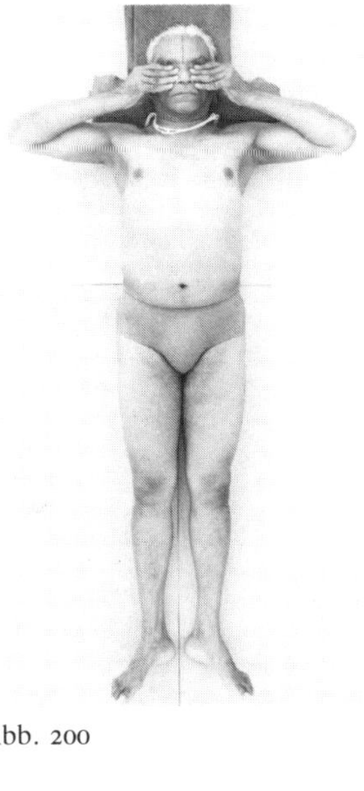

Abb. 200

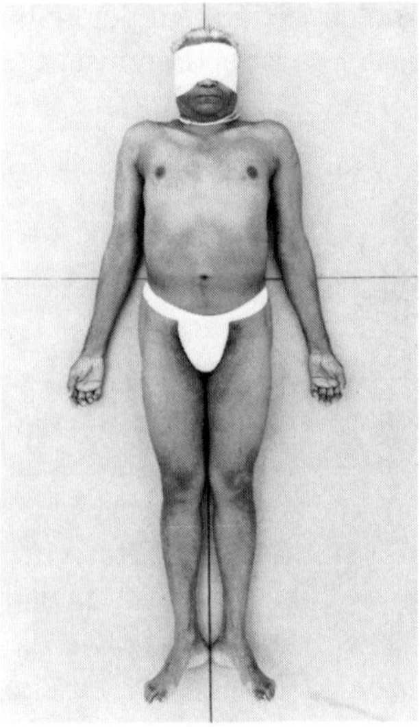

Abb. 201

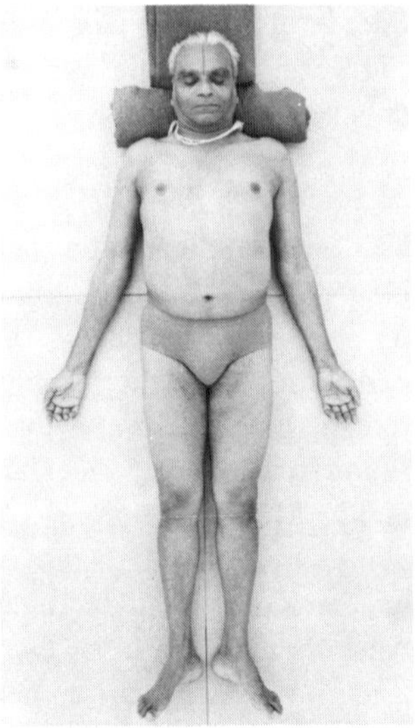

Abb. 202

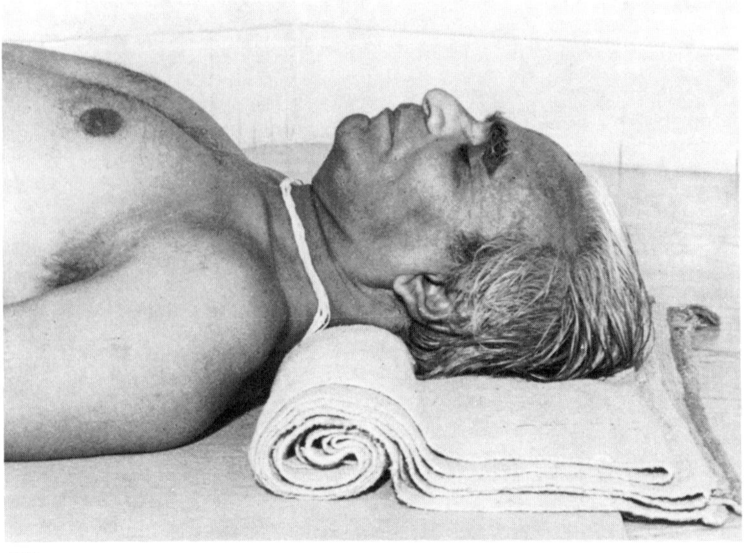

Abb. 203

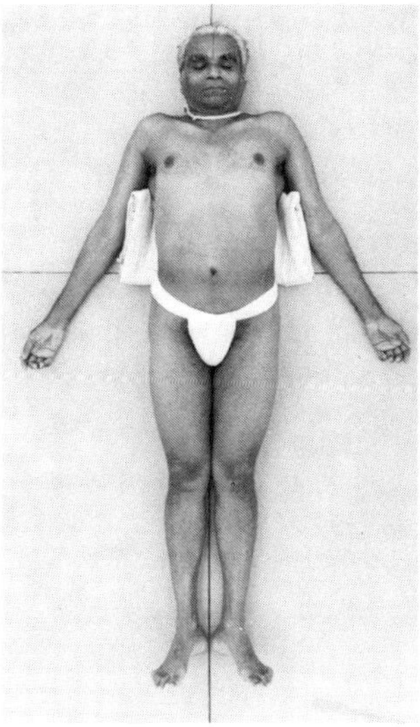

Abb. 204

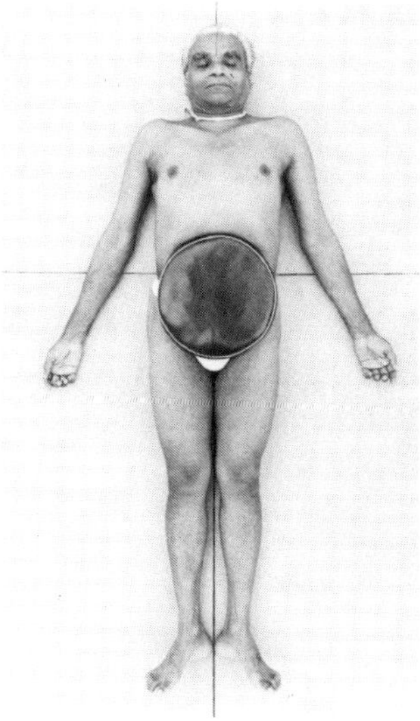

Abb. 205

dem Tuch in Berührung zu sein. Dies ist ein Zeichen dafür, daß sich das Gehirn zu entspannen beginnt.

Wer aufgrund einer Wirbelentzündung oder einer Verstauchung einen wehen Nacken hat, wird Schwierigkeiten dabei haben, den Nakken zu strecken und bequem zu ruhen. Er sollte ein Handtuch oder ein zusammengefaltetes Stück Tuch zwischen den Nackenansatz und den Schädel legen, wie auf Abbildung 202 und 203 gezeigt.

Wer äußerst nervös ist oder unter einem Mangel an Vertrauen leidet, sollte beim Liegen in Shavāsana den Blick auf die Mitte zwischen den Augenbrauen richten (*trātaka,* Abb. 164), die Augen schließen und nach innen schauen (Abb. 165). Er sollte tief atmen und nach jedem Einatem die Luft ein oder zwei Sekunden lang anhalten. Er sollte Shavāsana nur nach dem Üben von Sarvāngāsana ausführen, das in *Licht auf Yoga* beschrieben ist. Die tiefe Ein- und Ausatmung macht es einem solchen Menschen möglich, sich zu entspannen, worauf er nicht mehr den Blick auf den Punkt zwischen den Augenbrauen zu richten oder sich auf tiefes Atmen zu konzentrieren braucht.

Ist der Abstand zwischen dem Boden und der Hüfte zu weit, so füllen Sie ihn mit einem weichen Kissen oder einer zusammengefalteten Decke aus. Dies bringt den Rücken in eine Ruhelage (Abb. 204).

Wer Rückenschmerzen hat, sollte sich ein Gewicht (fünfundzwanzig bis fünfzig Pfund) auf den Bauch legen. Das lindert den Schmerz (Abb. 205).

Auswirkung

Bei richtigem Shavāsana ist der Energieaufwand minimal und die Erholung maximal. Es erfrischt den ganzen Menschen und macht ihn dynamisch und kreativ. Es vertreibt die Furcht *(bhaya)* vor dem Tod und erzeugt Furchtlosigkeit *(abhaya)*. Der Sādhaka erlebt einen Zustand der Gelassenheit und inneren Einheit.

Anhang

Prānāyāma-Kurse

Prānāyāma wird hier in fünf Gruppen unterteilt: einen vorbereitenden Kurs, einen für Anfänger, Mittlere und Fortgeschrittene sowie einen Intensivkurs. Diese Serien von Prānāyāmas sind für die tägliche Übung gedacht, wobei zu allen Kursen die Zeit angegeben ist, die in etwa zur Erlangung von einiger Kontrolle erforderlich ist. Das Meistern jeder Stufe hängt von der Hingabe des Sādhaka an diese Kunst und von seinem Übungseifer ab.

Zunächst wird die Unterteilung der Kurse aufgeführt, um das Nachschlagen zu erleichtern, bevor die wöchentlichen Übungen an die Reihe kommen.

1. Vorbereitungskurs	*Stufen*
a) Ujjāyī Prānāyāma	I bis VII
b) Viloma Prānāyāma	I und II

2. Anfängerkurs

a) Ujjāyī Prānāyāma	VIII bis X
b) Viloma Prānāyāma	III bis V
c) Anuloma Prānāyāma	Ia und Ib
	Va und Vb
d) Pratiloma Prānāyāma	Ia und Ib
e) Sūrya Bhedana Prānāyāma	I
f) Chandra Bhedana Prānāyāma	I

3. Mittelkurs

a) Ujjāyī Prānāyāma	XI
b) Viloma Prānāyāma	III, VI und VII
c) Anuloma Prānāyāma	IIa und IIb
	VIa und VIb
d) Pratiloma Prānāyāma	IIa und IIb
e) Sūrya Bhedana Prānāyāma	II
f) Chandra Bhedana Prānāyāma	II
g) Nādī Shodhana Prānāyāma	Ia und Ib

4. Fortgeschrittenenkurs

a) Ujjāyī Prānāyāma	XII
b) Viloma Prānāyāma	VIII
c) Anuloma Prānāyāma	IIIa und IIIb
	VIIa und VIIb

d) Pratiloma Prānāyāma	IIIa und IIIb
e) Sūrya Bhedana Prānāyāma	III
f) Chandra Bhedana Prānāyāma	III
g) Nādī Shodhana Prānāyāma	IIa und IIb

5. *Intensivkurs*

a) Ujjāyī Prānāyāma	XIII
b) Viloma Prānāyāma	IX
c) Anuloma Prānāyāma	VIII
d) Pratiloma Prānāyāma	IV
e) Sūrya Bhedana Prānāyāma	IV
f) Chandra Bhedana Prānāyāma	IV
g) Nādī Shodhana Prānāyāma	IIIa und IIIb
	IVa und IVb

Shītalī und Shītakārī können dann und wann einmal für ein paar Minuten mit oder ohne Fingerkontrolle ausgeführt werden wie auch mit oder ohne innerem und äußerem Luftanhalten. Es ist ratsam, sie bei heißem Wetter und wenn man sich überhitzt fühlt, vor Sonnenaufgang oder nach Sonnenuntergang zu üben.

Bhrāmarī und Mūrchhā kann man machen, um die Methode zu lernen, aber ihre Auswirkungen werden von den anderen hauptsächlichen Prānāyāmas abgedeckt, die in den Tabellen angegeben sind.

Kapālabhāti und Bhastrikā sind im Text behandelt worden. Sie können jeweils für ein paar Minuten zu den täglichen Übungen hinzugenommen werden, um die Nasenlöcher zu reinigen und das Gehirn zu erfrischen, wobei man die Stufe wählt, die dem eigenen Körper und den Nasenlöchern zusagt.

Für das Luftanhalten *(kumbhaka)* wurden Zeitbeschränkungen angegeben, nicht aber für Ein- und Ausatem, und zwar deshalb, damit sich der Sādhaka an einem Tag darauf konzentrieren kann, die Dauer der Ein- und Ausatmungen zu verlängern, an anderen Tagen die des inneren und an wieder anderen die des äußeren Luftanhaltens.

Hat der Sādhaka es zu hinreichender Kontrolle gebracht, so kann er sich an den Atemtakten von Vritti Prānāyāma versuchen, aber nur auf eigene Verantwortung.

Kurs Eins (Vorbereitungskurs)

Wochen	*Prānāyāma*	*Stufen*	*Zeit in Minuten*
1 und 2	Ujjāyī	I und II	je 7–8
3 und 4	Ujjāyī	II und III	je 8
5 und 6	Ujjāyī	II und III	je 5
	Viloma	I und II	je 5
7 und 8	Ujjāyī	I, II, III	je 5
	Viloma	I und II	je 5
9 und 10	Ujjāyī	IV und V	je 5

	Viloma	IV	je 5
	Viloma	I	je 5
11 und 12	Ujjāyī	V und VI	je 5
	Viloma	IV	je 10
13 bis 15	Ujjāyī	V, VI, VII	je 5
	Viloma	II	je 10
16 bis 18	Ujjāyī	VI und VII	je 5
	Viloma	I und II	je 5
19 bis 22	Wiederholen Sie, werden Sie sicher, und gewöhnen Sie sich an die Serien.		
23 bis 25	Ujjāyī	VI und VII	je 8
	Viloma	IV und V	je 8

Wichtige Stufen in Kurs Eins:

Ujjāyī II, III, IV, VI und VII
Viloma I und II

Kurs Zwei (Anfängerkurs)

Wochen	*Prānāyāma*	*Stufen*	*Zeit in Minuten*
26 bis 28	Ujjāyī	VIII	10
	Viloma	III	10
29 bis 31	Ujjāyī	IX	10
	Anuloma	Ia	10
	Viloma	II	5
32 bis 34	Viloma	III	5–8
	Anuloma	Ib	5–8
	Ujjāyī	IX	5
35 bis 38	Anuloma	Ia	10
	Pratiloma	Ia	10
	Ujjāyī	IV	so lange Sie können
39 bis 42	Ujjāyī	X	8–10
	Anuloma	Ib	6–8
	Pratiloma	Ib	6–8
	Viloma	III	so lange Sie können
43 bis 46	Wiederholen Sie die obigen Stufen, und werden Sie darin sicher.		
47 bis 50	Wiederholen Sie die wichtigen Stufen aus Kurs Eins, und üben Sie nach der Ihnen zur Verfügung stehenden Zeit, was Sie aus Kurs Zwei schaffen.		
51 bis 54	Anuloma	Va	5
	Pratiloma	Ia	5

	Sūrya Bhedana	I	10
55 bis 58	Anuloma	Vb	5
	Pratiloma	Ib	10
	Chandra Bhedana	I	5
59 bis 62	Wiederholen Sie Kurs Zwei, und werden Sie darin sicher, wobei Sie die Übung auf die Ihnen zur Verfügung stehende Zeit abstimmen.		

Wichtige Stufen in Kurs Zwei:

Ujjāyī X, Viloma III, Anuloma Ib, Pratiloma Ib, Sūrya Bhedana I und Chandra Bhedana I.

Kurs Drei (Mittelkurs)

Wochen	*Prānāyāma*	*Stufen*	*Zeit in Minuten*
63 bis 67	Viloma	III	5
	Ujjāyī	XI	5–8
	Viloma	VI	5
	Anuloma	IIa	5
	Pratiloma	IIa	5
	Anuloma	VIa	5
	Sūrya Bhedana	II	5
	Chandra Bhedana	II	5

Hier kann der Sādhaka an einem Tag Ujjāyī XI, Anuloma IIa, Pratiloma IIa und Sūrya Bhedana II ausführen und die anderen im Wechsel dazu am jeweils folgenden Tag.

68 bis 72	Viloma	VII	5
	Anuloma	IIb	6–8
	Pratiloma	IIb	6–8
	Nādī Shodhana	Ia	10
73 bis 75	Ujjāyī	VIII	5
	Anuloma	VIb	6
	Pratiloma	II	6
	Nādī Shodhana	Ib	10

Macht man an einem Tag Anuloma, so kann man am nächsten Tag Pratiloma machen.

76 bis 80	Anuloma	IIb	10
	Pratiloma	IIb	10
	Sūrya Bhedana	II	10
	Chandra Bhedana	II	10
	Nādī Shodhana	II	10

Werden Anuloma, Sūrya Bhedana und Nādī Shodhana am ersten Tag ausgeführt, so die übrigen am zweiten und so weiter.

81 bis 85 Werden Sie in der Übung sicher.

Wichtige Stufen in Kurs Drei:

Ujjāyī XI, Viloma VII, Anuloma IIb, Pratiloma IIb, Sūrya Bhedana II, Chandra Bhedana II und Nādī Shodhana II.

86 bis 90 Üben Sie wichtige Prānāyāmas aus den Kursen Eins, Zwei und Drei.

Beginnen Sie nun damit, jeden Tag eine ganze Stufe zu üben, so daß jeder Abschnitt in den Kursen Eins, Zwei und Drei gut gelernt wird, bevor Sie zum Fortgeschrittenenkurs übergehen. Zum Beispiel:

Wochen	*Prānāyāma*	*Stufen*	*Zeit in Minuten*
91 bis 120			
Erste Woche			
Montag	Ujjāyī	VIII	20–25
Dienstag	Sūrya Bhedana	I	20–25
Mittwoch	Anuloma	Ib	20–25
Donnerstag	Viloma	I und II	20–25
Freitag	Pratiloma	Ib	20–25
Samstag	Nādī Shodhana	Ib	20–25
Sonntag	Viloma	II	20–25
Zweite Woche			
Montag	Chandra Bhedana	I	20–25
Dienstag	Anuloma	IIa	20–25
Mittwoch	Pratiloma	IIb	20–25
Donnerstag	Ujjāyī	X	20–25
Freitag	Nādī Shodhana	Ib	20–25
Samstag	Viloma	Vb	20–25
Sonntag	Viloma	III	20–25
Dritte Woche			
Montag	Sūrya Bhedana	II	20–25
Dienstag	Chandra Bhedana	II	20–25
Mittwoch	Viloma	VII	20–25
Donnerstag	Anuloma	Vb	20–25
Freitag	Pratiloma	Ia	20–25
Samstag	Nādī Shodhana	Ia	20–25
Sonntag	Ujjāyī	X	20–25

Jetzt kann sich jeder Sādhaka seinen eigenen Terminplan für die folgenden Tage anlegen, bis alle in den drei Kursen angegebenen Prānāyāmas durchgenommen sind, und dann fangen Sie wieder mit der ersten Woche wie oben an. Achten Sie darauf, daß jedes wichtige Prānāyāma in jeder Woche vertreten ist, und wiederholen Sie keine Stufen im Laufe von drei aufeinanderfolgenden Wochen. Ruhen Sie am Sonntag, oder üben Sie ein einfaches und erholsames Prānāyāma.

Wenn Ihnen ein angesetztes Prānāyāma an einem bestimmten Tag nicht richtig scheint, so nehmen Sie ein anderes aus derselben Woche.

Wenn Sie aus körperlichen Gründen nicht in der Lage sind, irgendwelche Prānāyāmas aus den drei Kursen zu üben, so stellen Sie sich von denen, die Sie machen können, einen eigenen Plan zusammen.

In bezug auf die paar weniger bedeutenderen Prānāyāmas, von denen es hieß, sie sollten nur ein paar Minuten lang geübt werden, muß gesagt werden, daß man nicht versuchen sollte, diese für die hier angegebenen zwanzig bis fünfundzwanzig Minuten auszuführen. Sie können jedoch als eine Art Experiment am letzten Samstag jeden Monats für nicht länger als fünf Minuten geübt werden.

Kurs Vier (Fortgeschrittenenkurs)

Wochen	*Prānāyāma*	*Stufen*	*Zeit in Minuten*
121 bis 125	Sūrya Bhedana	I	5
	Ujjāyī	XII	10
	Viloma	VIII	10
126 bis 130	Chandra Bhedana	I	5
	Anuloma	IIIa	10
	Pratiloma	IIIa	10
	Viloma	VIII	5
131 bis 135	Anuloma	VIIa	10
	Nādī Shodhana	IIa	10
	Viloma	VIII	5
137 bis 142	Sūrya Bhedana	II	10
	Nādī Shodhana	IIb	15
143 bis 148	Chandra Bhedana	II	10
	Nādī Shodhana	Ib	15
149 bis 155	Sūrya Bhedana	III	10
	Anuloma	IIIb	8
	Pratiloma	IIIb	8
156 bis 160	Chandra Bhedana	III	10
	Anuloma	VIIb	8
	Pratiloma	IIIa	8
	Nādī Shodhana	IIb	8–10

Wichtige Stufen in Kurs Vier:

Anuloma IIIb, Pratiloma IIIb, Sūrya Bhedana III, Chandra Bhedana III und Nādī Shodhana IIb.

161 bis 170 Wiederholen Sie alle wichtigen Prānāyāmas der obigen Kurse.

Kurs Fünf (Intensivkurs)

Wochen	*Prānāyāma*	*Stufen*	*Zeit in Minuten*
171 bis 175	Nādī Shodhana	Ib	8–10
	Ujjāyī	XIII	10
	Anuloma	VIIIa	10
176 bis 180	Viloma	IX	10
	Pratiloma	IVa	10
181 bis 185	Nādī Shodhana	IIIa	10
	Anuloma	VIIIb	10
	Ujjāyī	XII (liegend)	8
186 bis 190	Sūrya Bhedana	IV	10
	Nādī Shodhana	IIIb	15
	Ujjāyī	II (liegend)	10
191 bis 195	Chandra Bhedana	IV	10
	Pratiloma	IVb	10
	Viloma	II (liegend)	8–10
196 bis 200	Nādī Shodhana	IVa	10
	Nādī Shodhana	IVb	10
	Ujjāyī	II (liegend)	10

Wichtige Stufen in Kurs Fünf:

Sūrya Bhedana IV, Chandra Bhedana IV und Nādī Shodhana IVb.

Wöchentliche Übungen

Die Zyklen oder Folgen können beliebig verändert werden.

Montag	Nādī Shodhana	Ib	15–20
	Ujjāyī	XI	15–20
	Shavāsana		10
Dienstag	Viloma	V und VI	15–20
	Sūrya Bhedana	II und III	15–20
	Shavāsana		10
Mittwoch	Nādī Shodhana	IIb	15–20
	Anuloma	VIIb	15–20
	Shavāsana		10
Donnerstag	Chandra Bhedana	II und III	15–20
	Pratiloma	IIIb	15–20
	Shavāsana		10
Freitag	Ujjāyī	VIII	20

	Nādī Shodhana	IVb	20
	Shavāsana		10
Samstag	Viloma	VII	10
	Nādī Shodhana	Ib	20
	Shavāsana		10

Wenn man das Haupt-Prānāyāma beendet hat, kann man vor Shavāsana zwei oder drei Minuten lang Bhastrikā üben, mit oder ohne Schließen der Nasenlöcher.

Glossar

A — Negative Partikel, die »nicht-, un-« bedeutet wie z. B. in Unwissenheit.

Abhaya — Furchtlosigkeit.

Abhiniveśa — Instinktives Festhalten am Leben und die Furcht davor, durch den Tod von allem abgeschnitten zu werden.

Abhyāsa — Dauerndes Studium und disziplinierte Übung.

Achala — Unbeweglich.

Achalatā — Unbeweglichkeit.

Achit — Was nicht »Chit« ist (*chit* = das Prinzip des Lebens).

Adhama — Das Niederste, das Geringste.

Adhamādhama — Das Niederste des Niederen.

Adhamamadhyama — Das Niederste des Mittleren.

Adhamottama — Das Beste des Niederen.

Ādhāra — Eine Stütze.

Ādi Śeṣa — Die Urschlange, die der Sage nach tausend Köpfe hat und bildlich dargestellt wird als Ruhelager Vishnus oder dabei, wie sie die ganze Welt auf ihrem Kopf trägt.

Agarbha Dhyāna — *Garbha* heißt »Fötus, Embryo«, *dhyāna* heißt »Meditation«. Dhyāna ist die siebte der von Patañjali aufgeführten Stufen des Yoga. In der Meditation wird einem Anfänger ein Mantra (eine heilige Formel oder ein Gebet) gegeben, um seinen umherschweifenden Sinn zu festigen und ihn von weltlichem Verlangen fernzuhalten. Dies nennt man Sabīja oder Sagarbha (*sa* = mit; *bīja* = Keim; *garbha* = Embryo) Dhyāna. Sitzt man und meditiert, ohne Mantras zu rezitieren, so heißt dies Nirbīja oder Agarbha Dhyāna. Die Vorsilben *nir* und *a* bezeichnen die Abwesenheit von etwas, und *a* heißt »ohne«.

Agni — Feuer oder Verdauungskraft.

Ahaṁkāra — Ich oder Egoismus; wörtlich der »Ich-Macher«, der Zustand der Gewißheit, daß »Ich weiß«.

Ahiṁsā — Gewaltlosigkeit. Das Wort hat nicht nur die negative und einschränkende Bedeutung von »Nicht-Töten« oder »Gewaltlosigkeit«, sondern auch die positive und weite Bedeutung von »umfassender Liebe zu aller Schöpfung«.

Āhuti	Opfer an eine Gottheit; jeder feierliche Ritus, der von Opfergaben begleitet ist.
Ājñā Chakra	Das Nervengeflecht zwischen den Augenbrauen, der Sitz der Befehlsgewalt *(ājñā* = Befehlsgewalt).
Ākāśa	Der Himmel, Äther (als fünftes Element betrachtet), der freie Raum.
Alabdha-Bhūmikatva	Unfähigkeit, zu Bodenständigkeit und Dauerhaftigkeit im Üben zu gelangen; das Gefühl der Unmöglichkeit, die Wirklichkeit zu sehen.
Ālambushā Nāḍī	Name einer der Nāḍīs, der röhrenförmigen Organe des feinstofflichen Leibes, durch welche Energie fließt. Es heißt, Ālambushā verbinde Mund und After.
Ālasya	Müßiggang, Faulheit, Apathie.
Amanaskatva	Es ist das Ziel des Yoga, »Denken« und Intellekt nach und nach zu läutern. Kommt es innerlich und äußerlich zu Schwankungen, so gehen seelische und geistige Energien verloren. Wird der innere Aufruhr des »Denkens« beruhigt, so erfährt man den Zustand von Manolaya (*manas* = »Denken«, *laya* = Versenkung), in dem das »Denken« frei ist von Schwankungen, sich ins Selbst ergießt und darin auflöst wie ein Fluß im Meer; es ist ein Auflösen der eigenen Identität auf der Gefühlsebene. Ist der Intellekt ganz klar beherrschend und läßt keine störenden Gedanken zu, so erfährt man den Zustand von Amanaskatva, in dem das Organ der Begierden oder Gedanken erstorben ist. Dies ist ein Zustand *(tva)* geistiger Klarheit, ein Dasein ohne das Organ der Begierden oder Gedanken *(amanaska)*.
Anāhata Chakra	Das Nervengeflecht im Herzbereich.
Ānanda	Freude, Wonne, Glückseligkeit.
Ānandamaya Kośa	Hülle *(kośa)* der Wonne *(ānanda)*, die die Seele umgibt.
Anavasthitatva	Unvermögen weiterzuüben, weil der Übende es für nicht mehr notwendig erachtet und meint, er habe den höchsten Zustand des Samādhi erlangt.
Anna	Nahrung (im allgemeinen). Ebenso Nahrung als niederste Form, in der sich die höchste Seele manifestiert.
Annamaya Kośa	Der grobstoffliche, materielle Leib *(sthūla śarīra)*, der durch Nahrung gebildet wird und die äußere Gewandung, Einkleidung oder Hülle der Seele ist. Er stellt außerdem die materielle Welt dar, die grobste oder niederste Form, in der Brahma in der Welt erscheint, wie es heißt.
Antaḥkaraṇa	Das Herz, die Seele, der Sitz von Denken und Fühlen, das Denkvermögen, der Geist, das Gewissen (*anta* = Ende, äußerster Punkt, letzte Grenze, *karaṇa* = ein Sinnesorgan, ein Werkzeug oder ein Mittel).

Antara	Das Innere, innen, innerlich.
Antara Kumbhaka	Anhalten des Atems nach voller Einatmung.
Antarātmā	Der innere Geist, die innerste Seele; der höchste Geist, der im Innern des Menschen wohnt.
Anubhavika Jñāna	Das durch Erfahrung *(anubhava)* erworbene Wissen *(jñāna)*.
Anuloma	*Anu-* heißt »mit, einhergehend mit, verbunden mit«. *Anuloma* heißt »mit dem Haar« *(loma)*, mit dem Strom, normal, in der natürlichen Ordnung.
Anuloma Prāṇāyāma	In Anuloma Prāṇāyāma erfolgt die Einatmung durch beide Nasenlöcher und die Ausatmung wechselweise durch je ein Nasenloch.
Anusandhāna	Genaue Überprüfung, Untersuchung; auch passende Verbindung.
Ap	Wasser, eines der fünf Elemente der Schöpfung.
Apāna Vāyu	Einer der Lebenshauche *(vāyu)*, der sich im Bereich des Unterbauches bewegt und die Ausscheidung von Harn und Kot kontrolliert.
Aparigraha	Freiheit von Besitz- und Sammeldrang.
Ārambhāvasthā	Der Zustand *(avasthā)* des Beginnens *(ārambha)*. In der *Śiva Saṁhitā* ist dies die erste Stufe von *Prāṇāyāma*.
Arjuna	Ein Pāndava-Prinz, der mächtige Bogenschütze und Held des Epos *Mahābhārata*.
Āroha	Aufgang, Aufsteigen, Erhöhung.
Artha	Bedeutung, Sinn, Bezeichnung, Wichtigkeit. Auch Wohlstand als eines der Ziele menschlichen Strebens.
Artha-bhāvana	Ein Gefühl der Hingabe oder des Glaubens *(bhāvana)*, das sich aus dem Nachsinnen über die Bedeutung *(artha)* eines Mantra oder eines Namens des Herrn ergibt.
Asaṁsaktā	Gleichgültigkeit *(asakta)* gegenüber Lob oder Tadel *(śaṁs)*.
Āsana	Eine Stellung; die dritte Stufe des Yoga.
Asat	Das Nichtseiende, das Nichts, das Unwirkliche.
Asmitā	Egoismus.
Aśokavana	Der Hain mit Aśoka-Bäumen auf der Insel Lankā, wo der Dämonenkönig Rāvaṇa Sītā gefangen hielt, die aber ihrem Gatten Rāma treu blieb.
Asteya	Nicht-Stehlen.
Asthi	Ein Knochen.
Aśva	Pferd.
Aśvini Mudrā	Zusammenziehen des Schließmuskels.
Ātmā	Die höchste Seele oder Brahman.
Ātmā Darśana	Die Schau *(darśana)* seiner selbst *(ātmā)* als ein Teil der höchsten Seele. Eine Vision *(darśana)* des Selbst *(ātmā)*.

Ātmāhuti	Ein Selbstopfer, eine Selbstdarbringung.
Ātmā Jaya	Die Selbstbezwingung.
Ātmā Jñāna	Selbsterkenntnis, geistige Erkenntnis, Erkenntnis der Seele oder des höchsten Geistes. Wahre Weisheit.
Ātmānjali Mudrā	Das Falten der flachen Hände vor der Brust zur Verehrung der Seele im Innern.
Ātmānusandhana	Die Suche nach dem Selbst.
Auṁ	Wie das lateinische Wort *omne*, so bedeutet das Sanskrit-Wort *auṁ* »Alles« und geht einher mit den Vorstellungen von Allwissen, Allgegenwart und Allmacht.
Auṁ Namo Nārāyaṇāya, Auṁ Namaḥ Śivāya	Da das Wort Auṁ von großer Macht ist, wird empfohlen, seine Macht abzuschwächen, indem man ihm Namen von Gottheiten wie Nārāyana oder Śiva beigibt, die der Suchende wiederholen und dadurch seine wahre Bedeutung begreifen kann.
Avasthā	Innerer Zustand oder Gemütsverfassung.
Avidyā	Unwissenheit, vor allem in spiritueller Hinsicht.
Avirati	Sinnlichkeit.
Āyāma	Länge, Dauer, Ausdehnung. Es hat auch die Bedeutung von Bezähmen, Kontrollieren und Anhalten.
Āyurveda	Die Heilkunde oder Medizin.
Baddhakoṇāsana	Eine der zum Üben von Prāṇāyāma oder Dhyāna empfehlenswerten Stellungen.
Bāhya Kumbhaka	Anhalten des Atems nach der vollen Ausatmung, wenn die Lungen ganz leer sind.
Bandha	Band oder Fessel. Es bezeichnet eine Stellung, in der gewisse Organe oder Körperteile zusammengezogen und kontrolliert werden.
Bhadrāsana	Eine der zum Üben von Prāṇāyāma oder Dhyāna empfehlenswerten Stellungen.
Bhagavad Gītā	Der Gesang des Erhabenen, die heiligen Dialoge zwischen Kṛṣṇa und Arjuna. Sie ist eines der grundlegenden Werke der Hindu-Philosophie und enthält den Kern der Upaniṣaden.
Bhakti	Verehrung, Anbetung.
Bhakti Mārga	Der Weg oder Pfad zur Erlösung durch die Anbetung eines persönlichen Gottes.
Bhastrikā	Ein Blasebalg, wie er in einer Esse verwandt wird. Bhastrikā ist eine Art Prāṇāyāma, bei der die Luft gewaltsam eingezogen und ausgestoßen oder wie mit einem Blasebalg ausgeschnaubt wird.
Bhava Vairāgya	Abwesenheit von weltlichen Begierden.
Bhāvanā	Ein Gefühl der Hingabe oder des Glaubens; Wahrnehmung, Glaube, Verständnis.

Bhaya — Furcht.

Bhedana — Durchstoßen, Durchbrechen, Hindurchziehen.

Bhoga — Hingabe an weltliche Vergnügungen.

Bhramara — Eine große schwarze Biene.

Bhrāmarī — Eine Art Prāṇāyāma, bei der während der Ausatmung ein sanfter Summton wie der einer Biene erzeugt wird.

Bhrānti-Darśana — Falsche *(bhrānti)* Anschauung oder Erkenntnis *(darśana)*, Täuschung.

Bhūḥ — Die Erde, die erste der drei Welten, deren andere zwei der Luftraum und der Himmel sind. Es ist zudem ein mystisches Wort, eines der ersten, aus denen die Sprache hervorging.

Bhuvaḥ — Der Luftraum oder Äther, die zweite der drei Welten, die sich unmittelbar oberhalb der Erde befindet. Es ist zudem ein mystisches Wort, eines der ersten in der Erschaffung der Sprache.

Bīja — Ein Same oder Keim.

Bīja Mantra — In der Meditation wird dem Anfänger manchmal ein Mantra zur Rezitation gegeben, um seinen umherschweifenden Sinn zu festigen und ihn von weltlichen Begierden fernzuhalten. Ein Bīja Mantra ist eine mystische Silbe mit einem heiligen Gebet, das während Prāṇāyāma oder Dhyāna innerlich wiederholt wird, worauf der dadurch gepflanzte Keim sprießt und einen auf ein Ziel gerichteten Geist hervorbringt.

Bindu — Ein Tropfen, Teilchen, Punkt, Fleck.

Brahmacharya — Ein zölibatäres Leben, religiöses Studium und Selbstbezähmung.

Brahman — Das höchste Wesen, die Ursache des Alls, der alldurchdringende Geist des Universums.

Brahma Nāḍī — Ein anderer Name für die Suṣumṇā Nāḍī, den Hauptenergiekanal, der in der Mitte der Wirbelsäule verläuft. Tritt Prāṇa (Energie) in sie ein, so trägt sie den Suchenden zu Brahman, der äußersten Glückseligkeit. Daher der Name.

Brahmapurī — Die Stadt *(purī)* von Brahman, der menschliche Körper.

Brahmarandhra — Die Öffnung *(randhra)* im Scheitel, von der es heißt, die Seele verlasse durch sie nach dem Tod den Körper.

Brahma Vidyā — Das Wissen um den höchsten Geist.

Buddhi — Intellekt, Vernunft, Unterscheidungs- und Urteilsvermögen.

Chakra — Wörtlich ein Rad oder Kreis. Es heißt, daß die Energie *(prāṇa)* im menschlichen Körper durch drei Hauptkanäle *(nāḍīs)* fließt, nämlich Suṣumṇā, Pingalā und Iḍā. Suṣumṇā liegt innerhalb der Wirbelsäule. Pingalā und Iḍā gehen vom rechten bzw. vom linken Nasenloch aus, steigen nach oben zum Scheitel und verlaufen dann nach unten zum Ende der Wirbelsäule. Diese beiden Nāḍīs überschneiden sich miteinander und auch mit der Suṣumṇā. Diese Knotenpunkte der Nāḍīs heißen Chakras oder Schwungräder, die den Körpermechanismus regulieren. Die wichtigen Chakras sind: a) Mūlādhāra *(mūla* = Wurzel, Ursprung; *ādhāra* = Stütze, Herzstück) im Becken oberhalb des Afters; b) Svādhiṣṭhāna *(sva* = Lebenskraft, Seele; *adhiṣṭhāna* = Sitz oder Wohnstatt) oberhalb der Geschlechtsorgane; c) Maṇipūraka *(maṇipūra* = Nabel) im Nabel; d) Manas (»Denken«) und e) Sūrya (Sonne) im Bereich zwischen dem Nabel und dem Herzen; f) Anāhata (unangeschlagen) im Herzbereich; g) Viśuddha (Reinheit) im Kehlkopfbereich; h) Ājñā (Befehl) zwischen den Augenbrauen; i) Soma (Mond) in der Gehirnmitte; j) Lalāṭa (Stirn) am oberen Ende der Stirn; und k) Sahasrāra (*sahasra* = tausend), den man den tausendblättrigen Lotos in der Gehirnhöhle nennt.

Chakṣu — Das Auge.

Chāndogya Upaniṣad — Eine der Haupt-Upaniṣaden.

Chandra — Der Mond.

Chandra Bhedana Prāṇāyāma — *Chandra* ist »der Mond«; *bhedana*, abgeleitet von der Wurzel *bhid*, heißt »durchstoßen, durchbrechen, hindurchziehen«. In Chandra Bhedana Prāṇāyāma wird durch das linke Nasenloch eingeatmet, Prāṇa zieht durch die Iḍā oder Chandra Nāḍī hindurch und wird dann durch das rechte Nasenloch, die Pforte der Pingalā oder Sūrya Nāḍī, ausgeatmet.

Charaka Saṁhitā — Eine Abhandlung über das indische System der Medizin.

Chidātmā — Prinzip oder Vermögen des Denkens, reine Intelligenz, der höchste Geist.

Chit — Denken, Wahrnehmung, Intellekt, Geist. Die Seele, das Geistige, das belebende Prinzip. Universales Bewußtsein.

Chitrā Nāḍī — Eine der vom Herzen ausgehenden Nāḍīs, durch die die schöpferische Energie *(śakti)* der Kuṇḍalinī hindurchzieht, um zum Sahasrāra zu gelangen.

Chitta — Der umfassend begriffene Geist, wie er sich aus drei Kategorien zusammensetzt: a) dem »Denken« *(manas)*, dem Aufmerksamkeit, Auswahl und Ablehnung obliegen; b) der Vernunft *(buddhi)*, dem Entscheiden, das die Unterschiede zwischen den Dingen ausmacht; und c) dem Ich, dem »Ich-Macher« *(ahaṁkāra)*.

Dairghya — Horizontale Ausdehnung.

Dala Eine große Anzahl.
Darśana Schau, Einsicht. Auch ein Philosophiesystem.
Devadatta Vāyu Einer der Lebenshauche, der in einem müden Körper durch Auslösen von Gähnen für die Zufuhr von zusätzlichem Sauerstoff sorgt.
Dhamana Blasen wie mit einem Blasebalg.
Dhamanī Ein röhrenförmiges Organ oder eine Leitung im feinstofflichen Leib, wodurch Energie in verschiedenen Formen fließt.
Dhanamjaya Vāyu Einer der Lebenshauche, der selbst nach dem Tod im Körper verbleibt und manchmal einen Leichnam aufbläht.
Dhāraṇā Konzentration oder völlige Aufmerksamkeit. Die sechste der von Patañjali aufgeführten Stufen des Yoga.
Dharma Leitet sich her von der Wurzel *dhṛ*, was »aufrechterhalten, bewahren, stützen, tragen« bedeutet. *Dharma* heißt »Religion, Gesetz, moralischer Wert, Rechtschaffenheit, gute Werke«. Es ist der Verhaltenskodex, der die Seele stärkt und Tugend, Sittlichkeit oder religiöses Verdienst hervorbringt, was zur Entwicklung des Menschen beiträgt. Es wird als eines der vier Ziele menschlichen Daseins angesehen.
Dharma Kṣetra Name einer Ebene, der Schauplatz der großen Schlacht zwischen den Kauravas und den Pāṇḍavas in dem Krieg, den das *Mahābhārata* beschreibt. Es ist das Schlachtfeld, auf dem Kṛṣṇa dem Pāṇḍava-Prinzen Arjuna die *Bhagavad Gītā* darlegte und ihn dazu drängte, seine Pflicht als Krieger zu tun.
Dhātu Ein Element. Ein Körpertemperament oder Gemütszustand wie Vāta (Wind), Pitta (Galle) und Kapha (Schleim).
Dhṛ Halten, konzentrieren.
Dhyāna Meditation. Die siebte der von Patañjali aufgeführten Stufen des Yoga.
Doṣa Ein Fehler oder Mangel, eine schädliche Eigenschaft, eine Unordnung der drei Körpertemperamente.
Duḥkha Sorge, Kummer, Leid.
Dvārapāla Wächter oder Hüter *(pāla) des Tores (dvāra).*
Dveṣa Haß, Feindseligkeit.
Ekāgra (*Eka* = eins, *agra* = zuvorderst) Ausschließlich auf einen Gegenstand oder Punkt fixiert; genaue Aufmerksamkeit, bei der alle geistigen Kräfte auf einen einzigen Punkt gesammelt sind.
Gandha Geruch.
Gāndhārī Nāḍī Name einer Nāḍī, die hinter der Iḍā Nāḍī liegen, am linken Auge enden und das Sehvermögen regulieren soll.

Garbha	Ein Fötus oder Embryo.
Gautama	Name des Philosophen, der das Nyāya-System entwickelte.
Ghaṭa	Ein großer irdener Wasserkrug.
Ghaṭāvasthā	Die zweite Stufe *(avasthā)* von Prāṇāyāma in der *Śiva Saṁhitā,* wo der Körper mit einem Tonkrug *(ghaṭa)* verglichen wird, den man im Feuer von Prāṇāyāma brennen muß, damit er Festigkeit gewinnt.
Gheraṇḍa Saṃhitā	Ein klassisches Werk über Haṭha Yoga.
Gu	Erste Silbe in dem Wort »Guru«; bedeutet Dunkelheit.
Guṇa	Eine Qualität, ein Element oder Bestandteil der Natur. Sammelname für die drei Bestandteile der kosmischen Materie *(prakṛti)*, den leuchtenden *(sattva)*, bewegenden *(rajas)* und den hemmenden *(tamas)* Teil.
Guṇātīta	Einer, der sich von den drei Guṇas Sattva, Rajas und Tamas freigemacht und sie hinter sich gelassen oder überstiegen hat.
Guru	Spiritueller Lehrer, der das Dunkel der Zweifel aufhellt.
Hanumān	Ein mächtiger Anführer der Affen von außergewöhnlicher Stärke und Tapferkeit, dessen Taten in dem Epos *Rāmāyaṇa* gepriesen werden. Er war der Sohn von Anjanā und Vāyu, dem Windgott. Er wird als einer der Unsterblichen im Hindu-Pantheon angesehen, als ein Meister in Prāṇāyāma und ein überragender Athlet.
Hastijihvā Nāḍī	Name einer Nāḍī, die vor der Iḍā Nāḍī liegt, am rechten Auge endet und das Sehvermögen reguliert.
Haṭha Yoga	Der Weg zur Verwirklichung durch straffe Disziplin.
Haṭha Yoga Pradīpikā	Eine berühmte Schrift über Hatha Yoga von Svātmārāma.
Hiraṇyagarbha	Name Brahmans, wie er aus einem goldenen Ei geboren wird (*hiranya* = Gold, *garbha* = Embryo, Ei). Es bezeichnet auch die vom feinstofflichen Leib (*sūkṣma* = fein, *śarīra* = Leib) umhüllte Seele.
Hṛdayam	Herz, Seele, Geist. Das Innere oder das Wesen von allem.
Hṛdayāñjali Mudrā	Das Falten der Hände vor dem Herzen als Geste der Verehrung gegenüber dem, der im Innern wohnt.
Ichhā	Wunsch, Verlangen, Wille.
Iḍā Nāḍī	Nāḍī (Energiekanal), die vom linken Nasenloch ausgeht, dann zum Scheitel aufsteigt und darauf zum Ende der Wirbelsäule hinunterführt. In ihrem Verlauf befördert sie lunare Energie und heißt daher auch Chandra Nāḍī (Kanal der lunaren Energie).
Iṣṭadevatā	Auserwählte Gottheit.
Īśvara	Das höchste Wesen. Gott.
Īśvara Praṇidhāna	Hingabe aller Handlungen und des eigenen Willens an den Herrn.

Jābāla	Name eines Weisen, des Sohns der Jabālā, einer Magd. Als Junge hatte er zugegeben, daß er seine Herkunft nicht kannte, und wurde von dem Weisen Gautama, der von seiner Unschuld und Wahrhaftigkeit beeindruckt war, als Schüler angenommen. Gautama nannte ihn Satyakāma Jābāla (*satyakāma* = Wahrheitsliebender, *Jābāla* – Sohn der Jabālā).
Jāgṛta	Wachen, Wachsamkeit.
Jagṛtāvasthā	Der Zustand der Wachheit, Wachsamkeit.
Jāgṛti	Wach, wachsam.
Jāla	Ein Netz, Gitter. Auch eine Ansammlung, Anzahl, Masse.
Jālandhara Bandha	Jālandhara ist eine Haltung, bei der der Hals ausgestreckt wird und das Kinn in der Mulde zwischen den Schlüsselbeinen am oberen Ende des Brustbeins ruht, wodurch das Nervengeflecht am Kehlkopf stimuliert wird.
Jitendriya	Einer, der seine Leidenschaften überwunden und seine Sinne bezwungen hat.
Jīva	Ein Lebewesen, ein Geschöpf. Eine Einzelseele im Unterschied zur Allseele.
Jīvanmukta	Ein Mensch, der zu Lebzeiten durch wahre Erkenntnis des höchsten Geistes frei geworden ist.
Jīvātmā	Die einzelne oder persönliche Seele.
Jñāna	Heilige Erkenntnis, die aus der Meditation über höhere Wahrheiten der Religion und Philosophie erwächst und den Menschen lehrt, sein eigenes Wesen zu verstehen.
Jñāna Chakṣu	Das Auge *(chakṣu)* der Vernunft oder des Verstandes, die innere Schau (im Gegensatz zum leiblichen Auge).
Jñāna Mārga	Der Pfad der Erkenntnis, über den ein Mensch zur Verwirklichung gelangt.
Jñāna Mudrā	Die Handgeste, bei der Zeigefinger- und Daumenkuppe einander berühren, während die übrigen drei Finger ausgestreckt bleiben. Diese Geste ist das Symbol der Erkenntnis *(jñāna)*. Der Zeigefinger ist das Symbol der Einzelseele, der Daumen steht für die höchste Allseele, und die Verbindung dieser zwei symbolisiert wahre Erkenntnis.
Jñānendriya	Die Sinne des Erkennens, Hörens, Berührens, Sehens, Schmeckens und Riechens.
Kaivalyāvasthā	Kaivalya ist völlige Einsamkeit, Abgeschiedenheit oder Losgelöstheit der Seele von der Materie, die Identifikation mit dem höchsten Geist. Kaivalyāvasthā ist der Zustand *(avasthā)* der schließlichen Befreiung oder Glückseligkeit.
Kāla	Zeit.
Kālachakra	Das Rad der Zeit.
Kāma	Begehren, Lust.

Kanda	Eine Knollenwurzel, ein Knoten. Der Kanda ist rund, etwa zehn Zentimeter dick und liegt etwa dreißig Zentimeter oberhalb des Afters in der Nähe des Nabels, wo die drei Haupt-Nāḍīs – Suṣumṇā, Iḍā und Pingalā – in ihm zusammenstreben und von ihm ausgehen. Er ist wie mit einem weichen weißen Stück Tuch überzogen.
Kandasthāna	Der Ort oder die Lage des Kanda.
Kapāla	Schädel
Kapālabhāti	*(Kapāla* = Schädel, *bhāti* = Licht). Kapālabhāti ist ein Klären der Nebenhöhlen. Es ist eine abgemilderte Form von Bhastrikā Prāṇāyāma.
Kapha	Schleim.
Kāraṇa Śarīra	Der innere Grund des Körpers *(śarīra)*, der ursächliche *(kāraṇa)* Leib. Er ist die geistige Hülle der Freude *(ānandamaya kośa)*. Man kann ihn bewußt empfinden, wenn man völlig in den Gegenstand seiner Meditation versunken ist oder aus einem erfrischenden Schlaf erwacht.
Karma	Handeln.
Karma Mārga	Der Weg eines aktiven Menschen zur Verwirklichung durch Handeln.
Karma Mukta	Einer, der von den Ergebnissen oder Früchten seines Handelns frei ist.
Karma Phalatyāgi	Einer, der auf die Früchte oder Verdienste *(phala)* der Handlungen *(karma)* in seinem Leben verzichtet und ihrer entsagt *(tyāgi)*.
Karmendriya	Organe *(indriya)* der Handlung, der Ausscheidung, der Fortpflanzung, Hände, Füße und Sprachvermögen.
Kāṭhaka Upaniṣad	Eine der Haupt-Upaniṣaden in Versen und in Form eines Zwiegesprächs zwischen dem Suchenden Nachiketas und Yama, dem Gott des Todes.
Kauśiki Nāḍī	Eine Nāḍī, die an den großen Zehen endet.
Kaushītaki Upaniṣad	Eine der Upaniṣaden.
Kevala Kumbhaka	Gelangt man bei der Übung der Atmungsprozesse von Kumbhaka zu solcher Vollkommenheit, daß diese instinktiv werden, so heißt dies Kevala (reines oder einfaches) Kumbhaka.
Kośa	Eine Hülle, ein Gehäuse. Nach der Vedānta-Philosophie gibt es drei Leiber *(śarīras)*, die die Seele umhüllen. Diese drei Leiber bestehen aus fünf Hüllen oder Gehäusen *(kośas)*, die sich gegenseitig durchdringen und voneinander abhängen. Die fünf Kośas sind: a) Annamaya oder die anatomische Hülle aus Nahrung; b) Prāṇamaya oder die physiologische Hülle, die die Atmung und andere Systeme im Körper einschließt; c) Manomaya oder die psychische Hül-

le, die auf Bewußtsein, Fühlen und Motivation, welche nicht aus subjektiver Erfahrung stammen, einwirkt; d) Vijñānamaya oder die intellektuelle Hülle, die auf das Verstehen und Urteilen, das aus subjektiver Erfahrung stammt, einwirkt; und e) Ānandamaya oder die geistige Hülle der Freude. Annamaya Kośa bildet den Sthūla Śarīra, den grobstofflichen Leib. Die Prāṇamaya, Manomaya und Vijñānamaya Kośas bilden den Sūkṣma Sharīra, den feinstofflichen Leib. Ānandamaya Kośa bildet den Kāraṇa Śarīra, den Ursachenleib.

Kriyā — Ein Sühneritus, ein Reinigungsvorgang.

Kṛkara Vāyu — Einer der fünf untergeordneten Vāyus, der durch das Auslösen von Niesen oder Husten verhindert, daß Fremdstoffe in Nasenwege und Kehle eindringen.

Krodha — Zorn.

Kṛṣṇa — Der Herr aller Yogas *(yogeśvara)*. Der meistgefeierte Held in der Hindu-Mythologie. Die achte Inkarnation Viṣṇus.

Kṣetra — Der Leib als Handlungsfeld betrachtet.

Kṣetrajña — Der Ackerbauer. Der Kenner des Leibes, die Seele.

Kṣipta — Abgelenkt, vernachlässigt.

Kuhū Nāḍī — Name einer Nāḍī, die vor der Suṣumṇā liegen soll und die für die Ausscheidung von Kot zuständig ist.

Kulālachakra — Die Scheibe *(chakra)* des Töpfers *(kulāla)*.

Kumbha — Ein Wasserkrug, eine Kanne, ein Kelch.

Kumbhaka — Kumbhaka ist die Zeitspanne bzw. das Luftanhalten nach der vollen Einatmung oder nach der vollen Ausatmung. Die ganz vollen oder ganz leeren Lungen werden mit dem Bild eines vollen oder leeren Wasserkrugs verglichen.

Kumbhakarṇa — Eimerohr. Der Name eines riesigen Dämonen, des Bruders von Rāvaṇa, der schließlich erschlagen wird. Er unterzog sich der strengsten asketischen Übungen, um die Götter zu erniedrigen. Brahmā war schon im Begriff, ihm einen Wunsch zu gewähren, als die Götter Sarasvatī, die Göttin der Rede, dazu bewegten, sich auf Kumbhakarṇas Zunge zu setzen und diese umzubiegen. Als dieser dann vor Brahmā stand, bat er statt um Indrapada (die Stellung Indras, des Königs der Götter) um Nidrāpada (den Zustand des Schlafs = *nidrā*), der ihm bereitwillig zugestanden wurde. Durch seine Bemühungen verfiel er in eine todesähnliche Starre, denn seine Meditation und Askese waren tamasartig gewesen.

Kuṇḍalinī — Die Kuṇḍalinī *(kuṇḍala* = die Windung eines Seils; *kuṇḍalinī* = eine zusammengerollte weibliche Schlange) ist göttliche kosmische Energie. Die Kraft oder Energie wird durch eine zusammengerollte Schlange symbolisiert, die schlafend im unteren Nervenzentrum am Ende der Wirbelsäule liegt, dem Mūlādhāra Chakra. Diese schlummernde Energie muß geweckt und zum Aufsteigen durch den Hauptkanal in der Wirbelsäule gebracht werden, die Suṣumṇā, die die Chakras bis zum Sahasrāra durchstößt, dem tausendblättrigen Lotos im Gehirn. Dann ist der Yogi mit der höchsten Allseele vereint.

Kūrma Nāḍī Name einer untergeordneten Nāḍī, deren Funktion es ist, Körper und Geist zu festigen.

Kūrma Vāyu Name eines der untergeordneten Lebenshauche, dessen Funktion es ist, die Bewegungen der Augenlider zu kontrollieren, um das Eindringen von Fremdkörpern und den Einfall von zu grellem Licht in die Augen zu verhindern.

Kuru Kṣetra Name einer ausgedehnten Ebene in der Nähe von Delhi, der Schauplatz des im *Mahābhārata* geschilderten Krieges zwischen den Kauravas und den Pāṇḍavas. Der menschliche Körper wird mit diesem Schlachtfeld zwischen den Mächten des Bösen und des Guten oder zwischen Eigeninteresse und Pflichtgefühl verglichen.

Lalāṭa Chakra *Lalāṭa* heißt »Stirn«. Das Lalāṭa Chakra befindet sich am oberen Ende der Stirn.

Laya Auflösung; Versenkung des Sinns oder Hingabe.

Lobha Gier.

Loma Haar.

Mada Stolz, Lust.

Madhyama Mittel, Durchschnitt, Mittelmaß.

Mahānārāyaṇa Upaniṣad Name einer der Upaniṣaden.

Mahat Der unentfaltete Urkeim des erzeugenden Prinzips, aus dem alle Erscheinungen der materiellen Welt hervorgehen. In der Sāṁkhya-Philosophie ist es das große Prinzip, der Intellekt im Unterschied zu Manas, das zweite der fünfundzwanzig vom Sāṁkhya anerkannten Elemente oder Tattvas.

Mahā Tapas Große *(mahā)* Entsagung *(tapas)*.

Mahā Vidyā Großes Wissen, erhabene Erkenntnis.

Mahā Vṛta Ein großes Gelübde oder eine Grundpflicht.

Majjā Mark.

Māṁsa Fleisch.

Manana Nachdenken, Meditation.

Manas Der individuelle Geist, das »Denken«, das die Fähigkeit zu Aufmerksamkeit, Auswahl und Ablehnung besitzt. Der Herrscher der Sinne.

Manas Chakra	Nervengeflecht zwischen dem Nabel und dem Herzen.
Maṇipūraka Chakra	Das Nervengeflecht im Nabelbereich.
Manojñāna	Wissen um das Wirken von »Denken« und Gefühlen.
Manolaya	Manolaya (*manas* = »Denken«, *laya* = Versenkung) ist der Zustand, in dem die inneren Aufwallungen des »Denkens« zur Ruhe gebracht werden. Dann löst sich das von Schwankungen freie »Denken« auf und ergießt sich ins Selbst wie ein Fluß ins Meer, verliert seine individuelle Identität.
Manomaya Kośa	Eine der Hüllen *(kośa)*, die die Seele umgeben. Manomaya Kośa wirkt auf die Funktionen des Bewußtseins, des Fühlens und der Motivation ein, die nicht aus subjektiver Erfahrung stammen.
Medas	Fett.
Merudaṇḍa	Die Wirbelsäule.
Mīmāṃsā	Untersuchung. Auch der Name von zwei indischen Philosophiesystemen. Pūrva Mīmāṃsā befaßt sich mit dem allgemeinen Gottesbegriff, aber betont die Bedeutung des Handelns *(karma)* und der Rituale. Uttara Mīmāṃsā akzeptiert die Gottesvorstellung auf der Grundlage des Veda, legt aber besonderes Gewicht auf geistige Erkenntnis *(jñāna)*.
Mokṣa	Befreiung; endgültige Erlösung der Seele aus dem Ablauf der wiederkehrenden Geburten.
Mudrā	Ein Siegel; eine Stellung der Versiegelung.
Mukta	Befreit.
Mukti	Erlösung, endgültige Befreiung der Seele aus der Kette von Geburt und Tod.
Mūla	Die Wurzel, der Grund.
Mūla Bandha	Eine Stellung, in der der Körper vom After bis zum Nabel zusammengezogen und zum Rückgrat hin angehoben wird.
Mūlādhāra Chakra	Nervengeflecht im Becken oberhalb des Afters am Ende oder an der Wurzel des Rückgrats; die Hauptstütze des Körpers.
Mūrchhā Prāṇāyāma	Eine Art Prāṇāyāma, bei der der Atem fast bis zur Ohnmacht *(mūrchhā)* angehalten wird.
Nachiketas	Name des Suchers und einer der Hauptpersonen in der *Kāthaka Upaniṣad*. Sein Vater Vājaśravasa wollte seinen ganzen Besitz weggeben, um sich religiöses Verdienst zu erwerben. Nachiketas war verwirrt, als sein Vater anfing, alte und ausgemolkene Kühe wegzugeben, und fragte ihn wieder und wieder: »Wem wirst du mich geben?« Sein Vater antwortete: »Ich gebe dich dem Yama (dem Gott des Todes).« Nachiketas begab sich in das Reich des Todes,

	und es wurden ihm drei Wünsche gewährt, von denen der dritte nach dem Wissen um das Geheimnis des Lebens nach dem Tode fragte. Yama versuchte, Nachiketas von diesem Wunsch abzubringen, indem er ihm die größten weltlichen Freuden verhieß, aber Nachiketas ging nicht von seinem Ansinnen ab, und endlich verlieh ihm Yama das verlangte Wissen.
Nāda	Innerer mystischer Ton.
Nādānusandhāna	*Anusandhāna* heißt »Untersuchung, Planung, Einrichtung, passende Verbindung«. Nadānusandhāna ist das genaue lauschende Erforschen der rhythmischen Strukturen des Atems bei der Prāṇāyāma-Übung und die völlige Versenkung in den Ton wie die eines musikalischen Virtuosen in seine Musik.
Nāḍī	Ein röhrenförmiges Organ des feinstofflichen Körpers, durch das Energie fließt. Nāḍīs sind Leitungen oder Kanäle, die Luft, Wasser, Blut, Nährstoffe und andere Substanzen durch den ganzen Körper befördern. Sie leiten kosmische, vitale, zeugende und andere Energien wie auch Empfindungen, Bewußtsein und die geistige Aura.
Nāḍī Chakra	Nervenknoten oder Nervengeflechte in den grobstofflichen, feindstofflichen und ursächlichen Leibern.
Nādikā	Kleine Nāḍī.
Nāḍī Śodhana Prāṇāyāma	Prāṇāyāma zur Reinigung oder Klärung der Nāḍīs. Es ist die höchste und schwierigste Form von Prāṇāyāma.
Nāga Vāyu	Einer der fünf untergeordneten Vāyus, der bei Magendrükken Erleichterung durch Aufstoßen verschafft.
Nārada	Name eines göttlichen Weisen. Er wird als ein Bote zwischen Göttern und Menschen dargestellt. Er gilt als Erfinder der Laute *(vīna)*. Er war ein großer Verehrer Viṣṇus und verfaßte die *Bhakti Sūtras* (Aphorismen über die göttliche Liebe) wie auch ein Gesetzwerk, das seinen Namen trägt.
Nididhyāsana	Tiefgehendes und wiederholtes Meditieren, beständiges Nachsinnen.
Nidrā	Schlaf.
Nirbīja	Bīja ist ein Same oder Keim. Ein Bīja Mantra ist eine mystische Silbe oder ein heiliges Gebet, das während Prāṇāyāma oder Dhyāna innerlich wiederholt wird, um dem umherschweifenden Sinn Festigkeit zu verleihen. Im Laufe des Übens sprießt die Ausrichtung auf ein Ziel aus dem im Sinn gepflanzten Keim hervor. Nach und nach geht das Üben in Nirbīja über (*nir* = ohne, *bīja* = Keim), bei dem der Übende sich keines Bīja Mantra mehr zu bedienen braucht.

Nirbīja Dhyāna	Dhyāna, bei dem der Übende sich keines Bīja Mantra mehr zu bedienen braucht.
Nirbīja Prāṇāyāma	Prāṇāyāma, bei dem der Übende sich keines Bīja Mantra mehr zu bedienen braucht.
Niruddha	Bezähmt, gezügelt, kontrolliert.
Nirvāṇa	Ewige Wonne; befreit vom Dasein.
Nirviṣaya	Ohne sinnliches Verlangen.
Niṣpatti	Vollkommenheit, Reife.
Niṣpatti Avasthā	Der Zustand der Vollkommenheit oder Reife. Die Vollendung.
Nivṛtti Mārga	Der Pfad zur Verwirklichung durch das Ablassen von weltlichem Tun und Unberührtheit von weltlichen Begierden.
Niyama	Selbstreinigung durch Disziplin. Die zweite der von Patañjali aufgeführten Stufen des Yoga.
Nyāya	Ein indisches Philosophiesystem, das die Logik betont und sich in erster Linie mittels Vernunftschluß und Analogie mit den Denkgesetzen befaßt.
Ojas	Lebenskraft, Leuchtkraft, Glanz.
Padārthābhāva	Nichtsein oder Abwesenheit *(abhāva)* von Dingen oder Gegenständen *(padārtha)*. Die Abwesenheit der Erscheinungswelt. Die endgültige Befreiung des Puruṣa oder der Seele (des fünfundzwanzigsten Tattva) aus den Banden des Daseins in der Welt – den Fesseln der Scheinwelt – durch die Übermittlung des rechten Wissens um die vierundzwanzig anderen Tattvas und durch die genaue Unterscheidung zwischen diesen und der Seele.
Padmāsana	Der Lotossitz, bei dem man mit überkreuzten Beinen und aufrechtem Rückgrat auf dem Boden sitzt. Der Sitz ist ideal zum Üben von Prāṇāyāma und Dhyāna
Parabrahman	Der höchste *(para)* Geist *(brahman)*.
Paramātmā	Der höchste *(parama)* Geist *(ātmā)*.
Paratattva	Jenseits *(para)* der Elemente oder Ursubstanzen *(tattva)*; der höchste Allgeist, der jenseits der materiellen Welt ist und das Universum durchdringt.
Parichaya	Bekanntheit, Vertrautheit, häufige Wiederholung. Inniges Wissen.
Parichayāvasthā	Die Stufe des innigen Wissens *(parichaya)*. Dies ist die dritte Stufe von Prāṇāyāma, die in der *Śiva Saṃhitā* erwähnt wird.
Patañjali	Name eines Philosophen, der Entwickler der Yoga-Philosophie, der Verfasser des *Yoga Sūtra*. Er wies durch sein Werk über Yoga den Weg zum Stillewerden des Sinns, zur Klarheit der Rede durch sein Werk über die Grammatik und zur Reinheit des Leibes durch sein Werk über Heilkunst. Er ist der mutmaßliche Verfasser des *Mahābhāśya*,

des großen Kommentars zu Pāṇinis Sūtras über die Grammatik.

Payasvinī Nāḍī — Name einer Nāḍī, die am rechten großen Zeh endet. Sie soll zwischen der Pūṣā (die sich hinter der Pingalā Nāḍī befindet) und der Sarasvatī Nāḍī (die sich hinter der Suṣumṇā Nāḍī befindet) liegen.

Pingalā Nāḍī — Nāḍī (Energiekanal), die vom rechten Nasenloch ausgeht, sich zum Scheitel hochzieht und von dort nach unten zum Ende der Wirbelsäule führt. Da die solare Energie hindurchfließt, heißt sie auch Sūrya Nāḍī. *Pingalā* bedeutet »gelbbraun, rötlich«.

Pitta — Galle; eines der Körpertemperamente, deren zwei andere Vāta (Wind) und Kapha (Schleim) sind.

Plāvinī Prāṇāyāma — *Plāvana* heißt »schwimmend, überfließend, flutend«. Plāvinī Prāṇāyāma soll beim Schwimmen oder Treibenlassen helfen. Bis auf den Namen findet sich in den Yoga-Schriften über diese Art Prāṇāyāma nahezu nichts erwähnt.

Prajāpati — Der Herr der Geschöpfe.

Prajñā — Intelligenz, Weisheit.

Prakṛti — Die Natur als Ursprung der materiellen Welt, die aus drei Qualitäten besteht, nämlich Sattva, Rajas und Tamas.

Pramāda — Gleichgültigkeit, Gefühllosigkeit.

Prāṇa — Hauch, Atem, Leben, Lebenskraft, Wind, Energie, Stärke. Auch eine Bezeichnung für die Seele.

Prāṇa-Jñāna — Höchstes Wissen, Erkenntnis des Absoluten.

Prāṇamaya Kośa — Die physiologische *(prāṇamaya)* Hülle *(kośa)*, die zusammen mit der psychologischen *(manomaya)* und der intellektuellen *(vijñānamaya)* Hülle den feinstofflichen Leib *(sūkṣma śarīra)* bildet, der die Seele umgibt. Der Prāṇamaya Kośa umfaßt die Systeme der Atmung, des Kreislaufs, der Verdauung, der endokrinen Drüsen, der Ausscheidung und der Fortpflanzung.

Praṇava — Ein anderes Wort für die heilige Silbe AUṀ.

Prāṇa Vāyu — Der Lebenshauch, der den gesamten menschlichen Körper durchdringt. Er bewegt sich im Brustbereich.

Prāṇāyāma — Rhythmische Kontrolle *(āyāma)* des Atems. Die vierte Stufe des Yoga. Es ist die Nabe, um die sich das Rad des Yoga dreht.

Prāṇāyāma Vidyā — Wissen, Lehre, Kunde oder Wissenschaft *(vidyā)* von Prāṇāyāma.

Praśṇa Upaniṣad — Name einer der Haupt-Upaniṣaden.

Pratiloma Prāṇāyāma — *Pratiloma* heißt »gegen das Haar, gegen den Strich, gegen den Strom«. Bei diesem Prāṇāyāma wird die Einatmung durch wechselweise je ein Nasenloch mit den Fingern kontrolliert, worauf die Ausatmung durch geöffnete Nasenlöcher erfolgt.

Pratyāhāra — Rückzug und Befreiung des Sinns von der Herrschaft der Sinne und Sinnesobjekte. Die fünfte Stufe des Yoga.

Pravṛtti Marga — Pfad des Handelns.

Pṛtvi — Erde.

Pṛtvi Tattva — Das Element Erde.

Pūraka — Einatmung oder das Füllen der Lunge.

Puruṣa — Universales psychisches Prinzip.

Pūrva Mīmāṁsā — Eines der Systeme der indischen Philosophie, das sich mit der Vorstellung der Gottheit befaßt, allerdings besonderen Wert auf Taten und Rituale legt.

Rāga — Verhaftung.

Rajas — Tat, Leidenschaft, Gefühl.

Rakta — Blut.

Rāma — Die siebente Inkarnation von Viṣṇu.

Rāmāyaṇa — Epos, das die Geschichte von Rāma erzählt.

Randra — Öffnung.

Rasa — Geschmack.

Rasātmaka — Erfahrung der verschiedenen Empfindungen und Geschmäcke, die das Leben bietet.

Ratna — Juwel.

Ratnākara — Der Ozean, der Juwelenbringer. Außerdem der Name eines Räubers, der später zu dem Weisen Vālmīki wurde, dem berühmten Autor des Epos *Rāmāyaṇa.* Eines Tages überfiel der Räuber den Weisen Nārada und drohte ihm mit dem Tod, wenn er ihm nicht seine ganze Habe aushändigte. Nārada sagte zu dem Räuber, er solle nach Hause gehen und seine Frau und seine Kinder fragen, ob sie dazu bereit seien, zu Mithelfern bei seinen zahllosen Schandtaten zu werden. Der Räuber ging nach Hause und kehrte bußfertig zurück, als er vernehmen mußte, daß sie nicht zu Mithelfern seines sündigen Treibens werden wollten. Nārada forderte den Räuber auf, den Namen Rāmas zu wiederholen, und als dieser sich weigerte, gab er ihm statt dessen auf, »Marā« (die Umkehrung von Rāma) ständig zu wiederholen und verschwand dann. Ratnākara sagte unablässig »Marā« vor sich hin und ging so sehr darin und im Nachdenken über Rāma auf, daß sein Körper von Ameisenhaufen *(vālmīka)* bedeckt wurde. Nārada kehrte zurück und holte den Räuber, der nun zum Heiligen geworden war, darunter hervor, und da sein Gehäuse aus Ameisenhaufen bestanden hatte, wurde er Vālmīki genannt. Als Sītā schwanger und alleingelassen war, beherbergte er sie

	in seiner Einsiedelei, zog ihre Zwillingssöhne auf und führte sie später allesamt zu Rāma zurück.
Rāvaṇa	Name des Dämonenkönigs von Lankā, der Sītā, die Frau Rāmas, gewaltsam entführte und daraufhin von Rāma erschlagen wurde. Rāvaṇa war sehr klug und von ungeheurer Stärke. Er war ein leidenschaftlicher Verehrer Śivas und mit den Veden wohlvertraut, so daß es heißt, er habe diese mit den entsprechenden Betonungen versehen, wodurch sie sich unverändert erhielten.
Rechaka	Ausatmung, Entleeren der Lungen.
Retas	Samen.
Ṛg Veda	Name des ersten der vier Veden, der heiligen Bücher der Hindus.
Ru	Die zweite Silbe in dem Wort »Guru« mit der Bedeutung »Licht«.
Rudra	Furchtbar, schrecklich. Auch ein Name Śivas.
Rūpa	Form.
Sa	Eine Vorsilbe. In der Zusammensetzung mit Substantiven bildet sie Adjektive und Adverben mit der Bedeutung a) mit, zusammen mit, einhergehend mit, begleitet von, habend, b) ähnlich, gleich, c) dasselbe.
Śabda	Klang, Wort.
Sabīja	*Bīja* ist ein Same oder Keim. *Sabīja* heißt »mit einem Samen«. In Prāṇāyāma und Dhyāna wird dem Anfänger ein Bīja Mantra, ein heiliges Gebet, zur Rezitation oder inneren Wiederholung gegeben, um seinen umherschweifenden Sinn zu festigen.
Sabīja Dhyāna	Dhyāna, das mit innerem Wiederholen eines heiligen Gebets geübt wird.
Sabīja Prāṇāyāma	Prāṇāyāma, das mit innerem Wiederholen eines heiligen Gebets geübt wird.
Sad-asad-viveka	Unterscheidung *(viveka)* zwischen dem Wahren *(sat)* und dem Falschen *(asat)*.
Sādhaka	Ein Suchender, ein Strebender.
Sādhana	Übung, Streben.
Sagarbha Dhyāna	*Garbha* ist ein Fötus oder Embryo. Bei Sagarbha Dhyāna wird die Meditation zusammen mit einem heiligen Gebet geübt, das sich innerlich auswächst wie ein Embryo und dem Geist Festigkeit verleiht.
Sahasrāra Chakra	Der tausendblättrige Lotos in der Gehirnhöhle.
Sahasrāra Dala	*Dala* heißt »Haufen, große Anzahl, Abteilung, Truppe«. Sahasrāra Dala ist ein anderer Name für Sahasrāra Chakra.
Sahasrāra Nāḍī	Diese Nāḍī ist der Sitz des höchsten Geistes und die Pforte zu ihm.

Sahita Kumbhaka	*Sahita* heißt »begleitet von, verbunden mit, zusammen mit«. Ein willentliches Anhalten des Atems.
Sākṣī	Ein Zeuge oder Zusehender. Das höchste Wesen, das zusieht, aber nicht eingreift.
Śakti	Macht, Kraft, Energie, Fähigkeit, Stärke. Repräsentiert die Fähigkeit des Bewußtseins zu handeln. Śakti wird als der weibliche Aspekt des Höchsten Prinzips dargestellt und als Gattin von Śiva verehrt.
Samādhi	Ein Zustand, in dem der Strebende eins ist mit dem Gegenstand seiner Meditation, dem höchsten, alldurchdringenden Geist, wobei er ein Gefühl unsagbaren Glücks und Friedens empfindet. Die achte und höchste Stufe des Yoga.
Samāhita Chitta	Der Zustand, in dem sich das »Denken«, der Intellekt und das Ich im Gleichgewicht befinden und offen sind. Eine ausgeglichene Persönlichkeit.
Samāna Vāyu	Lebenshauch, der die Verdauung unterstützt.
Sāma Veda	Name eines der vier Veden, der Priestergesänge enthält.
Samavṛtti Prāṇāyāma	Ein Prāṇāyāma, bei dem Einatmung, Ausatmung und Luftanhalten von gleicher Dauer sind.
Samkalpa	Absicht, innerer Entschluß, Entschiedenheit.
Śaṁkhinī Nāḍī	Name einer Nāḍī zwischen Idā und Suṣumṇā, die in den Geschlechtsorganen endet. Ihre Aufgabe ist es, die Essenz der Nahrung zu befördern.
Saṃkhyā	Zahl, Zählung, Rechnung.
Sāṃkhya	Eine der Schulen der Hindu-Philosophie, die von Kapila gegründet wurde und eine systematische Darlegung der kosmischen Evolution gibt. Es heißt so, weil es fünfundzwanzig Tattvas (Kategorien) aufzählt. Diese sind: Puruṣa (der kosmische Geist), Prakṛti (der kosmische Stoff), Mahat (die kosmische Intelligenz), Ahaṁkāra (das Individuationsprinzip), Manas (der kosmische Geist), Indriyas (die zehn abstrakten Sinneskräfte des Wahrnehmens und Handelns), Tanmātras (die fünf feinstofflichen Elemente Klang, Gefühl, Gestalt, Geschmack und Geruch, die die feinstofflichen Objekte der Sinneskräfte abgeben) und Mahābhūtas (die fünf sinnlich wahrnehmbaren Elemente Äther oder Raum, Luft, Feuer, Wasser und Erde).
Saṁśaya	Zweifel.
Samskāra	Innerer Eindruck von Vergangenem.
Saṁyama	Bezähmung, Zügelung, Kontrolle.
Śankarāchārya	Ein berühmter Meister des Advaita Vedānta, der Lehre von der Nicht-Dualität. Im Laufe eines kurzen Lebens von zweiunddreißig Jahren schrieb er maßgebliche Kommenta-

	re und zahlreiche Lehrgedichte und gründete vier Klöster *(mathas)* in Śṛṅgeri im Süden, Badrināth im Norden, Pūri im Osten und Dvārkā im Westen.
Ṣaṇmukhī Mudrā	Eine Stellung der Versiegelung, bei der die Öffnungen am Kopf zugehalten werden und der Geist nach innen gerichtet wird, um ihn zur Meditation zu erziehen.
Santoṣa	Zufriedenheit.
Śaraṇāgati	Hingabe, Zuflucht nehmen.
Sarasvatī	Göttin des Lernens und Sprechens. Auch ein Name für die Nāḍī hinter der Suṣumṇā, die in der Zunge endet, das Sprechen kontrolliert und die unteren Organe gesund hält.
Śarīra	Der Leib, der die Seele umgibt. Nach der Vedānta-Philosophie gibt es drei Leiber *(śarīras)*, die aus fünf sich gegenseitig durchdringenden und voneinander abhängigen Hüllen bestehen. Die drei Śarīras sind: a) Sthūla, der grobstoffliche Leib, der aus der anatomischen Hülle aus Nahrung besteht *(annamaya kośa)*; b) Sūkṣma, der feinstoffliche Leib, der aus der physiologischen Hülle *(prāṇamaya kośa* – welche die Systeme der Atmung, des Kreislaufs, der Verdauung, der Nerven, der endokrinen Drüsen, der Ausscheidung und der Fortpflanzung umfaßt), der psychischen Hülle (*manomaya kośa* – welche auf die Funktionen des Bewußtseins, des Fühlens und der Motivation, die nicht aus subjektiver Erfahrung stammen, einwirkt) und der intellektuellen Hülle (*vijñānamaya kośa* – die auf die intellektuellen Vorgänge des vernünftigen Schließens und Urteilens, die aus subjektiver Erfahrung stammen, einwirkt) besteht; und c) Kāraṇa, der Ursachenleib, der aus der geistigen Hülle der Freude *(ānandamaya kośa)* besteht.
Śarīra Jñāna	Kenntnis des Leibes. Eine der positiven Folgen der Meditation ist ein genaues Begreifen der drei Leiber *(śarīras)* und fünf Hüllen *(kośas)*.
Sarvāṅgāsana	*Sarvānga* (sarva = alles, ganz, gesamt, vollständig; *anga* = Glied oder Körper) bezeichnet den gesamten Körper oder alle Glieder. Das Üben dieser Stellung *(āsana)* kommt dem ganzen Körper zugute, daher der Name.
Sāsmita	Mit *(sa)* Ichbewußtsein *(asmitā)*. Sāsmita Samādhi ist eine Form der tiefen Meditation, in der der Strebende sein Ich nicht gänzlich vergißt.
Śāstra	Ein Handbuch oder Leitfaden, ein Buch oder eine Abhandlung vor allem religiösen oder wissenschaftlichen Inhalts, ein heiliges Buch oder ein Werk von göttlicher Autorität. Das Wort Śāstra wird in der Regel dem Wort angehängt, das den Gegenstand des Buches bezeichnet oder

	bildet den Sammelnamen für bestimmte Wissenszweige. So ist Yoga Śāstra z. B. entweder ein Werk über Yoga-Philosophie oder das ganze Lehrgebäude, das den Gegenstand des Yoga umfaßt.
Sat	Sein, Wirklichkeit, Wahrheit, Brahman, höchster Geist.
Ṣaṭ Chakra Nirūpaṇa	Name eines Yoga-Textes, der sich mit der Kuṇḍalinī Śakti und ihrem Aufstieg vom Mūlādhāra zum Sahasrāra befaßt, wobei sie auf ihrem Weg die sechs *(ṣaṭ)* Chakras durchstößt.
Sattva	Die leuchtende, reine und gute Qualität eines jeden Seienden.
Sattvāpatti	Selbstverwirklichung.
Sattva Prajñā	Erleuchtete Weisheit.
Satya	Wahrheit.
Satyakāma Jābāla	Name eines Weisen. Siehe *Jābāla.*
Śaucha	Reinlichkeit, Sauberkeit.
Śava	Ein toter Körper, ein Leichnam.
Śavāsana	Die Haltung eines Toten. In diesem Āsana geht es darum, einen Toten nachzuahmen. Ist das Leben entflohen, so bleibt der Körper ruhig, und es sind keine Bewegungen möglich. Indem man eine Weile bewegungslos bleibt und das »Denken« bei vollem Bewußtsein still hält, lernt man, sich zu entspannen. Die bewußte Entspannung belebt und erfrischt sowohl Körper wie Geist. Es ist schwerer, das »Denken« still zu halten als den Körper. Daher ist diese scheinbar so leichte Stellung mit am schwersten zu beherrschen.
Savichāraṇa	Rechtes *(sa)* Denken *(vichāraṇa).*
Savitarka	Gesundes oder richtiges *(sa)* Schließen oder logisches Folgern *(vitarka).*
Setu-bandha-sarvāngāsana	*Setu* heißt »Brücke«. Setu Bandha bezeichnet das Bauen einer Brücke. In dieser Haltung wird der Körper nach hinten gebeugt und ruht dabei auf den Schultern an einem Ende und den Fersen am anderen. Die Brücke wird gestützt, indem man die Hände in die Hüften stemmt.
Siddha	Ein Weiser, Seher oder Prophet; auch ein halbgöttliches Wesen von großer Reinheit und Heiligkeit.
Siddhāsana	In dieser Sitzhaltung werden die Beine an den Knöcheln überkreuzt, der Körper ist ruhig, und der aufrechte Rücken hält den Geist aufmerksam und wach. Dieses Āsana ist zum Üben von Prāṇāyāma und zur Meditation zu empfehlen.
Siddhi	Vollendung, Erfolg. Es bezeichnet auch übermenschliche Kräfte.

Sirā	Ein röhrenförmiges Organ im Körper, das zeugende Lebensenergie im feinstofflichen Leib verteilt.
Śiṣya	Ein Schüler, ein Jünger.
Śītakārī und *Śītalī*	Prāṇāyāmas, die den Organismus abkühlen.
Śiva Samhitā	Ein klassisches Werk über Hatha Yoga.
Śleṣma	Schleim.
Smriti	Gedächtnis; ein Gesetzwerk.
Soma	Der Mond.
Soma Chakra	Ein Nervengeflecht in der Mitte des Gehirns.
Soma Nāḍī	Ein anderer Name für die Iḍā Nāḍī, die lunare Energie mit sich führt und daher Chandra oder Soma Nāḍī (Kanal der lunaren Energie) genannt wird.
Sparśa	Das feinstoffliche Element *(tanmātra)* der Berührung.
Śravana	Hören, die erste Stufe der Selbsterziehung.
Srota	Ein reißender Strom. Auch ein Kanal für Nährstoffe im Körper.
Sthiratā	Festigkeit, Sicherheit, Stabilität, Standhaftigkeit, Beständigkeit.
Sthitaprajñā	Sicher im Urteil oder im Wissen, frei von Halluzinationen.
Sthūla Śarīra	Der grobstoffliche *(sthūla)* Leib *(śarīra)*, der stoffliche oder vergängliche Körper, der im Tod zerstört wird.
Styāna	Faulheit, Mattheit.
Śubhā	Gut, tugendhaft, günstig.
Śubhechhā	Guter Vorsatz, guter Wille *(ichhā)*.
Śukra	Samen, männlich.
Śūnya	Leer, offen, einsam, wüst, nicht-seiend, bar, Null.
Śūnya Deśa	Ein wüster oder einsamer Ort. Der Zustand des Alleinseins.
Śūnyāvasthā	Der Zustand *(avasthā)*, in dem die inneren Aufwallungen des »Denkens« zur Ruhe gebracht sind. Es ist ein negativer Zustand der Passivität, in dem der Geist leer *(śūnya)* und frei von Schwankungen ist und sich infolgedessen auflöst und ins Selbst ergießt wie ein Fluß, der im Meer seine Identität aufgibt.
Śūrā Nāḍī	Name einer Nāḍī zwischen den Augenbrauen.
Sūrya	Die Sonne.
Sūrya Bhedana Prāṇāyāma	Das Durchbohren oder Durchstoßen *(bhedana)* der Sonne. Hierbei erfolgt die Einatmung durch das rechte Nasenloch, von wo die Pingalā oder Sūrya Nāḍī ausgeht. Die Ausatmung erfolgt durch das linke Nasenloch, von wo die Īḍā oder Chandra Nāḍī ausgeht.
Sūrya Chakra	Nervengeflecht zwischen dem Nabel und dem Herzen.
Sūrya Nāḍī	Sonnen-Nāḍī. Ein anderer Name für die Pingalā Nāḍī.
Suṣumṇā Nāḍī	Der Hauptenergiekanal im Innern der Wirbelsäule.

Suṣupti-avasthā	Der Zustand des traumlosen Schlafs.
Svādhiṣṭhāna Chakra	Das Nervengeflecht oberhalb der Geschlechtsorgane.
Svādhyāya	Selbsterziehung durch Studium der heiligen Schriften.
Svah	Der Himmel.
Svapnāvasthā	Der Traumzustand.
Śvāsa-praśvāsa	Seufzend ein- und ausatmen.
Svastikāsana	Ein Sitz mit überkreuzten Beinen und aufrechtem Rücken. Eine der Sitzhaltungen zum Üben von Prāṇāyāma oder Dhyāna.
Svātmārāma	Der Verfasser des *Haṭha Yoga Pradīpikā,* eines klassischen Werkes über Hatha Yoga.
Śvetaketu	Sohn des Weisen Uddālaka, der ihn über den Schlüssel zu aller Erkenntnis belehrte. Ihr Zwiegespräch bildet einen Teil der *Chāndogya Upaniṣad.*
Śvetāśvatara Upaniṣad	Name einer der Haupt-Upaniṣaden.
Tādāsana	Eine Stellung, bei der man fest und aufrecht wie ein Berg *(tāda)* steht.
Taittirīya Upaniṣad	Name einer der Haupt-Upaniṣaden.
Tamas	Dunkelheit oder Unwissenheit, eine der drei Qualitäten oder eines der Bestandteile alles Seienden in der Natur.
Tanmātra	Die feinstofflichen Elemente, und zwar das Wesen von Klang *(śabda)*, Berührung *(sparśa)*, Gestalt *(rūpa)*, Geschmack *(rasa)* und Geruch *(gandha)*. Diese sind die feinstofflichen Objekte der Sinne *(indriyas)*, nämlich des Hörens *(śrota)*, Fühlens *(tvak)*, Sehens *(chakṣu)*, Schmeckens *(rasanā)* und Riechens *(ghrāṇa)*.
Tanumānasā	Auflösung des »Denkens«.
Tapas	Ein glühendes Streben, das Reinigung, Selbstdisziplin und Entsagung einschließt.
Tattva	»Dasheit«. Das wahre oder erste Prinzip, ein Element oder eine Ursubstanz. Das wahre Wesen der menschlichen Seele oder der materiellen Welt und der höchste Allgeist, der das Universum durchdringt.
Tattva-traya	Die drei Grundelemente, nämlich a) Sein *(sat)*, b) Nichtsein *(asat)* und c) das höchste Wesen, der Schöpfer von allem *(īśvara)*.
Tejas	Strahlen, Glanz, Majestät.
Trāṭaka	Fest auf einen Gegenstand starren.
Turīyāvasthā	Der vierte Zustand der Seele, der die anderen drei Zustände des Wachens, Träumens und Schlafens verbindet und zugleich übersteigt – der Zustand des Samādhi.
Tyāgi	Ein Entsagender.
Udāna Vāyu	Ein Lebenshauch, der den menschlichen Körper durch-

dringt und ihn mit Lebensenergie erfüllt. Er hat seinen Sitz im Brustraum und kontrolliert die Aufnahme von Luft und Nahrung.

Uddālaka — Name eines Weisen, der seinen Sohn Śvetaketu über den Schlüssel zu aller Erkenntnis belehrte. Die Unterweisung stellt einen Teil der *Chāndogya Upaniṣad* dar.

Uḍḍīyāna — Eines der Bandhas (Halte oder Siegel). Hierbei wird das Zwerchfell zur Brust hochgehoben, und die unteren Organe werden nach hinten zur Wirbelsäule gezogen. Durch Uḍḍīyāna wird der große Vogel Prāṇa (Leben) dazu gezwungen, durch die Suṣumṇā Nāḍī aufzufliegen.

Ujjāyī — Ein Prāṇāyāma, bei dem die Lungen ganz ausgedehnt sind und die Brust aufgebläht ist wie die eines stolzen Eroberers.

Upaniṣad — Das Wort leitet sich her von den Vorsilben *upa* (nahe) und *ni* (unten), die der Wurzel *sad* (sitzen) vorangestellt werden. Es bedeutet, sich in der Nähe eines Guru hinzusetzen, um geistige Unterweisung zu empfangen. Die Upaniṣaden sind der philosophische Teil der Veden, der ältesten heiligen Schriften der Hindus, und befassen sich mit dem Wesen des Menschen und des Universums und der Vereinigung der Einzelseele oder des Selbst mit der Allseele.

Upaprāṇa Vāyu — Es gibt fünf untergeordnete *(upa)* Lebenshauche *(prāṇa vāyus)*. Es sind: Nāga, der Magendrücken durch Aufstoßen lindert; Kūrma, der die Bewegung der Augenlider kontrolliert, um zu verhindern, daß Fremdkörper oder zu grelles Licht in die Augen eindringen; Kṛkara, der durch Auslösen des Nies- oder Hustreizes verhindert, daß Fremdstoffe durch die Nasenwege und die Kehle nach innen gelangen; Devadatta, der durch Gähnen dafür sorgt, daß dem ermüdeten Körper mehr Sauerstoff zugeführt wird; und Dhanạmjaya, der selbst nach dem Tod im Körper bleibt und manchmal einen Leichnam aufbläht.

Ūrdhva — Erhaben, erhöht, nach oben strebend.

Ūrdhvaretas — *(Ūrdhva* = aufwärts, *retas* = Samen). Ein Zölibatär, der sich des Geschlechtsverkehrs enthält und seinen Geschlechtstrieb sublimiert hat.

Uttama — Am besten, überragend, zuerst, am höchsten.

Uttamottama — Am überragendsten, das Erste unter den Besten, das Höchste der Hohen.

Uttara Kāṇḍa des *Rāmāyana* — Die Fortsetzung des *Rāmāyaṇa*, der berühmten epischen Erzählung von Rāma.

Uttara Mīmāṁsā — Eines der indischen Philosophiesysteme, das die Gottesvorstellung auf der Grundlage des Veda akzeptiert, aber besonderes Gewicht auf geistige Erkenntnis *(jñāna)* legt.

Vāch Rede.

Vairāgya Abwesenheit von weltlicher Begierde.

Vaiśeṣika Eines der sechs indischen Philosophiesysteme, das von Kanāda begründet wurde. Es heißt so, weil seiner Lehre nach die wahre Erkenntnis der Wirklichkeit erworben wird durch das Wissen um besondere Eigenheiten *(viśeṣa)* bzw. um die wesentlichen Differenzen, durch die sich neun ewige Wahrheiten oder Substanzen *(dravyas)* voneinander unterscheiden. Diese sind: Erde *(pṛtvī)*, Wasser *(ap)*, Feuer *(tejas)*, Luft *(vāyu)*, Äther *(ākāṣa)*, Zeit *(kāla)*, Raum *(dik)*, Selbst *(ātman)* und »Denken« *(manas)*.

Vālmīki Name des Verfassers des berühmten Epos *Rāmāyaṇa*. Siehe *Ratnākara*.

Varāha Upaniṣad Name einer Upaniṣad, die sich mit den Nāḍīs befaßt.

Vāruṇī Nāḍī Name einer Nāḍī, die durch den ganzen Körper verläuft. Ihre Funktion ist die Ausscheidung von Urin.

Vāsanā Begehren, Neigung, Sehnen.

Vāsudeva Ein Name des Viṣṇu.

Vāta Wind.

Vāyu Der Wind, die Lebenshauche.

Vāyu Sādhana Übung oder Streben *(sādhana)* der Lebenshauche *(vāyu)*. Ein anderer Name für Prāṇāyāma.

Veda Die heiligen Schriften der Hindus, die als Offenbarung *(śruti)* bezeichnet werden und aus vier Sammlungen bestehen: dem Ṛgveda (Hymnen an Götter), dem Sāmaveda (Priestergesänge), dem Yajurveda (Opfersprüche in Prosa) und dem Atharvaveda (magische Gesänge). Sie enthalten die ersten philosophischen Einsichten und werden als letzte Autorität betrachtet. Jeder Veda wird grob in zwei Stücke eingeteilt, nämlich die Mantras (Hymnen) und das Brāhmaṇa (Regeln). Das letztere umfaßt Āraṇyaka (Theologie) und Upaniṣad (Philosophie).

Vedānta Wörtlich das Ende *(anta)* des Veda, der allgemein gebräuchliche Name für das »Uttara Mīmāṁsā« genannte indische Philosophiesystem, was »endgültige Auslegung« des Veda bedeutet, weil sein zentrales Thema die philosophischen Lehren der Upaniṣaden sind. Diese Lehren betreffen das Wesen und den Bezug der drei Prinzipien, nämlich des höchsten Prinzips *(brahman)*, der Welt *(jagat)* und der Einzelseele *(jīvātmā)* und schließen auch die Beziehung zwischen der Allseele *(paramātmā)* und der Einzelseele ein.

Vibhīṣaṇa	Name des Bruders von Rāvaṇa, der diesem erklärte, daß seine Entführung von Rāmas Frau Sītā unrechtmäßig wäre und daß er sie ihrem Mann zurückgeben sollte. Da er Rāvaṇa nicht überzeugen konnte, verließ Vibhīśaṇa ihn und schloß sich Rāma in seinem Kampf gegen Rāvaṇa an. Nachdem Rāvaṇa erschlagen worden war, wurde Vibhīśaṇa zum König von Lankā gekrönt. Er wird als ein Vorbild für redliches Verhalten und für Sattva-Meditation angesehen.
Vichāraṇā	Untersuchung, Erforschung, Erörterung, Betrachtung.
Vidyā	Wissen, Lehre, Wissenschaft.
Vijñāna	Wissen, Weisheit, Intelligenz, Verständnis, Unterscheidungsvermögen. Es bedeutet auch die durch Welterfahrung gewonnene Erkenntnis im Gegensatz zur Erkenntnis Brahmas oder des höchsten Geistes.
Vijñāna Nāḍī	Gefäß des Bewußtseins.
Vijñānamaya Kośa	Die Hülle der Intelligenz, die die Seele umgibt und auf Vernunftschluß und Urteil einwirkt, die aus subjektiver Erfahrung stammen.
Vikṣipta	Aufgeregter innerer Zustand aufgrund von Abgelenktheit, Zerstreutheit oder Verwirrtheit.
Viloma Prāṇāyāma	*Viloma* heißt »gegen das Haar *(loma)*, gegen den Strom, gegen die Ordnung der Dinge«. Die Vorsilbe *vi-* bezeichnet eine Negation oder ein Fehlen. In Viloma Prāṇāyāma erfolgt die Ein- oder Ausatmung nicht als ein kontinuierlicher Vorgang, sondern nach und nach mit mehreren Pausen.
Vīṇa	Die indische Laute.
Vīṇādaṇḍa	Die Wirbelsäule.
Vīrāsana	*Vīra* heißt »Held, Krieger, Kämpfer«. In dieser Sitzhaltung hält man die Knie zusammen und spreizt die Füße auseinander, so daß sie neben der Hüfte liegen. Diese Haltung ist gut zur Meditation und für Prāṇāyāma.
Viśālatā	Ausdehnung, Raum, Breite, Weite.
Viṣamavṛtti Prāṇāyāma	*Viṣama* heißt »unregelmäßig, schwierig«. Viṣamavṛtti Prāṇāyāma heißt so, weil die Zeitdauer für Einatmung, Luftanhalten und Ausatmung unterschiedlich ist. Dies führt zur Unterbrechung des Rhythmus, und die Unterschiede in den Zeiten sind für den Lernenden schwierig und gefährlich.
Viṣṇu	Die zweite Gottheit in der Hindu-Trinität.
Viśuddha Chakra	Das Nervengeflecht im Kehlkopfbereich.
Viśvodharī Nāḍī	Name einer Nāḍī, die die Funktion der Nahrungsaufnahme hat.
Viveka	Urteil, Unterscheidung.
Viveka Khyāti	Wissen oder die Fähigkeit *(khyāti)* der Unterscheidung.

Vṛtti — Ein Handlungsvorgang, ein Verhalten, eine Seinsweise, eine Verfassung oder ein innerer Zustand.

Vṛtti Prāṇāyāma — Vṛtti Prāṇāyāma hat zwei Formen: Samavṛtti Prāṇāyāma und Viṣamavṛtti Prāṇāyāma. Bei ersterem geht es darum, in allen drei Atmungsprozessen, nämlich der Einatmung, dem Luftanhalten und der Ausatmung eine gleiche Zeitdauer einzuhalten, und zwar bei allen Formen von Prāṇāyāma. In Viṣamavṛtti Prāṇāyāma sind die Zeiten der Einatmung, des Luftanhaltens und der Ausatmung unterschiedlich, was zu einem unterbrochenen Rhythmus führt.

Vyādhi — Krankheit, Leiden.

Vyāna Vāyu — Einer der Lebenshauche, der den ganzen Körper durchdringt und für den Kreislauf der aus der Nahrung und dem Atem stammenden Energie im ganzen Körper sorgt.

Vyavasāyātmika Buddhi — Emsiger und beharrlicher Intellekt.

Yājñavalkya — Name eines Weisen und Verfassers eines Gesetzwerkes. Er war der geistige Mentor des Königs Janaka. Das Zwiegespräch zwischen Yājñavalkya und seiner Frau Gārgī bildet einen Teil der *Bṛhadāraṇyaka Upaniṣad.*

Yajur Veda — Name eines der vier Veden, die die heiligen Schriften der Hindus darstellen.

Yama — Der Gott des Todes, dessen Zwiegespräch mit dem Sucher Nachiketas die Grundlage der *Kāthaka Upaniṣad* abgibt. Yama ist auch das erste der acht Glieder des Yoga. Yamas sind allgemeingültige Moralgebote oder ethische Prinzipien jenseits von Glaube, Land und Zeitalter. Es sind Gewaltlosigkeit *(ahimsā)*, Wahrhaftigkeit *(satya)*, Nicht-Stehlen *(asteya)*, rechtes Maß *(brahmacharya)* und Begierdelosigkeit *(aparigraha).*

Yaśasvinī Nāḍī — Name einer Nāḍī.

Yoga — Einung, Verbindung. Das Wort *yoga* stammt von der Wurzel *yuj*, die »verbinden, anjochen, konzentrieren« bedeutet. Es ist eines der sechs indischen Philosophiesysteme, das von dem Weisen Patañjali zusammengestellt wurde. Yoga ist die Vereinigung unseres Willens mit dem Willen Gottes, eine Gelassenheit der Seele, die es einem ermöglicht, das Leben in all seinen Aspekten in gleicher Weise zu betrachten. Das Hauptziel des Yoga besteht darin, Wege zu weisen, auf denen sich die Menschenseele ganz mit dem höchsten Geist, der das All durchdringt, vereinen und dadurch die Erlösung sichern kann.

Yogachūḍāmani Upaniṣad — Name einer der Yoga-Upaniṣaden.

Yoga Sūtra Das klassische Werk über Yoga von Patañjali. Es enthält knappe Aphorismen über Yoga und besteht aus vier Teilen, die sich mit der tiefen Meditation *(samādhi)*, den Mitteln *(sādhana)*, durch die Yoga erlangt wird, den Kräften *(vibhūti)*, mit denen der Sucher bei seinem Bemühen in Berührung kommt, und dem Zustand der Erlösung *(kaivalya)* befassen.

Index